Fear, Wonder, and Science in the New Age of Reproductive Biotechnology

BIRTH
いのちの始まりを考える講義

発生生物学者ギルバート博士が生殖補助医療と人間を語る

スコット・ギルバート 著
Scott F. Gilbert
クララ・ピント−コレイア 著
Clara Pinto-Correia
阿久津英憲 監訳
Hidenori Akutsu
王子玲子 訳
Reiko Oji

羊土社

Fear, Wonder, and Science in the New Age of
Reproductive Biotechnology
by
Scott Gilbert and Clara Pinto-Correia

This Japanese edition is a complete translation of the U.S. edition,
specially authorized by the original publisher, Columbia University Press
through Japan UNI Agency, Inc., Tokyo

はしがき

スコット・ギルバート
クララ・ピントｰコレイア

生物学者と神学者、哲学者が酒場にやってきます。3人は大いに満足です。底冷えするフィンランドの冬の晩を酒場で過ごすのは悪くないし、おまけに熱心な聴衆が大勢集まって3人を待っているからです。急ごしらえの壇上で椅子に腰掛けると、小生意気な大学院生が質問を投げかけます。「世界で最も重要な物語といったら何ですか？」

神学者がまっ先に答えます。「神の恵みによる救いです」。そして十字架の奥義の解説を始めます。

哲学者は見下したように「啓蒙主義ですな」と答え、知的生活と真理の発見について話します。

生物学者は、みなが「進化」という答えを待っているのを感じましたが、それがいちばん重要な物語ではありません。実は、進化は結果です。「世界で最も重要な物語は」と彼は言いました。「胚の構築です」

私たちが本書を書いた理由はこれです。詩編139章に書いてあるように、私たちは「畏怖の念を起こさせるまでにくすしく造られている」のです。実のところ、私たちがどれほど「畏怖の念を起こさせるまでにくすしく造られている」か、それを想像できる人は、胚の研究という特権を与えられている発生生物学者をおいてはほとんどいません。私たちはふたりとも、発生生物学者であることに幸運を感じています。私たちの意見が一致しない点は多々ありますが、体に対して抱く畏怖の念と、その体が示す調和と謎に関しては同じ考えをもっています。そしてこれは人に語り聞かせるべき物語であるという点でも一致しています。また互いに、こうした物語が世間ではつねづね誤って伝えられていると考えています。偽りの物語はヒト胚を貶め、生物科学における人間の創意工夫をも貶めることになります。生物科学は今、受精が起こる仕組みと、それに続いて発生するたった1つの細胞である受精卵から私たちの体が構築される仕組み、そしてこの知見を人間の幸せのために使う方法を明らかにしつつあります。政治家や神学者、科学者、メディアのコメンテーターたちが、ヒト胚について愚にもつかない話をまくしたてるのを聞くことは、私たちにとっては、愛する人への侮辱以外の何物でもないのです。おまけに私たちは憤慨しているのです。何かしら変化があると、もろ手を挙げてこれは進歩だともてはやす風潮に対して。それが生身の人間とどう関わるのか、当事者とその家族に対してどのような悪影響の可能性があるのかについて調べもせずに。そこで――侃々諤々の議論がなかったわけではありませんが――生殖科学とその関連テクノロジーについてのこうした考えを本にまとめようという話で一致したのです。

　最初から私たちが目指したのは、さまざまな読者層に役立つ本を書くことでした。親御さんやパートナーのみなさん、先生方に学生諸君、学校では教えてもらえない知識を求める10代の若者たち、不妊だからではなく自ら選んで出産を先延ばしにしている若い女性、不妊患者に技術を生かす臨床医のみなさん、そして、希望を捨てず奮闘を続ける患者さん自身に宛てて。

また、胚の物語はすべての人に関わる問題です。気づいていてもいなくても、自叙伝の始まりは体の成り立ちからです。人の命がいつ始まるのかを知りたい。受精はどのように起こるのか、体外受精はいつ行うべきか、幹細胞とは何か、そして人の寿命や健康、幸福といったものに変化を与えるために、幹細胞はどのように役立てられるのか、誰しも知りたいと思っていることです。私たちにはこうした物語を語ることができると考えたのです。

私たちは互いにとてもよく似ていながら、まるで違っています。どちらも生物学と生物学史の上級学位をもっていますが、文系の学位ももっているという点がほとんどの科学者と私たちとの違いです。科学と社会的な事象を融合させるという私たちの観点について言えば、クララはスティーヴン・J・グールドの、スコットはダナ・ハラウェイの教え子でした。私たちはともに発生生物学――どのようにして胚が発生し、さまざまな器官を形成していくのかに関する科学――にワクワクしていました。また科学研究者として発生の過程を研究しながら、研究室の外でもクリエイティブな生活を送りつづけていました。クララは著名な小説家でもありメディアのコメンテーターでもあります。スコットはクレズマー[訳注1]バンドでピアノを演奏しています。これまでに生物学の教科書を何冊も執筆し、アートと聖書についての記事も書いています。

けれども価値観と社会的背景という点で、私たちは非常に異なっています。クララはポルトガル人のカトリック教徒であり、その社会主義的な物の見方は彼女の小説に表れています。アメリカとヨーロッパで不妊治療を受けてきた経験のある当事者でもあります。スコットはニューヨーク出身のユダ

訳注1　東欧系ユダヤ、アシュケナジムの民謡をルーツに持つ音楽ジャンルの1つ

ヤ人で、妻は産婦人科医。妻との間に3人の子どもがいます。ペンシルベニア州スワースモア・カレッジで30年以上にわたり安定した地位を得ています。クララは、南欧で経済的な混乱と学業上の苦労を経験しています。

そうした背景から、本書で取り上げる多くの問題について、私たちは異なる意見をもっています。ふたりの経歴と強みを最大限に活用するために、できる限りそれぞれに役割分担をしました。

クララとスコットは章の執筆を別々に、ただし連動させながら進めていきます。スコットの章では、生命の素晴らしい冒険のはじまり——精子と卵子という、死を目前にしたこの2つの細胞が協力し合い、新しい生命体の土台を作り出す仕組みや、器官どうしがそれぞれの形成を助け合う方法、双子の形成、異なる生殖腺が発生する仕組み——について順を追ってお話しします。

クララの章では、スコットの章で検討した科学を人間と対峙させます。科学的な発見は生身の人間にどのような影響を与えるのか？　1970年代半ば、生殖補助医療がどのように人間の生活に入り込んでいったのかを物語るストーリーを紹介し、そのテクノロジーがいかに迅速に社会に取り入れられていったかを描写します。また、商業化されたこれらの技術が、不妊に終止符を打とうともがく女性向けから、ライフスタイルの選択肢として技術を利用しようとする女性向けへと、市場を拡大していった経緯についても探ります。これは、生物学的つながりのある子どもを望み、それゆえに望む家族を作る唯一の希望として、生殖補助医療に助けを求める人たちの物語です。そして同時に、その技術に心と体で代償を払うことになる人々の物語でもあります。

私たちはこうした課題に答えを見つけているのでしょうか？　もちろん答えはノーです。科学的に見れば、私たちにはデータがあり、そこから導かれる結論というものはあります。けれども、何よりも私たちには素晴らしい物語があります。こうした物語は、体の細胞がどのようにして現れたのか、あなたの精巣あるいは卵巣（非常に稀なことですが、ときにはそのどちらとも）はどのように形成されていったのか、眼はなぜ2つだけ（しかも必ず顔に）ついているのか、などなど大いなる謎について語ってくれます。不妊カップルの妊娠と出産を可能にする方法を、科学者がどのようにして考え出したのかについてもお話しします。聖書を思わせる規模の物語になりますが、これはただの純粋なサクセスストーリーではありません。むしろこれは、想像もつかないほどの喜びと悲しみと勇気の物語です。要するに私たちがみなさんに届けようとしているのは、21世紀のいのちの物語なのです。

フィンランドの酒場に戻って。
命に乾杯《L'chaim》！
あなたの健康に乾杯《saude》！

目次

第4部 生物学を介して人の在り方を改善する

第5部 エピローグ

謝辞

本書は、流れの速い2本の川の分岐点に位置しています。1本の支流は、2005年にシナウアー・アソシエイツ社から出版された、スコット、アナ・タイラー、エミリー・ザキンの共著による『Bioethics and the New Embryology（生物倫理学と新発生学）』です。アンディー・シナウアーと彼のスタッフは素晴らしい気前の良さで、本巻の資料や図を使わせてくれました。もう1本の支流は、体外受精の失敗で代償を払った人たちに関する対話をまとめてクララが発表した本です。読者のみなさんが本書で出会うのは、その2本の流れの合流点です。原点となったこれら前著の精神は、新たに生まれ変わった本書に引き継がれています。

本を書くには、本当にたくさんの人の協力が必要です！　本書は、離れ離れになっている仲間たちの知識と英知の恩恵をたっぷりと受けました。本書の形態は、スコットとクララがジェイソン・ロバート博士（アリゾナ州立大学）と連携し、2人の編集者、パトリック・フィッツジェラルドとライ

スコット・ギルバート
クララ・ピント-コレイア

アン・グローンダイクとの会議の席上で考えました。現代の科学に当事者の語りと社会学を融合させ、各章に著者名を入れた珍しい出版形態だったために、注意深く作業を進める必要がありましたが、この新たな形式の本の可能性に私たちは心を躍らせていました。この実験的なプロジェクトに際して、私たちは最良の編集者に恵まれたと思っています。カーラ・スタールにも感謝を述べたいと思います。彼女はこの上なく素晴らしい編集技術と判断でこのプロジェクトにあたってくれました。

クララから、担当章の最終稿を書き上げるまで支えとなってくれた人たちに、この場を借りて感謝を伝えます。誰かの助けを借りなければ乗り越えられなかったつらい時期に、いつもそばにいてくれた人たちです。「姉妹の支えやジョアンとアンナの絶え間ない精神的なサポートがなければ、このプロジェクトを完成させることはできませんでした。同じくさまざまな形で私を支えてくれた人たち、アンナ・マリアとパオロ（リスボンに戻る用があった時には、いつもふたりの家に泊めてもらいました）、マルガ、ジョアンとカジージョ、（家のインターネットがつながらない時には、彼らのレストラン「ヌメロ・ノーヴェ」［Número Nove］で仕事をさせてもらいました）、フェルナンド（徹夜の作業では何度も彼の家にかくまってもらいました）、そして最後にマダレナ（微妙な問題にどう取り組めばよいのか確信がもてないときには、私の意見について彼女と議論を重ねました。最後には彼女が次々と提供してくれるオンライン情報が何より役立ちました）に心からの感謝を贈ります。

スコットからは、本書に影響を与えてくれた人たちに感謝の言葉を伝えます。言うまでもなく私たちの師、バーバラ・ミジョン博士、スティーヴン・J・グールド博士、ジェームズ・ロブル、ロバート・アワーバック博士です。私たちが何者かは私たちが誰と出会うかに左右されます。彼らのような良き指導者の導きに感謝しています。私的な場でも、これまで多くの人から影響を受けてきました。科学の授業で社会的責任を教えることについて、アン・ファウスト - スターリングや、フィラデルフィアにあるセレニティハウスで働くOと名乗る女性、そして多くの学生と議論を交えたことは間違いなく大きな意味がありました。

スコットの師であり、本書の序文を書いてくださったダナ・ハラウェイ博士に心より感謝いたします。博士は本書に素晴らしいひらめきを与えてくれましたが、それは現代科学の研究に対しても同様です。また、妊娠と分娩に関して本書の主力となってくれたのは、スコットの妻であり産婦人科の臨床医であるアン・ラウニオ博士です。彼女は、ヒトの発生と誕生という恐れと驚異に満ちた出来事に精通しています。データや意見を提供してくれただけでなく、本書の初校者として、私たちの情報が正確でわかりやすいものかどうか確認してくれました。ラウニオ博士なしには本書が日の目を見ることはなかったでしょう。

他にも私たちには、このプロジェクトの目的に共感し、同時に鋭く批判してくれる査読者が必要でした。真の友人は、友に紙くずを出版させるようなことはしないものです。こうした友人や同僚には、発生生物学者のロッキー・チュアン博士（ピッツバーグ大学）、ドミニク・ポッチア博士（アマースト・カレッジ）、スーザン・スクワイヤー博士（ペンシルベニア州立大学）、アナ・エドランド博士（ラファイエット・カレッジ）がいます。それぞれの専門は異なり、ロッキーは幹細胞のエキスパート、ディック（ドミニク）は受精生理学が専門、スーザンは医療報告に焦点を当て、アナは女性の生態学を教えています。また、カタユン・シャマニー博士（ニュースクール大学、ニューヨーク）に深い感謝の意を表したいと思います。博士はこれらの分野における専門知識をもち、科学と社会正義を教えています。

最後に、このプロジェクトを聞きつけて私たちを支え、たとえ何があろうとプロジェクトを完成させるべきだと言ってくれた大勢の人に感謝いたします。本書がそうした人たちの期待に応えるものであることを心から願っています。

第1部

物語の重要性

ヒトは物を語る種《しゅ》です。これはホモ・サピエンスが他の動物と際立って異なる点であり、またすべての人類文化の共通点でもあります。人間社会ではどの集団も、素敵な話を語り、聞くことが好きです。そういう私たちもまた絶えず語っています。

本書ではびっくりするようなストーリーをいくつか披露することにします。1つは受精の話、もう1つは胚発生の話です。不妊治療がもたらす歓喜と苦悩にかかわる話もあります。ここで語られるのは、切望、支え合い、心のたかぶり、絶望、といった心の内側の物語の数々です。そして意外にもそれぞれの物語は互いに繋がっているのです。

そこで、まず取り上げるのは、私たちが物を語るときにはどのようなストーリー作りをするかという点についてです。第1章では、「闇の魔術に対する防衛術」訳注1の力を頼りに、人間の正体と発生に関する情報に対して、読者が論理的に考察できるようなツールを提供しようと思います。科学がどう描かれ、その描写次第で科学に対する私たちの捉え方がどう変わってしまうかを探っていきます。私たちが往々にして言語やイメージにつられ、科学として紹介される非科学的な考え方を受け入れてしまうからです。

第2章は生殖補助医療に関する叙述です。生殖補助医療は逆境を克服するものであるとか、自然の法則に対する勝利であるなどと言われることがよくありますが、実際には、生殖補助医療は多くの人にとって2つの意味で不幸なのです。1つは、どの文化においても呪いであるとされる不妊が前提としてあること。もう1つは、それ自体が当事者たちの人生にとっての呪いとなること。というのも、この分野は経済的側面がほとんど整備されておらず、他人の不幸で潤う人間が野放しになっているからです。この章では2つの不幸を詳細に見ていきます。

訳注1　『ハリー・ポッター』シリーズ（J・K・ローリング著、松岡佑子訳、静山社、1999〜2016年）の舞台となるホグワーツ魔法魔術学校で教えられる教科

第1章　概念のデトックス
ホグワーツに戻りヒト発生学を学ぶ

スコット・ギルバート

好奇心は罪ではない…しかし、好奇心は慎重に使わんとな……まことに、そうなのじゃよ。

——アルバス・ダンブルドア
『ハリー・ポッターと炎のゴブレット[訳注1]』

闇の魔術に対する防衛術

「私の教科は発生生物学ですが、今後3週間はきみたちに闇の魔術に対する防衛術を指導する教官です」

生物学入門クラスで私はこんなふうに自己紹介します。もちろん学生たちは、私がホグワーツ魔法魔術学校で最も奇怪な教授たちのことを言っているのだと察して笑いますが、私はかまわずに続けます。「おかしいですか？　まじめな話をしているんですよ。世間にはきみたちをペテンにかけて、真実でないことを正しいと思わせたり、でたらめを吹き込んできみたちの金を巻き上げたりしようとする輩がいるのですよ。もし誰かが、きみたちの行動や個性はすべて受精のときに受け取った遺伝子が決定するのだ、と断言したら、きみたちは抗弁できますか？　卵子にたどり着くのは最速の精子で、精子は卵子に積極的に穴を開けて受精するのです、とか、モーニングアフターピルなんか飲んだら流産しますよ、などと誰かに言われたら、反論できますか？　どれも誤った見解ですが、一般には広く信じられているのです。科学的に根拠のある真実です、信じないわけにはいきませんよ、と言ってきみたちに呪文をかけようとする人間がいるのです。だからきみたちには、反対呪文[訳注1]として受精とヒトの初期発生について、現在の生物学で明らかになっていることを学んでもらいます。それが私の役割です」

では実際に、精子と卵子から始まる素晴らしい細胞の物語を話しましょう。そうは言っても、精子と卵子の物語が始まらないこともあります。卵子と精子が出会わなかったり、胚が死んでしまったりすることもあるからです。そこで、正常なヒト発生について考察したあとで、なぜ受精が起こらないこともあるのか、また、生殖補助医療（assisted reproductive technology：ＡＲＴ）を介してどのようにそうした問題を切り抜けることができるのか考えることにします。これは人間の創造性が生み出したテクノロジーの物語であり、受精に関して私たちがもてる知識をいかに駆使して人の助けとなり得る治療を生み出してきたかを物語るものです。胚の物語と同様に大胆不敵、なおかつ自然の力によらない、人間の創造性の物語です。一方で、世間の人々は、受精の自然な成り行きと受精を手助けす

訳注1　『ハリー・ポッター』シリーズ（J・K・ローリング著、松岡佑子訳）、静山社（エピグラムは第4巻）より引用

る人間の技術力について誤解していることが多いです。まずは、言葉に注目することでその魔力を明らかにし、その魔力から身を守る術をお伝えしましょう。

ヒトの受精と初期発生に関する私たちの知識のほとんどは、科学者からではなく、別の分野の魔法使い——映画製作者、神学者、漫画家、ジャーナリスト——からもたらされています。彼らが使うイメージや言葉、ストーリーによって、私たちは、自然は特定の基準に従うものだと信じ込んでしまいます。実際にはそうでないことが多いのに。魔法使いは私たちに魔法をかけます。言葉とイメージで創りあげた魔法。けれどもその言葉とイメージこそが、実世界の概念を創りあげるためのツールなのです。事実、生物学の主要な役割の1つは、目に見えないものを人に理解してもらうことであり、顕微鏡でしか観察できない出来事と日常によくある出来事との類似性を、科学者は言葉で説明する場合が多いのです。ミトコンドリアは細胞の発電所であるとか、細胞は体のレンガであると表現することで、ミトコンドリアは細胞のエネルギーを作り出し、体を構成するのは細胞である、といった顕微鏡世界で得た成果を伝えるわけです。

このように、目に見えないもの——細胞、精子、染色体——を理解するために、ありふれたものとの類似性を言葉で表すのです（Lakoff and Johnson 1980）。この類似性は、直喩、メタファー（隠喩）、比喩、イメージの主に4つの方法で伝えられます。偽の魔力に対抗するには、この言葉とイメージの掟を知っておかなければなりません。

直喩とメタファー

昔、学校で直喩とメタファーの違いを教わり、「直喩のときは『like《ように》』か『as《ように》』を使います」というフレーズをうんざりするほど繰り返し言わされたものですが、実のところ、世の中に直喩とメタファーの違いよりも重要なことはほとんどありません。直喩とメタファーは、どちらも２つの異なるものの類似性に関連があります。とは言っても、直喩は知的な比較であり、「like《ように》」や「as《ように》」を用いて、未知のものには既知のものと似た特性があることを論理的に示します。一方で、メタファーとは、あることを別のことと同一視することです。つまり、直喩は論理的であるのに対し、メタファーは魔法のようなものです。

たとえば、ボブ・シーガーの曲「ライク・ア・ロック（Like a Rock）」（１９８６年）で、シーガーは「岩のように、この上なく俺は強かった／岩のように、俺は何にも動じなかった」と歌っていますが、曲中の男は自分が岩だと言っているわけではなく、単に自分には岩のもつ２つの性質——頑丈さと耐久性——があると言っているにすぎません。一方、「アイ・アム・ア・ロック（I Am a Rock）」（１９６５年）でポール・サイモンが歌う「僕は岩／僕は島」は、心情的なイメージから自分を孤独な岩だ、孤独な島だ、と非現実的な例えをしています。同様に、オスカー・ハマースタイン・ジュニアが「オール・ザ・シングス・ユー・アー（All the Things You Are）」（１９３９年）に書いた「あなたは訪れる春のささやき（breath）[訳注2]」も、最愛の女性と待ち遠しい春の息吹とを心情的に同一とみなしています。直喩は論理的、メタファーは心情的、つまり、直喩は学問性があり、メタファーは学問的な論議を覆すような魔術性があります。

メタファーと直喩は、目で捉えることのできない物事を説明するために大変重要で、科学者たちも

訳注２　原曲の歌詞は "You are the promised kiss of springtime"

絶えず活用しています。アミノ酸はタンパク質の組み立てレンガだと聞けば、タンパク質がアミノ酸と呼ばれる構成要素からできていることがわかるでしょう。細胞は骨表面上をトラクターのように移動すると言われれば、実際にはエンジンやタイヤをもたないとしてもその細胞がどう動いているのか感覚がつかめるでしょう。メタファーや直喩を使えば未知のものが親しみやすいものに変わるのです。メタファーも直喩も使わずに生物科学を伝えることはおそらく不可能であり、この2つなくして生物科学は存在し得ないと言えるでしょう。したがって私たちは、メタファーや直喩そのものから身を守る必要はありません。身を守るべきはその不適切な使用からです。メタファーや直喩の使い方が不適切であれば、自然に対して私たちが受け取る概念はひどく歪んだもの、つまり現在の科学で明らかにされていることとは食い違ったものになってしまうからです。

メタファーを用いることで、顕微鏡でしか観察できない事象についてイメージすることができます。そしてほとんどの場合、特定の枠組みに1つの考えを当てはめるには、言葉さえあればよいのです。たとえば、議論は戦いを表すメタファーで表現できます。「きみの主張は擁護できない（not defensible）ね」、「彼に私の論拠の弱点を突かれたわ（attacked）」、「彼の提案を突っぱねた（shot down）」などなど。また、移動を表すメタファーを使って「彼の議論は行き詰まったな（went nowhere）」、「彼は長い議論の末、もう一歩で真実にたどり着く（came close to）ところだった」などと表現できます。このように、科学の世界では常に幅広くメタファーが利用されています（Lakoff and Johnson 1980; Gilbert 1979; BGSG et al. 1988）。たとえば、初期のヒト胚は母親の子宮と相互作用しています。次の4つの文をそれぞれイメージしてみてください。

1　胚が子宮に埋まる（implants）。

2 胚が子宮にドック入りする（docks onto）。
3 胚が子宮に穴を掘る（burrows into）。
4 胚が子宮に侵入する（invades）。

各文章の動詞は、目で見ることのできるプロセスに関するメタファー――種まき、船旅、穴掘り、戦闘――で、それぞれが胚と子宮の相互作用の性質を表しています。与えられたメタファーによって、私たちは特定の思考に導かれることになります。メタファーの重要性はそこにあります。メタファーをつかった表現は私たちの思考を繋ぐのです。「繋ぐ（channel）」――これもメタファーです。私たちの思考は、メタファーによって、あらゆる選択肢の中からただ1つの道筋をたどることになるのです。

強力なメタファーの例：魂としてのＤＮＡ

では、現代生物学に関する社会通念のなかで、最強かつ誤ったメタファーをひとつ取り上げてみましょう。現在私たちにかけられている強力な魔法の1つに、デオキシリボ核酸（ＤＮＡ）は私たちの魂だというものがあります。ＤＮＡはもちろん遺伝子の中核をなす分子であり、ＤＮＡからなる一連の遺伝子とタンパク質で構成されるものが染色体です。仮に、ある遺伝子のＤＮＡが改変されると、体には変化が現れます。つまりＤＮＡはとても重要な分子です。そのＤＮＡが私たちの本質であるという考えは、驚くほどアメリカ文化の奥深くまで浸透しています。私の家族にはフィンランド系アメリカ人協会（Finnish-American Society）から会報が送られてきますが、その中に、「サウナ浴はフィンランド人すべてのＤＮＡに刻まれている」と論ずる社説がありました。もちろん著者は、「サウナ浴はフィンランド人すべての魂に刻まれている」と言いたいのです。けれども、「ＤＮＡ」が「魂」という宗教的な語の世俗的同義語としてつかわれています。これについては、１９８０年代に社会学者のドロシー・ネルキンと歴史学者のスーザン・リンディーが、ＤＮＡが大衆文学でどのように取り上げられているかを調べた記録があります（Nelkin and Lindee 2004）。ふたりが読んだ文献は、科学論文の類ではなく、自宅や病院、美容院、駅などに置いてあるような新聞や、『ニューズウィーク』誌、『タイム』誌、『ヴォーグ』誌、『レッドブック』誌といった週刊誌や月刊誌でしたが、そこで発見したことは大変興味深いものでした。遺伝子の遺伝物質、ＤＮＡがまさしく私たちの魂であるかのように描写されていたのです。ＤＮＡは、（a）私たちの本質であり、（b）私たちの行動を決定し、（c）私たちの体を甦らせるために利用できる（『ジュラシック・パーク』のように）、と。

このメタファーがどれほど深く私たちの文化に入り込んでいるかを示すのが、意外なことに自動車広告です。ウェブサイトでも雑誌でも、「優れたハンドリングはドイツ製スポーツクーペのＤＮＡに刻まれている」ことや、新型キア・スポーテージは「遺伝子組換え」車であることを宣伝していますし、ジープ・コンパスは、その「精力的な走り」が「遺伝子に刻まれ」、インフィニティは、「前世代車の外観を受け継ぐだけの高級セダンもあるが、我々のインフィニティは、そのＤＮＡをそっくり受け継いでいる」と謳っています。とりわけハマーの中型モデルの広告は、ＤＮＡと車の本質の明確な関係を示す最強の自動車広告でしょう。『ニューズウィーク』誌の２００５年5月23日号に掲載された広告には、車と一緒に、「変わらないＤＮＡ。小型化した染色体。」というキャッチコピーが添えられています。サイズは小さくとも本質は変わっていないということなのでしょうが、これは生物学的にはまったく意味がありません（車にＤＮＡがないことは誰もが知っています）。しかし、小さくなってもその本質はまぎれもなくハマーである、ということがこの広告からわかります（Gilbert

2015a)。今やDNAは、私たちが誰で何かを表すものと化しました。

さらに、このDNAが私たちの行動をコントロールするというのです。新聞には、科学者たちが統合失調症や双極性障害、同性愛、音楽の才能、悲しみにかかわる遺伝子を発見したと報じる記事が満載ですが、私たちはそんな遺伝子を発見してはいません。ある研究結果が報道陣にもてはやされ、その後の研究によって当初の研究結果の統計的異常が明らかになることはよくあります。けれども、後から行われた研究について報じられることはなく、統合失調症にかかわる遺伝子が「消えた」という話も聞きません。こうして世間は、遺伝子が私たちの行動を決定するというストーリーから離れらないのです。

最近、定評のある新聞数紙が、特定の遺伝子に変異が生じるとリベラル派や保守派になることを科学者が明らかにした、と報じました (Gilbert 2015b)。FOXニュースはこれに「リベラル派遺伝子」というレッテルを貼り、視聴者に言いました。「リベラル派の考えを責めないでください――彼らにはどうすることもできないのです。新たな研究の結果、イデオロギーは単なる社会的な問題ではないことが明らかになりました。イデオロギーは、*DRD4*と呼ばれる遺伝子上に位置するDNAに刻まれています」。『ナショナル・エグザミナー』紙は、この研究によって「ジョイ・ベハーのリベラル的先天異常」が立証されたと断言しました。

実のところ、引用された論文 (Settle et al. 2010) で述べられていたことは「この遺伝子の*7R*アリルは新規性を追求する行動パターンと関連があり、この行動パターンは、新しいものを柔軟に受け入れようとする姿勢、つまり政治的リベラリズムに関連する心理的特性にかかわる傾向がある」ということだったのです。言い換えると、遺伝子変異は人の特性に関連があり (すなわち、特性をもたらす原因であることは明らかになっていない)、その特性には政治的リベラリズムに関連する (原因ではない）もう1つの特性にかかわる（原因でもなければ結果でもない！）傾向がある（すなわち例外も多い）ということです。「リベラル派遺伝子」説は、因果の連鎖を示すよい例とは言えませんが、アメリカ全土で広く喧伝されました。他にも同じように、ある遺伝子とその変異が、人を不屈の精神の持ち主または心配症のどちらかに決めるらしいと騒がれたこともありました。結局そんな結果は出ませんでしたが。私たちの行動を形成するのは、遺伝子であり、友人たちであり、経済的な環境であり、親であり、他にももろもろの要因があります。それでもテレビコマーシャルは、自分が何者か知りたければDNAのサンプルを送れと視聴者を誘います。今やDNAは、私たちの魂と化しました。

こうした考えは途方もなく厄介な影響を与えます。ここで、DNAを魂に例えるメタファーがどのように展開していくのか、中絶と幹細胞の研究分野の議論のなかで見ていきましょう。受精では唯一無二の遺伝子セットが得られることを思い出してください。受精が、「入魂」という宗教的概念の同義語になるのはここからきています。魂が宿ったときに私たちは人になるのですから（Gilbert 2008）。この考えに従えば、私たちはDNAを得たとき、すなわち受精したときに魂を授かるということになります。アメリカ中の右翼政治家たちがこぞって、魂は受胎時に宿ることがDNAによって裏付けられた、と言い立てるのも無理ありません（Gilbert 2015a）。あとで述べるように、いつヒトは人になるのかについて、科学者の考えは他にもいろいろありますが、DNAを魂と捉えるメタファーが私たちの社会にあまりに蔓延しているため、受精の瞬間が入魂のときであるという考えになりやすいのです。

こういった概念はウェブサイトや書籍、雑誌などいたる所に見られます（Nelkin and Lindee 2004; Gilbert 2008, 2015a）。ある神学者（Ramsey 1970）は次のように述べています。「我々はまさに始まりの瞬間から、あらゆる細胞と人間の属性に存在する本来の我々であった、と遺伝学は教えてくれる」。実際は遺伝学でこのようなことは教わりません。遺伝子は、ある発現の仕方を可能にし、別の発現の仕方を妨げるものであり、私たちが何者かを決定するものではありません。この遺伝子決定論は1970年代に起こった中絶論争の主要な争点で（Greenhouse and Siegel 2012）、人気の高いウェブサイト（justthefacts.org, mypregnancysolutions.com, prolifeinfo.ie/life/amazing-facts/ など）では、性に関心のある10代の少女たちを中心とする読者にこう伝えています。「さらに驚くのは、知性や性格――あなたのものの見方や考え方――が、すでにあなたの遺伝情報に入っているということです。受精の瞬間からあなたはまぎれもなく本来のあなただったのです」。これもまたでたらめです（こういったサイトは反中絶派によって運営されていることが多いのですが、それはサイトではわかりにくくなっています）。ここで、「本来の」という言葉が、ある人（「あなた」）とそのDNA（「あなたの遺伝情報」）の関係を表していることに着目してください。どちらの例でもこの本質はDNAからできています。このような見方は珍しくありません。今やDNAは、私たちの本質と化しました。

けれども、DNAが私たちの本質であり魂であるという思い込みはメタファーです。この魔法に対抗する方法はメタファーを直喩に変換することです。これこそホグワーツで教わった「フィニート・インカンターテム（呪文よ終われ）」のおまじないです。誰かが「DNAは私たちの魂のようなものです」と言えば、「どういう点で？」と尋ねることができます。この時点でメタファーの呪文は効力を失います。DNAは運命の制御装置ではないのです。10代の一卵性双生児（ふたりは同一の遺伝子をもっています）をもつ親御さんに尋ねてみてください。子どもたちが「そっくり同じ」かどうか。私たちが「誰か」は、むしろ遺伝的バイアスと、親の愛情（『ハリー・ポッター』の本にあるように）といった個人的な経験が複雑に絡みあって決まるのです。

メタファーを別のメタファーや直喩に変えると、メタファーの誤用や偏向に対処できます。DNAは、ある科学者にとっては図書館のようなものであり、ナタリー・アンジェ（Angier 1992）にとっては、部会（cell）ごとに発言を変えると言われる有力な政治家のようなものです。私はというと、DNAをよく楽譜に例えます。私たちひとりひとりは、その楽譜で奏でられるひとつひとつの音楽であり、同じ演奏というものはふたつとないからです。一卵性双生児も、ひとつの楽譜から生まれたふたつの演奏と言えるでしょう。メタファーは魔法のような仕掛けで考えをコントロールするものです。メタファーを見抜き、その中身をよく吟味することが重要です。

ところで先ほど述べたように、経験やひいては親の愛情もDNAに変化を及ぼす可能性があります。サイエンス・フィクションのように聞こえるかもしれませんが、これには立派な科学的エビデンスがあります。これは、『ハリー・ポッター』シリーズの「パトローナス（守護霊）」のおまじないのようなもので、悪意のある呪文からいち早く身を守ってくれます。このエビデンスは、神経生物学（神経系に関する研究分野）とエピジェネティクス（さまざまなタイプの細胞内で、遺伝子がどのように活性化されるのかを研究する分野）からもたらされました。さて、親の愛情はどのようにしてDNAを変化させるのでしょう？

私たちが扱う実験動物のほとんどは、何世代にもわたり兄妹姉弟を同系交配させて繁殖させます。したがって、実験用のラットやマウスの場合、同系統のマウスは互いに同一の遺伝子をもち（性別を決める遺伝子を除いて）、特定の系統のラットはすべて互いに一卵性双生児のようなものです。それにもかかわらず、びくびくした様子のラットもいれば、そうでないラットもいます。子育てに熱心なラットもいれば、そうでないラットもいます。同じ遺伝子でこの違いはなぜでしょう？

生まれたての子ラットをなでたり舐めたりして表される母ラットの愛情が子ラットのホルモン生成を促し、脳に達したそのホルモンの働きにより、複数の特定遺伝子のDNAからメチル基が除去されることがわかってきました。DNAからメチル基（炭素原子1個と水素原子3個からなる。メタノールのメチル基と同じもの）が除去されると、これらの遺伝子が活性化されますが、そのなかには穏やかな性質や子の面倒をよく見るといった行動を促すホルモンの産生にかかわる遺伝子も含まれています。こうして母親の愛情をたっぷりと受けたマウスは、十分な愛情を与えられなかったマウスとは異なる状態のＤＮＡをもつことになるのです。どちらの遺伝子も、もとの状態は同じであったにもかかわらずです（Meaney 2001; Champagne et al. 2006）。一般に、小さいときに母親から十分な愛情を与えられなかったマウスは臆病なマウスに成長し、自らも子育てにそれほど興味を示さなくなります。これこそ、行動（母親の愛情）によってＤＮＡの状態が変化するということです！　受け継いだＤＮＡはどちらのマウスも同じですが、環境によってＤＮＡの状態に変化が生じたのです。ＤＮＡは私たちの魂であるとか、私たちはＤＮＡの奴隷である（またしてもメタファーです！）といったセリフを雑誌やコマーシャルで見聞きすることがあったら、ＤＮＡの活性は環境によって変化することがある、ということをぜひ思い出して、何度も自分に言い聞かせてください。

アナロジー（類推）：自然の言語と言語の本質

アナロジーとは関係間の類似性のことです。たとえば、「犬に対する子犬は猫に対する子猫と同じ関係」は、次のように書き換えられます。子犬：犬＝子猫：猫。シェイクスピアは、メタファーを用いて世界で最も有名なアナロジーのひとつを書いています。「この世界すべてがひとつの舞台、人はみな男も女も役者にすぎない[訳注3]」。世界に対する人は舞台に対する役者と同じ関係というわけです（そして各々が自分の役を演じています）。科学者も、科学を親しみやすいものにするための主要なツールとして絶えずアナロジーを利用しています。実際、アナロジーはどこにでもあるものです。次のようなアナロジーについて考えてみてください。（1）食物：体＝ガソリン：車、または（2）細胞：体＝レンガ：建物。アナロジーは、一対の項目の関係性ともう一対の項目の関係性が同じであることを示しています。

強力なアナロジーの例：男性の精子と女性の卵

生物学に関する一般概念のうち、最強のアナロジーは、精子：男性＝卵子：女性というものです。もちろん精子は男性が作るもの、卵子は女性が作るものに間違いありませんが、アナロジーは一般人の意識のもっと奥深くまで入り込みます。そこでは、精子は男性のごとく振る舞い、卵子は女性に代わる存在です。受精の仕組みが解明されるや否や、このアナロジーは露骨に使われるようになり、ある主要な教科書には、精子は求婚者であり、どの精子を受け入れるかの決定権は卵子にある、と記載されました（BGSG 1988; Gilbert and Fausto-Sterling 2003）。ここでは、受精は精子と卵子の結婚でした。思い出してください。事実、科学用語でいう生殖細胞（すなわち精子と卵子）は「配偶子」、つまり「結婚相手」のことです。

ところが後になると、精子と卵子は、自画自賛めいた英雄神話の登場人物として描かれるようになっていきます。長く危険に満ちた冒険の末、勝者となった精子はめでたく卵子を手に入れました、という風に。実際、この分野で最も一般的な本の一冊にはこうあります。「精子の行く手は危険に満ちあふれ」、「勝ち残った精子が獲物を手にする」。この種の物語で思い出されるのが「眠れる森の美女」です。卵子は、精子と結ばれて目覚めるまで眠りつづけ、精子は卵子を求めて冒険の旅に出ます。この頃の物語になると、精子は活動的になり、卵子はただ従順に精子の求愛を受け入れるもののようになっていきます（Schatten and Schatten 1983）。活動的な男性と従順な女性という伝統的な価値観が、このように自然の事象の中で再現されています。

最近では物語がさらに軍隊調になっています。現実世界で男性が出張戦士や本物の兵士になるように、精子を戦士になぞらえるのです。大衆向けのある記事では、精子が、終わりなき戦いのなかで卵子やライバルの精子たちと戦う究極の戦士として描かれています。「洗練された戦術を用い」、「完全武装で身を固めた」「恐るべき0・006ミリ化学弾頭砲」であると（Small 1991）！　一方、卵子は「要塞と化し」、「妖しげな化学物質で合図を送っている」。今や卵子は、眠れる森の美女ではなく『トロイのヘレネー』となったのです。強くセクシーな女性と戦術に長けた戦士という文化的な固定観念が、精子と卵子に置き換えられたわけです。第3章で見ていきますが、細胞が男性や女性のように振る舞うことはありません。こうした物語は、文化的に受け入れられてきた男女の役割には究極的な性のパートナー――精子と卵子――という生物学的な根拠があるのだ、と人々に思わせるよううまく利用されているのです。

このタイプの魔法に効くホグワーツの呪文は「リディクラス《ばかばかしい》」――笑いものにしてやろう――でしょう。科学を装っていたおとぎ話や作り話の化けの皮がようやく剥がれました。私たちにかけられていた魔法もしぼんで消えたようです。

訳注3　ウィリアム・シェイクスピアの戯曲『お気に召すまま』（松岡和子訳、ちくま文庫、2007年）第二幕第七場　ジェイクイズのセリフより

イメージ

メタファーとアナロジーがあなたの心にイメージを作り出す一方で、すでに出来上がった状態で届けられるイメージもたくさんあります。私たちはそういったものをたえず雑誌や新聞、書籍やウェブサイトなどで目にしますが、そこで知っておかなければいけないことは、そうしたイメージ画像の中ではどの細胞も胎児も、何らかの演出が加えられているということです（Gilbert and Braukmann 2011）。普段私たちの目に触れないものを視覚化しようとするときは、たとえ写真であっても手を加えるものです。

強力なイメージの例：ヒト胎児

イメージは、胚の概念を決める際、信じられないほどに重要な影響を及ぼします。というのも、ヒト胚を実際に見たことのある人はごくわずかしかいないからです（Gilbert and Howes-Mischel 2004）。私たちがヒト胚について考えるときは、（雑誌やウェブサイト、ポスターなどの影響で）手足や指、つま先、目のある生命体を思い浮かべるようになっています。同じく「胚性（embryonic）」という形容詞も形を成した個体という意味を暗に含んでいます。しかし実際、こうしたイメージ画像はヒト胚ではなく、ヒト胎児のものです。生物学者が言うところのヒト胚とは、初期発生（受精から8週（発生8週）目まで）のことです（**図1・1**）。たとえば胚性幹細胞（ES細胞）は、頭、四肢、胴体のついた生物に由来するものではありません。正面も背中も右も左も頭部も腹部もない細胞群に由来するものです。ES細胞関連の論文は妊娠10週の胎児の写真付きで解説されていることが多いですが、実際のES細胞は、観察可能な構造体をもたない100個ほどの細胞（受精から8日頃）からなる、

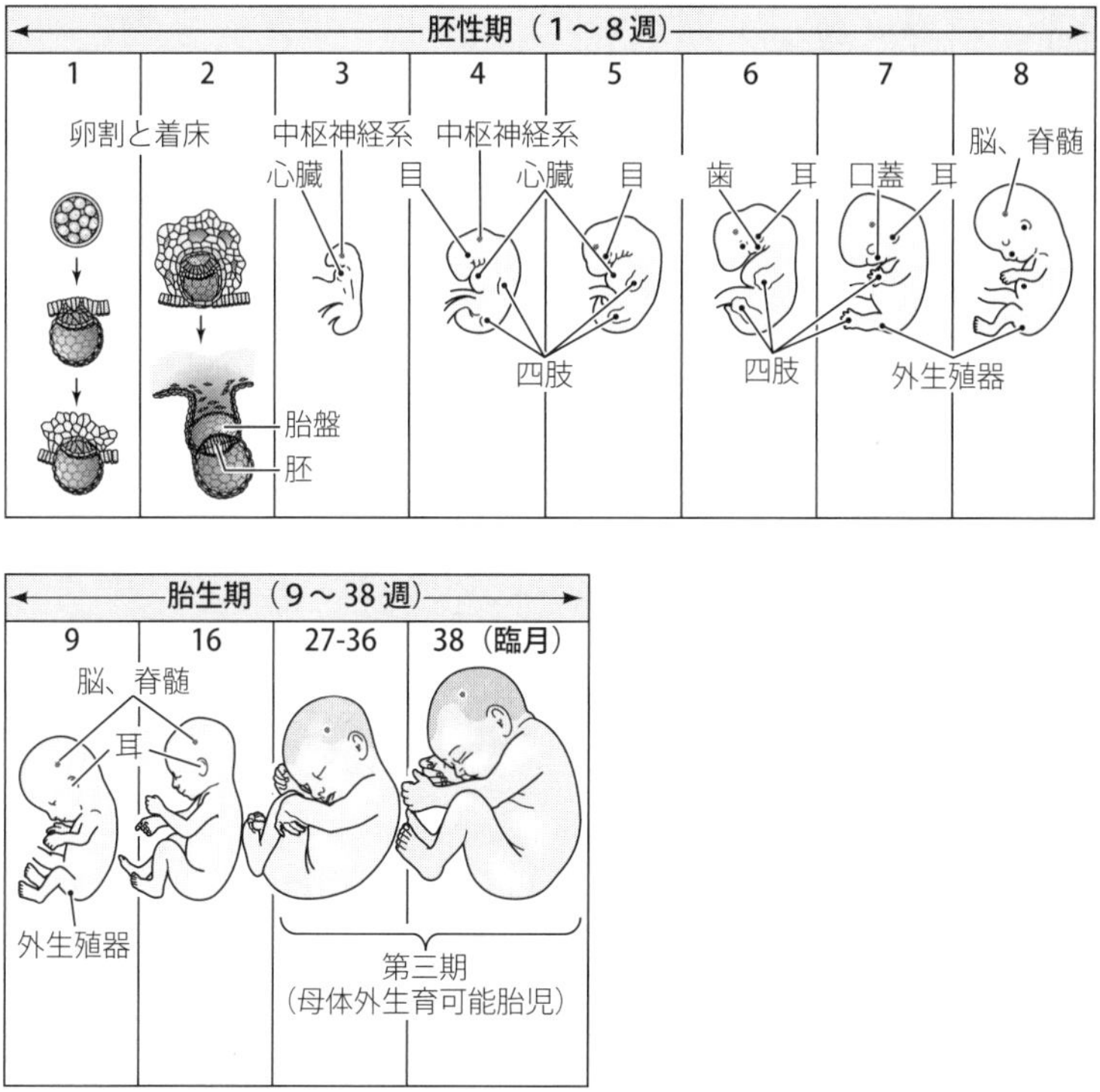

図 1.1　ヒトの発生

胚性期は体の形成期間、胎生期は概して体の成長期間と考えられています。神経系などは出生してからも発生をやめません。通常、受精から2週までに受ける環境的あるいは遺伝的な損傷は胚全体に影響を及ぼすため、女性は妊娠に気づかないまま流産することもあります。受精から2週を過ぎると、環境物質の影響を受けやすくなるタイミングはそれぞれの器官で異なってきます。出典 :Gilbert et al. (2005).

これといった特徴のない丸い塊に由来しているのです。この時期の胚は胚盤胞（液体で満たされた、分裂細胞の球状の塊）と呼ばれます。胚盤胞の外輪は胎盤の一部（漿膜）を形成します。中央の細胞塊（内部細胞塊）は、「胚を形成する細胞塊」です。「胚性」幹細胞の「胚性（embryonic）」とは、胚を形成することになる細胞というところからきているのです（一方、外側の細胞は胎盤を形成します）。図に示すように、細胞塊には頭も腕も足もありません。

　胎児のイメージとして一般的になったものは他にもあります。１つは、『ニューズウィーク』誌の２００３年6月9日号に、「胎児に権利を与えるべきか？　いかに科学はこの論争を変えていくか」というキャプション付きで掲載されたヒト胎児の写真です。ところが、表紙の胎児はいかにも不自然です。その一、胎児はぷかぷかと浮いており、母体と繋がっていないこと。その二、胎盤がないこと。その三、へその緒がないこと！　つまり胎児が一個の独立した生命体として示されているのですが、そんなことは絶対にあり得ません。キャプションは「胎児に権利を与えるべきか？　いかにフォトショップ[訳注4]はこの論争を変えていくか」とするべきでした。ところが私たちは、胎児と言えばぷかぷか浮かぶ姿を思い浮かべるようなってしまいました。そんなものは妖精やノーム[訳注5]、一角獣などと同じく実在しないというのに。またしてもこれは呪文のせいです。

　実のところ、記事の中では胚に対するこうしたイメージこそが重要な部分だったのです——というのは、私たちの考えは受け取ったイメージをもとに作られるからです。プロライフ・アクション・リーグ[訳注6]（Pro-Life Action League 2003）はこの記事に拍手喝采でした。

　中絶反対の文章としては弱かったと不満を漏らした者もいましたが、写真やコンピューター画像は万の言葉に匹敵し、その数は合わせて24枚もありました。中絶反対を前面に出さない雑誌がこうした記事を掲載することの影響力たるや、目を見張るものがありましたね。もちろん追加購入してみんなに見せましたよ。

イメージは重要です。

一般の目に触れる胚や胎児の多くは、スウェーデンの写真家レナート・ニルソン（Nilsson 1965）のカメラに収められた写真です。これらの写真は、1965年に初めて出版されたときも、その後1990年に再版されたときも、一大センセーションを巻き起こしましたが、『ニューズウィーク』誌の写真同様、多くは胎児が本来の環境から取り出され、一個の独立した生命体として表現されていました。演出を加えることなくヒト胎児の写真は撮れないことを思い出してください。胎児の写真を撮るには、女性の体内に入り込むか流産胎児を用いるかのどちらかしかないでしょう。ニルソンは流産胎児を使い、生きているヒト胎児に見えるように色付けしてポーズを取らせ、死児の手を操っただけでなく、私たちの感情までも思いのままに操ったのです（Kevles B 1998）。バクリジャスとホップウッド（Buklijas and Hopwood 2010）は以下のように述べています。

ニルソンは生きた胎児の写真だと主張したが、実際はリベラルなスウェーデン法のもとで人工中絶した女性から手に入れた流産物の写真を撮っていた。死んだ胎児相手の作業だったこ

訳注4　アドビ システムズ社が販売している画像編集アプリケーションソフトウェア
訳注5　ヨーロッパの民話に登場する、大地をつかさどる妖精
訳注6　人工妊娠中絶の是非をめぐる議論における中絶反対派の団体の1つ

ともあり、ニルソンは照明の具合や背景、胎児の親指を口に入れるポーズなど、いろいろ試したのだった。だが写真の出どころについては、「中絶反対派」の活動家たちでさえほとんど言及することはなかった。ちなみに1970年代、彼らは象徴的なこれらの写真を無断使用していたのだ。

ニルソン作品を特集した『ライフ』誌の記事は、受精（体外受精の写真解説付き。ニルソンは女性の卵管にカメラを挿入したわけではありません）の写真で始まり、指と目を強調したヒト胎児（実際には流産児）の写真で終わっています。へその緒も、羊水も、胎盤も、もちろん母体もすべて取り除かれています。この胎児は写真家の想像と工夫の産物であって、自然の産物ではありません。

しかし写真の威力は絶大です。2003年、アメリカ最高裁判所は、中絶を求めるすべての女性にマンツーマンのカウンセリングを受けさせ、胚と胎児の写真を提示するよう命じたインディアナ州法を支持しました。反中絶派のロビイストはこれを偉大な勝利と呼び、こうした写真を見れば、女性たちは自分が破滅に追いやろうとしているものが何かわかるだろうし、そうすれば中絶を思いとどまるだろうと主張しました。反中絶デモの参加者たちが決まって掲げているのは、言葉ではなく写真入りのプラカードです。写真はメッセージです。文字や言葉による議論では太刀打ちできません。

さらに言うと、写真についているキャプションは、読者にかけられる呪文の言葉にすぎません。ウェブサイトで広まったある一枚の写真には、手のひらに載った6週齢のヒト胚が写っているものがあります。反中絶派のウェブサイトでは、その胚を「生まれる前の小さな赤ん坊」と呼んでいますが、これは事実ではありません。というのも、これは卵管妊娠（胚が子宮ではなく卵管に接着して生じる）から得た胚だからです。そのままにしておいたら赤ん坊が生まれてくる前に母親が死亡する事態になっていたことでしょう。したがって、これは「生まれる前の赤ん坊」ではありません。そんな呼び方は呪文であって解説ではありません。これに対抗するホグワーツの反対呪文は「プロテゴ《護れ》」しかありません。反論すべきです。そのためには実際に科学を知らねばなりません。

科学を読み解く

ここまでさまざまな領域を取り上げてきましたが、生物学は、メタファーと直喩とアナロジーとイメージを介して、世間に（そして他分野の科学者に）伝えられることがわかりました。そうすれば顕微鏡の世界の物事を人にわかりやすく説明することができ、未知のものが親しみやすいものになります。メタファーも直喩もアナロジーもイメージも、その規模が顕微鏡の世界より大きくなるのも当然でしょう。精子と卵子はそれぞれ男性と女性に、その結合は結婚ということになります。DNAは魂と言われ、ポーズを取らされたヒト胎児のイメージは、独立性と自主性を備え成熟した特性を際立たせるように切り取られて表現されます。

科学的な立場からすれば私たちが精子や卵子の存在を否定することはありません。ただ私たちは、精子と卵子や、DNAと細胞、ES細胞と胚の描写が言語とイメージに委ねられていることを知っているのです。そして言語とイメージは文化であって本質ではありません。生物学的な本質に関する私たちの考えは、それぞれの文化において知り得る事柄に左右されることになるのです。だからこそ、多文化がもたらす多様性が科学には好都合なのです。

けれども、ことわざにもあるように、「独自の意見はあってもよいが独自の事実というものはない」のです。（エビデンスのある限りにおいて）「事実」とは何か、何が事実から除外されてきたかを知ることが肝心です。

私たちに「概念のデトックス」が必要なのはこのためです。一歩距離を置いて、どれが「本当」の物語でどれが魔法をかけられた物語かを見定める必要があります。本書では、正しい科学――エビデンスのそろった科学――を提供しようと思います。これは、科学は文化的な影響を受けないということではありません。科学は人間によって為され、人間によって解釈される以上、文化やそれを背景とした物語と無縁ではあり得ません。しかし、科学は「寛容」であっても「愚か」ではありません。決定的な正解がないからといって、どの選択肢も同じように正しいということにはなりません。エビデンスには優劣があるからです。ダグラス・アダムス（Adams 2002）が的を射た指摘をしています。「すべての考えが同等であることはない。他と比較したとき、論理と論拠においてはるかに揺るぎなく、洗練され、確固たる裏付けのある考えは存在するのだ」

優れた教育とは見かけに惑わされることなくその真価を見いだす力を養うものだ、とよく言われますが、同じく大切なことは、優れた教育とはどんなに上手い嘘やでたらめもそれと見抜く力を養うものだということです。それこそが科学とは何かに大きくかかわるところなのです。

第2章　不妊とその克服の物語

ブラッディ・メアリー[訳注1]との姉妹性

クララ・ピント－コレイア

人生について自分の何故？　を掴んでいれば、ほとんどどんな如何に？　とでも、折り合いをつけることが出来るものである。

——フリードリヒ・ニーチェ『偶像の黄昏』[訳注2]

7月も終わろうというある日の朝早く、リスボンにある私の大学のカフェテリアは閑散としていました。ちょうどエスプレッソを飲み終えようとしていた私のところに、カウンターで働くひとりの若い女性が慌てた様子でやってきて言いました。個人的な話があるので少し時間をいただけませんか、と。私たちはタバコを吸いに外に出ると、日向に腰を下ろしました。すると彼女が唐突に、卵細胞質

訳注1　メアリー・テューダー（メアリー一世）の異名。１５１６～１５５８年。ヘンリー八世とキャサリン・オブ・アラゴンの間に生まれ、のちにイングランド女王［１５５３～１５５８年］となる。敬虔なカトリック信者であり、プロテスタントを迫害、多くの信者を処刑したことから「ブラッディ・メアリー＝血まみれのメアリー」と呼ばれた。

訳注2　『ニーチェ全集　第四巻（第Ⅱ期）』（フリードリヒ・ニーチェ著、西尾幹二／生野幸吉訳）、白水社、１９８７年より引用

内精子注入法（ＩＣＳＩ）[1]とは正確にはどういうものかと聞いてきました。彼女はくたびれ果てていました。不妊の原因が彼女ではなく夫にあるという事実を夫自身が受け入れざるを得なくなるまで、無意味なホルモン療法の治療サイクルを何度も耐えてきたからです。彼女はもうこの辺が潮時だと感じていましたが、夫はどうしても諦められませんでした。それはふたりの家族が、彼らを除いてみんな子持ちだったからです。

社会問題と心の負担、初めて語られるその真実の物語

彼女の物語はさして珍しい話ではありません。けれども、受精の物語がハッピーエンドにならない場合に何が起きるのかを理解させてくれるという点で重要です。というのも、次にお話しする彼女の経験は、子どもを得ようと必死の努力をする若い女性の大半に共通することだからです。

　夫婦はすでに多額の費用を不妊治療につぎ込み、互いの両親からも相当な額を借りていました。夫は自分たちの生殖能力に異常があるとは思っていませんでした。ましてや自分の精子に問題があるなどと認めるはずがありません。そこで、ふたりは誰にも知られないように家から遠く離れたクリニックに通っていました。自分たちも他の人たちのように子どもを作り、家族をもつべきだというのが夫の考えでした。しかも子どもは彼の実の子でなければならず、したがって養子縁組や匿名のドナーから精子提供を受ける人工授精（ＡＩ）といった、比較的容易で費用もそれほどかからない解決策については、検討の余地すらありませんでした。自分たち自身の大切な子どもを手に入れるにはもう他に方法がないと考えたふたりは、ついに、精子を卵子に注入して発生した胚を子宮に移植する、ＩＣＳＩという方法に踏み切ろうと、銀行から借金するつもりでいたところでした。彼女はうんざりするよ

うな出来事を並べ立てました。自分は胚を移植するための受け皿にすぎず、リスボンからクリニックまで延々と郊外電車に揺られ、ホルモン投与と注射を受けて、その間ずっと惨めな思いをしている、と。理不尽なようですが、この手の話はよく聞きます。とりわけＩＶＦ（体外受精）に必要な資金の工面に苦労している人たちの間ではよくある話です。

私は不妊相談のヘルプラインを運営していたため、こういった話は山ほど耳にしていました。ところがその話のつづきにはさすがに面くらいました。

彼女のように若くしてこうした不運に見舞われた女性からは一度も聞いたことのない話だったからです。彼女と夫は現在の家を離れて川向こうのもっと小さい家に引っ越すつもりでいる。同じ建物に住む隣人たちに次々と子どもが生まれて、今や週末に子ども連れの姿を見せないのは彼女たち夫婦だけになってしまい、夫がそのことに耐えられなくなったからだというのです。

彼女は肩をすくめて続けました。「夫が言うには、川向こうの建物に住んでいるのは現役を引退した高齢者ばっかりだそうです。それから、これが重要なんですけど、そこに引っ越せばもう家賃を払わなくて済むんです。夫の両親の持ち家だから。ここには船と地下鉄で来ることもできるよって夫は言います。そうすれば車を売ることもできるって。ローンを返していくなら家賃やガソリン代の余裕はなくなりますから」

彼女の夫は警備員として大学正門の警備にあたっており、いつも私にはとても親切にしてくれました。ふたりはまだ若く、収入も多くはありませんでした。ポルトガルで不妊治療を受けようとするカップルの大半がそうであるように、ふたりにもカウンセラーの類はついていませんでした。そんな彼らに向かって言えたでしょうか？　不妊治療はもうそこまでにして、別の道を探すべきだと。どんな言い方をしようと、それはとてつもなく重い責任をともなうことになるのです。私にはふたりの直面している問題が痛いほどわかっていました。なぜなら私もまた、不妊治療に耐え、今度こそはと新たな希望を抱いては挫折を味わうことの繰り返しだったのですから。不妊とともに生きること、そこには世界に広がる孤独と拒絶の長い歴史があります。だからこそ、絶対に正しいと確信をもって言えますか？　追い求めるのは諦めましょう、そして周りの人間が不名誉なこととするものを甘んじて受け入れるしかないのです、なんて。

誰も語らない、ヒト生殖補助医療の重大なリスク

私は発生生物学者であり、この分野を愛しています。私が思うに、生殖補助医療（ＡＲＴ）は、優れた基礎科学によってもたらされ、重要なバイオテクノロジーになりました。私たちの努力の賜物として得られた受精と初期発生の仕組みに関する知見により、生殖能力を妨げる自然の作用を回避する方法が示されました。安心感を与えてくれるメタファーで、自然現象を「補助する」（「生殖補助医療」にあるように）科学としてもよし、あるいはもっとマッチョなメタファーで「自然の障害物をぶち壊す」科学としてもよし、いずれにしても、自然の力だけではなし得なかったことがＡＲＴによって可能になり、数千ものカップルが親となり、健康な赤ん坊が生まれました。こうしたカップルにとってＡＲＴは天の恵みです。けれども別の人たちにとってはＡＲＴは呪いです。他の治療と同様にＡＲＴは強力な治療法であり、したがって危険な治療法でもあります。

生殖補助医療は危険な綱渡りです。あなたを不毛な砂漠地帯から、約束された豊饒の地へと導くことも可能ですが、たとえすべてを完璧にこなしていても、さしたる理由もないのに上手くいかないことが多いのです。[2] 砂漠に逆戻りすることもあるかもしれません。あなたはその都度すぐに思うことで

しょう、赤ん坊を授かるためには危険な綱渡りを繰り返すしかないと。そうして一度ならず二度三度と治療を耐え抜くことになり――そうするうちに、綱渡りに対して感じる驚くような興奮状態に病みつきになって、いつの間にか病気と破産の両方に陥りつつあることに気づくことさえなくなるかもしれません。よくある話です（Couzin-Frankel 2015）。

私にも覚えがあります。もろもろの厄介事や吐き気に悩まされたにもかかわらず、治療の間は高揚感と期待で胸がいっぱいになり、それはもう素晴らしい気分でいられましたから、ただただ治療を止めたくなかったのです。この体験は、他の女性の例でみても、多くの女性が治療サイクルの間は妊娠中の多幸感を感じていたとためらわずに話しています。このトンネルの出口には赤ん坊が待っているのです。簡単に治療をやめろとはとても言えないでしょう？　私はと言うと、立て続けに受けた治療サイクルの４回目が失敗に終わったときにうつ病にかかり、そこで治療をやめました。もちろん愉快な気はしませんでしたが、それでも今にして思えば、その経験は神様からの賜物でした。うつ病を発症する前の私は、無謀にもまだ治療を続ける気でいたのですから。

クリニックを訪れるカップルに、スタッフは治療全体にかかる費用と、ときには支払い方法の選択肢についても説明します。けれども誰ひとり待ったをかけてくれる人はいません――この先情緒不安定に陥って、経済的にも惨めな生活を送るはめにならないうちに、いま少し立ち止まって別の生き方を考えてみてはどうでしょう、と。

ＡＲＴは「ものづくり産業」？

「子どもを作ろうと努力する姿は、避妊しようと努力する姿よりも感情を煽る（inflammatory）もののようだ」。ジャーナリストのライザ・マンディは2007年、後にART業界を贅沢品産業になぞらえる人たちがマニフェストとする著作の序文にこう書いています（Wilson 2014より）。ここでは一連のプロセスが「炎症（inflammation）」という生物学的なメタファーで巧みに表現されています。炎症は、細胞が傷口にいち早く集まって損傷を修復しようとするものですが、その際には、さらにダメージを引き起こす化学物質も一緒に放出されてしまいます。科学者がヒト胚を「贅沢品」というメタファーで表現することは滅多にありませんが、そのヒト胚が、喉から手が出るほど欲しいのにお金持ちでなければ入手し難い希少アイテムであるときには、「贅沢品」というメタファーはとりわけ重要な意味をもちます。ところが、ヒト胚を「贅沢品」と捉えると、それは科学の枠組みではなく、資本主義経済の枠組みの中で語られることになってしまいます。枠組みが変わればストーリーも変わります。資本主義経済からヒト胚を語る、果たしてそんなことがあるのでしょうか？

二十世紀も残り四半世紀というあたりから、科学畑のゴールドラッシュともいうべき現象がはじまった。すさまじいまでの速さで性急に進められていく、遺伝子工学の事業化である……この研究は管理不可能なこと。管理当局がない。規制する連邦法もない。アメリカはもちろん世界じゅうのどの国を見まわしても、終始一貫した当局の方針などない……しかし、なによりもやっかいなのは、科学者たちのなかにお目つけ役をもって任じる人物がひとりもいないことである。驚くべき話だが、遺伝子研究に携わる科学者は、ほぼ全員がバイオテクノロジーの商業利用にかかわっている。

これは、左翼系の記事や学生活動家の資料から引用したものではありません。マイクル・クライトン著、『ジュラシック・パーク』(Crichton 1990)からの引用です(酒井昭伸訳、早川書房、1993年)。クライトンはその中で、現代版フランケンシュタインともいうべき物語をリアルな世界にはめ込んでいます。第二次世界大戦の実績をもとに、物理学とビジネスの一体化を支援する政府の動きが今世紀の早いうちに具体化した一方で、生物医学産業の普及促進が始まったのは1980年にアメリカ最高裁判所が遺伝子組換え微生物の特許をゼネラル・エレクトリック社に認めてからです。同年、アメリカ議会ではバイドール法が制定され、これが追い風となって、政府の助成金で行う研究を利益につなげる動きが科学者の間で広がりました。

「1986年の時点では、」とクライトンは続けます。「科学アカデミーに所属する64人をふくめ、バイテク企業の顧問会議に名を連ねていた科学者はすくなくとも362名を数えた。株を所有していた者、コンサルタントを務めていた者の数となると、さらにこの数倍にもふくれあがる」。生物科学は変貌を遂げていったのです。

別の言い方をすると、なるほどARTを介した子作りには間違いなく経済的な側面があるということです。生殖補助医療関連の企業は営利企業であり、企業の存続は投資家次第です。したがって、企業が追及するのは、健康や幸福ではなく最大の利益です。バイテク企業も他のビジネス同様、商品を売り込むために、私たちの購買意欲をそそるストーリー作りを心がけています。彼らは不妊のカップルに子どもが授かるよう不妊治療を提供します。莫大な費用と引き換えに。

新たな治療法が市場に出ると――たとえそれがまだ実験的なものであったり、十分なエビデンスのない治療法であっても――、子どもに恵まれない人たちはその治療法を求めて必ず押し寄せてきます。前述の若い女性と7月に早朝のカフェテリアで言葉を交わした日からだいぶ後になって、某新興企業から次のような発表がありました。女性が新鮮な卵子を作りつづけることが可能になった、科学者からはありそうもないと思われていたことが実現可能になったというのです。治療を望む女性は、初回の治療費として2万5000ドル（275万円）[訳注3]を支払うだけでよいということでした。すでに希望を打ち砕かれていた女性たちの間で、たちまちこの技術を取り上げたウェブサイトが続々と立ち上げられました。ある女性は、それまでに受けた治療ですでに30万ドル（3300万円）の借金があると投稿しました。「そうよ、30万ドルよ。タイプミスじゃないわよ」。また、別の女性は「命をかけたっていいわ。私は絶対に赤ちゃんを産むわ」と書いています。件の企業に所属する医師のひとりは、彼を頼ってくる人たちに、奇跡と言われる当の技術は科学的に承認されたものではないことを伝えたそうですが、多くの女性からは、「赤ちゃんができるなら何だってします」という答えが返ってきたということです。(Couzin-Frankel 2015)[3]

不妊という普遍的な呪い

これから見ていくように、一見すると永遠の可能性を秘めたARTは、子どもに恵まれない若いカップル[4]をますます追い詰め、何らかの形で絶望に追い込んでいきます。それに対し、子どもを作らないこと選択をした女性は、はみ出し者、トラウマを抱えた者、不感症、キャリア志向、レズビアン――いずれにしても社会にとっての厄介者――として退けられます。彼女たちにはそれがわかっているので、リスボンにある私の支援グループホットラインは、このようなフラストレーションを抱えた女性からの電話でいつもパンク状態でした。とは言うものの、さまざまに形を変えて襲ってくる絶望と、厄介者であるという思いからくる社会的追放感は、地域、宗教、時代にかかわらず、常に、子どものいない女性の宿命です。アメリカでは、不妊は清教徒にとって宗教的堕落に対する罰であるとみなされ、薬草のような世俗的な治療すら許されていませんでした（Wilson 2014, Marsh and Ronner 1996）。不妊に対して医学がもたらす新たな希望へと人々を向かわせるものは、期待できそうな新規の子作りテクノロジーの誘惑ではなく、もっと古くから存在し、もっと見えにくく、そして明らかにもっと危険な何かなのです。

問題の本質を真剣に探ろうとするなら、目に見えないものを進んで見ようとしなければなりません。成果の見えない過酷なＩＶＦの単調な繰り返し（treadmills）を耐える現代の女性たちは、世界のいたる所で言葉にするのも忍びない不妊治療に運を任せ、先人たちが歩んできた道のりをただ繰り返し辿っているにすぎないのです。[5]そして彼女たちはほとんどそれをずっと繰り返してきました。なぜなら、創世記の最初の数節が記されてこのかた幾千年が経とうとも、不妊を嫌悪しない社会集団や文化はこの地球上にただのひとつも存在しないからです。聖書に出てくる最初の祈りが、子宮を開いてほしいというハンナの神に対する悲痛な懇願であることには重要な理由があります。ハンナの友人たちには赤ん坊が、ハンナの夫のもうひとりの妻には子がありました。なぜ自分にだけは子が授からないのか？　彼女は神に祈りますが、その祈る姿のあまりに熱心なことに、それを見た祭司はハンナが酒に酔っているものと決めつけて彼女を咎めます。まさにこの祭司のように、私たち不妊女性のなりふり構わぬ必死な姿を見た人は、往々にして私たちのことを気が変になってしまったと思うものです。

訳注３　１ドル＝１１０円として換算

不妊女性にまつわる神話と歴史

文明史や信仰の神々の中にも不妊の女性は多く出てきます。大抵の場合は込み入った筋書きのあとに、ついに女性たちは運命の子を産むことになるのですが、あらゆる宗教や歴史、神話の本には一様に、子ができないが故に重大な変貌を遂げる女神や、聖女、馬の背にまたがるヒロイン、女王、王女たちが登場します。世界に広まる古代神話の足跡を不気味なほどそっくり辿るように歴史が繰り広げられ、子に恵まれない女帝や女王、王女たちは、東西を問わず子を産めない罰として、離婚（イランのソラヤ王妃を思い出してください）、追放（メアリー・テューダーやポルトガルのジョアナ王妃）、精神錯乱（メアリー・テューダーの話は、他に類を見ない血の凍るような恐ろしい例です）といった苦渋を味わうのです。[6] イギリスのメアリー・テューダーにまつわる謎に包まれた歴史には、その根底に、子を産みたい（ひいてはイギリスの王位継承者を産みたい）という彼女の強い願望があります。「寛大な女王」から「ブラッディ・メアリー」への変貌は、彼女の満たされぬ思いと密接な関係があったのです。

世界の名作文学には、何らかの理由で男子の跡継ぎができずに家系が途絶え、絶望するシーンがよく出てきます。実際、新解釈の『チャタレイ夫人の恋人』にも、こうした伝統について興味深い解説がいくつかありました。子どもがいないということは、時代や環境を問わず、カップルにとって究極の不名誉なのです。

ヨーロッパの歴史にはこの類の話が盛りだくさんです。アメリカの植民地化の歴史はどうかと言うと、女王や王妃が存在しなかったアメリカといえども、状況は必ずしも明るいとは言えませんでした。少女たちは往々にして、性に関して無知なまま処女で結婚しました。初夜の営みについて知っていたことと言えば、ひどい痛みを我慢しなければならないことくらいでしたが、実際それは本当にひどい痛みでした。とは言え、この話のさわりの部分を聞くかぎりでは、耳新しいことは何もなさそうです。アメリカ独自の展開は、当時の診療記録に繰り返し出てくるぞっとするような書き込みが教えてくれます（Marsh and Ronner 1996）。その後の性交はなくてもこうした新妻の体の痛みが初夜から日増しにひどくなることは珍しくなかったために、妻たちの症状は悪化の一途をたどり、彼女たちが熱烈に夢見た妊娠に至ることは決してありませんでした。ようやくやってきた医者の診たてで明らかになったことには、夫が妻に淋病をうつしてしまったこと、そして、おそらくはもう夫婦の営みが実を結ぶことはないだろうということでした。

　神話と史実の強力な組み合わせは、現代の不妊カップルの大半がなぜそこまで強くＡＲＴに執着するのかを理解するうえで、きっといくばくかの役に立つでしょう。思想史が何千年の時を経ようとも、いまだに伝統的な出産が家庭を築く唯一の方法であり、そうすることで、自分が何かに呪われていることを世間に悟られずに済むと考えられているようです。もっとも、現代において不妊に対するこういった偏見は無意識のものかもしれませんが[7]。

　もし、こうしたカップルがセラピストに相談したら、セラピストはたいてい次のような古い決まり文句で応えてくれることでしょう。あなた自身の遺伝子を実の子どもに引き継ぐということは、つまり私たちそれぞれが個々の特性を次の世代に引き継いで永遠に生き続けたいという昔からの願いなのですよ。

　どうかお願いです、誰かリセットボタンを押してください——別の見方をする機会を与えてくれるだけでいいのです。私たちには、「遺伝的遺産」という考えに囚われることなく、疑問をもったり別の考え方をしてみたりする心の余裕が必要なのです。

遺伝子の引継ぎが大事なのだと何度も繰り返されて、もう頭が変になりそうです。おまけに20世紀の後半になると、社会生物学者と進化心理学者の間では、ヒトの体は遺伝子が生き残るための道具にすぎず、遺伝子たちは次の世代へと生き延びたくてうずうずしている、といった論調がはやりだしました。[8] テレビコマーシャルからは、私たちのＤＮＡを調べれば「本当の私たち」を見つけ出すことができるという企業のメッセージが流れてきます（「本当の私たち」は、しつけや財産や運とは何の関係もないかのようです）。こうした偽の社会生物学的考え方は、科学界では信憑性が失われていますが、世間ではいわゆる科学本で取り上げられ、通説として広まっています。不妊は私たちを自然と結びつけている深遠な系譜を断ち切ってしまいます。その系譜が断たれることによって、遺伝子を残したいという強い願いが打ち砕かれ、どうやらそれが、不妊に悩む人々に絶望のあまり奇妙な行動を取らせてしまうようです――私の大学で話を聞いた例の若いカップルのように。すでに疲れ果てて追い詰められていた上に借金もあったというのに、なお銀行からの借金もいとわず、節約と面子のために自宅から遠く離れた小さな家に引っ越そうとしていたのですから。

奇跡の技術と世間の苛立ち

体面を保つというのは大切なことです。軽く見ないでください。不妊の女性はいたたまれないのです。自分には不可能なことや女性として失格だという思いに対して。あるいは、夫の期待、家族の期待、さもなければ神の期待を裏切っているという思いに対して。そしてテクノロジーの時代となった今は――科学の期待さえも裏切ることになったのです。これに対しては、周囲の人間はまったく容赦してくれません。

科学の期待を裏切る私たちは嫌悪の対象です。私自身もこうした嫌悪にさらされ、それをくぐり抜けてきました。

自分自身の不妊について私が真剣に取り組み始めたのは１９８０年代の半ばです。結果的には、これが１９９８年の度重なるＩＶＦの失敗につながるのですが。私の周辺はますます苛立ちを募らせていました。当初、私はその苛立ちを自分のばかげた思い込みにすぎないと考えていましたが、実はそうではなかったのです。皆がおしなべて非難するような口ぶりでした。「医療の技術はよりどりみどりなのに、まだ妊娠してないなんておかしいじゃない。三つ子だってできちゃうっていうのに」と言われたこともあります。私は医学部で発生学を教え、ＡＲＴについて論文を執筆し、講演も行っていました。哺乳類の受精に関する研究で博士号も取得しました。それでも子どもはできませんでした。哺乳類のクローニングの研究をしたことさえあります。結局、これほど豊富な生殖科学の知識をもちあわせている私に無様な失敗は許されない、周囲のいら立ちの理由をそう考えることにして、私はこうした重圧についてはあまり深刻に受け止めないようにしていました。ところが、当時通っていたＩＶＦクリニックの待合室で他の女性たちと話をするようになってから[9]、そこに来る女性たちも一様に、同種の苛立ちや努力が足りないというそれとない非難、そして、医学による奇跡の出現を待ちわびる世間の性急な期待といったものに耐えていたことがわかったのです。それもこれも、今ではそうした奇跡は——必ず——起こせるものだと誰もが思っていたからです。

１９７０年代に初の「試験管ベビー」が登場して以来数十年が経ち、巷ではますます、不妊の原因になりそうなあらゆる障害に対して既製の治療が存在する——そして、薬が常に効くように、そういった治療も常に効く——と考えられるようになりました。薬で糖尿病予防が可能になり、80代まで長生きできるようになった今、必死の努力を続けてもなお子どもに恵まれない人がいることを誰が信癌の生存者は果てしなく続く過酷な治療を耐え抜かねばならず、また一般に、癌から生還するためには前向きな気持ちで治癒を信じることが決定的に重要であると考えられています。こうした通説にもかかわらず、つらいＩＶＦの甲斐なく成果を上げられないカップルたちが前向きな態度を示せないのはなぜでしょうか？　時おり耳にすることですが、不妊経験のある新米ママたちが大喜びして言うのです。とうとう神様が自分たちの祈りに応えてくださった、願ったとおりに子どもを授けてくださった、と。それなら私たちの問題は何？　信仰心が足りないとでも？　もっと楽観的にならないといけないと？　もっとお金がないといけないの？　それともいったい何がいけないの？

周囲の人々がよく考えもせずに、失敗の本質的な原因を私たち自身に求め、治療に対する我慢がまだ足りないからだとか、あるいは前向きな気持ちが不十分だからだ、などとむやみに私たちを追い詰めるとしても、そのことで彼らを責めるわけにはいかないでしょう。生殖生物学界に身を置いていない人は、ヒト受精卵の大半は赤ん坊になる前に死んでしまうという事実を知りません。また、ヒトの受精についてはごくわずかなことしかわかっていないということもほとんど知りません。彼らが耳にするのはサクセスストーリーばかりです。満期出産に至る妊娠がいかに稀なことか、そして、生殖生理学についてはまだ多くの謎が残されているという事実を世間が理解してくれたら、途方もない歳月を何度も何度も一か八かの賭けに費やし、それでも成功を収められない数多くのＩＶＦ患者に対して、社会は今よりもはるかに優しくなるに違いありません。責める側に責任はありません。彼らに必要な情報が適切な形で与えられていないことが問題なのです。ＡＲＴに関する限り、たいていの人が知っているのは好奇心を煽るような作り話――巨大メディアを満足させ、巨大社会に不満を与えるカウンター情報――ばかりです。

授業で初めて受精について勉強した小学6年生のクラスに招かれて、受精をテーマに話をすることがありますが、生徒たちは１時間もしないうちにＡＲＴの欠点を理解します。本書は、私の講義で行うディスカッション同様、科学的事実と感性に関する情報を提供し、子どものいる人たちには運に恵まれた喜びを感じてもらうこと、それと同時に、子どものいないカップルには共感、忍耐、理解をもたらすことを意図しています。こういった理解がなければ、私たちはオルダス・ハクスリーの有名な格言（Huxley 1937）、「技術の進歩は、後戻りするための効果的な手段を我々に与えたにすぎない」に同意せざるを得なくなってしまします。もしも技術が進歩したせいで、子どものいない人に対する社会の目が厳しくなり、子どもができないのは努力が足りないからだ[10]、と世間が考えるようになっているとしたら、すでに失意のなかにある膨大な数の人々は、生殖技術が可能になる１９８０年代以前に比べてもはるかに深い苦悩を今抱えていることになります。それでも、こうした逆戻りは案外簡単に防げるのかもしれません。今はまだそういう状況ではないですけれど。

医療費と生物学的分断

　私の大学で働く例の若いカップルの話からは、もうひとつ別の問題があることに気づかされますが、これについては精神的な慰めというものはありません。同じく本章で検討する必要のある憂慮すべき現実です。

　ふたりはどちらも裕福とは言えない家庭の出でしたが、子作りのための資金はいくらかありました。互いの両親も進んでありったけのお金を貸して後押ししました——気前の良い親によくあるように、貸したお金が返ってくるとは思っていなかったでしょう。苦労して工面した金額ではＩＣＳＩにかかる費用を賄えないことがわかり、どうにかして銀行ローンを組む資格を得たときのふたりは、悪魔と契約を結んだようなものだったかもしれません。子どもを授かるために人は進んでお金を払いますが、その金額については言いたいことが山ほどあります。

社会的・感情的な影響を考えると、自然な方法では授かることのない赤ん坊をなんとか授かろうと努力している女性が直面する多くの状況について探っていく必要が出てきます。すぐに気がつくのは、ARTにさまざまな形の「ゾーニング」が存在することです。公的資金によるサービスを受けるために列に並んで順番を待たなければならない人たちは、医療の人手不足の影響もあって、順番が回ってくるまで数年かかることが多く、これは理想的な状況とはとても言えません。多くの女性が30代後半になってから最後の手段としてARTに頼るため、彼女たちには時間がたっぷりとあるわけではないからです[11]。豪華きわまりないプライベートクリニックはふんだんに――お金に余裕のある外国人向けに――あるというのに、無料で利用できる公共サービスが近くにないという女性もいます。また、ある人たちにとって不妊クリニックは、話に聞いたことはあっても、どこにあるものやらさっぱり見当もつかないもののようです。国によっては、危険な感染症のリスクがあったり、たちの悪い薬が治療に使われる可能性もあることから、不妊クリニックを訪れることがすなわち命を危険にさらすことになる場合もあります。とは言え、子どもを諦めるか否かの二者択一となれば、多くの女性は何をおいてもリスクを冒す選択をします。その一方で、自らの生殖力や子宮、あるいはその両方を売って生計を立てる女性もいます。彼女たちは、世界中からやってくる不妊患者――高額な治療費を払う余裕のある裕福な患者や、子を得るためにはなりふり構ぬ患者――に生殖力や子宮を売ることで優雅な生活を、そうでなければそこそこの、あるいはぎりぎりの生活を送るのです。

他方、北欧諸国では、人口の減少と機能的な社会保障制度とが結びつき、国民にあらゆる種類のART治療が、多くの場合はカップルごとに2回以上のサイクルで、例外なく無償提供されます。こうした国々は、国民全体が世界で最も高い生活水準を享受する国です。

これはまさに憂慮すべき状況です。貧富の間に存在する生物医学の垣根が次第に今世紀のひとつの大きな特徴になろうとしているからです。科学の進歩とともにますます選択の幅が広がるにつれて、持てる者と持たざる者との格差の拡大が続いていることを示すおあつらえ向きの例を探しているなら、シンプルかつ心を揺さぶるような実例がＡＲＴの分野にあります。アメリカのように、この格差をまだ小さなひび割れにすぎないと思える国もありますが、他方、地球規模で考えたとき、中国からエジプト、インド、ひいてはサハラ以南のアフリカまでの広い地域では、不妊女性の圧倒的多数がストイックに沈黙を守ったままじっと耐えていることに思いをはせてみてください。すると、そのひび割れがたちまち大きな裂け目となり、貧しい者を左へ、豊かな者を右へと向かわせて、間に入り規制する者もなく、なすべきことについてのコンセンサスもないままに、両者の間にある巨大な生物学的空隙が日ごとに広がっていくのが見えてくるのです。

おっぱいの中の試験管ベビー：この本を書く理由

前章ではスコットが、なぜ彼が本書を書く必要があったのか、そして、私たちはどのようにして受精と発生生物学に関して誤った物語を吹き込まれるのかをお話ししました。次は、私が本書を書く理由をお話しする番です。何にもまして私は、無知と偏見がもたらす、不妊についての作り話を退けたいのです。この特別な闘いは、この分野に絶大な影響力をもつ人間たちのせいで必要以上に困難なものになっています。彼らは人の心を毒し、私たちを知識から遠ざけ、互いに競わせて相互の交流を邪魔しています。私がこの問題について追究を始めたのは、いい年をした大人たちが私に投げかけてくる質問を通して見えてきたことがあったからです。彼らには、体の内側で何が起き、生殖補助の治療中に何が起こっているのか、皆目見当もつかないらしいのです。本章は、ある個人の物語で始まりました。最後にもうひとつ別のお話をしましょう。主役となるのは、知性と教養があり立派な教育を受けた男性で、私が心から敬愛する人です。ところが彼は、私がＩＣＳＩについて話をした例のさほど教育は受けていないカップルと同じで、ヒトの発生とＡＲＴに関してはまったくのお手上げ状態でした。学識あるエリートですら、この方面では無知も同然なのです。

私が不妊治療を受けていた頃のこと、オーストラリア出身で建築家として成功していたひとりの友人が訪ねてきて言いました。「ところで、きみの試験管ベビーたちは孵るまでどこに置いてあるの？てっきりその辺のよく見えるところに置いてあるのかと思ったよ。リビングのちょうどこの辺にたくさんのキャンドルを飾ったおしゃれな祭壇でも作って、その中に入れてるんじゃないかってね」

彼とは古い付き合いです。彼が聡明な人であることはよく知っていました。当然私は彼が冗談を言っているものと思い、冗談で返しました。「ずっとおっぱいの中に入れて持ち歩いてるのよ。45分ごとに試験管を優しく回転させて、中の温度と湿度のレベルを一定に保つ必要があるのよ。そうしてあげればベビーたちがすこぶる健康に卵から孵るってわけ。ドクターから私のちっちゃいベビーたちが入った試験管をもらってからは、ずっとワンダーブラを付けてるのよ」

驚いたことに、友人は笑いもせず、落ち着かない様子で尋ねただけでした。「夜寝るときに試験管を割ってしまうことはないの？」

ふーん、気の利いたジョークね。

「そうね、ローマ時代に、ネロ皇帝の妻のひとりにリヴィア・アウグスタという女性がいたの。彼女はプリニウス[訳注4]を読んで、自分もおっぱいに卵を入れてヒナが孵るか確かめたかったのね。夜寝るときは奴隷のひとりに卵の世話を任せたの。リヴィアがいちばん信頼していた奴隷だったし、りっぱなおっぱいの持ち主だったこともあってね。私には奴隷がいないから、女友達に手伝ってくれるようにお願いしたのよ。みんな大喜びで頼みを聞いてくれたわよ。面白そうだからって。それで毎週日曜には、試験管ベビーたちにとっての最高の居心地のおっぱいコンテストを開くのよ。友人のパートナーたちが審査員になって、私の夫が大会委員長。優勝したおっぱいの持ち主は、カジノへ行って好きなだけルーレットに賭けられるのよ。私たちもみんな試験管ベビーを連れて一緒に応援しに行くの。ベビーたちの脳はいま形成されているところだから、できるだけ早いうちから刺激を与えるといいのよ。そうそう、私たち、目いっぱいおしゃれしていくのよ。ほんとうよ」

そこまで聞いて、ようやく友人は怪訝そうな顔をしました。

「それって本当の話？」

彼はくるりと背を向けると、振り向きざまに私を見ました。そのなんとも途方に暮れた表情に、今度は私が凍りつく番でした。アデレードからヘルシンキまで、世界を舞台にビルを設計し、建設現場で指揮を執る、このひときわ洗練された大の大人が、私の言葉を初めは疑おうともしなかったなんて。パートナーによる審査だの居心地の良いおっぱいコンテストだのと筋書きがとっぴになりすぎて、ルーレット盤を前にドレスアップしたママをワンダーブラの中から覗いている試験管ベビーたちの話でとうとう話が脱線してしまったけれど、もし私がリヴィア・アウグスタの話でやめておいたらどうなっていたでしょう？　私たちは無知の社会にいるのです。そして多くの場合、ARTを経験したこ

訳注4　百科全書的な『博物誌』を著した古代ローマ帝国の博物学者、政治家、軍人

とのない人たちは、こうしたテクノロジーに関してまるで無頓着です。

この無知に終止符を打たなければなりません。私たちのストーリーを、友人、子ども、そして自分自身に語る術を学ばなければなりません。受精とヒトの発生とＡＲＴについての真実の情報を人々に与え、不妊がもたらす数多くの深刻な問題について本物の議論を始めなければなりません。確かな学識と人々の深遠な物語に基づいた本書の各章を通して、ＡＲＴに関する教育と規制と国際的なコンセンサスの構築が急務であることを読者が理解してくれることを願っています。私たちがみなこの地球上で、世界の寄せ集めのように不安定な状況を生きていることを思うと、これほどまでに重大な議論を永遠に解決しないまま放置しておく余裕はないのです。

第2部

受精とその不満

本項では、2つの誤解について検討します。まず第3章では、受精というものの描かれ方についての誤解を見ていきましょう。受精の物語は、多くは男性の物語として、卵子を獲得し、その中に進入するための競争に見立てて語られますが、これは科学的には間違っています。ヒト女性生殖管は、精子が競って通過する競技トラックのようなものではなく、卵子を活性化する能力を精子に与える活動的な器官です。精子と卵子の結合は、精子が卵子に穴を開けてもぐり込むのではなく、2つの細胞が1つになるように細胞膜が融合することで起こります。実際に、精子、卵子、および女性生殖管の間には一連の複雑な相互作用があり、そこでは卵子も精子も、ときには能動的ときには受動的であることがデータにより示唆されています。

2つめの誤解は、受精に対する物理的障害に関連があります。人工授精（ＡＩ）と体外受精は、これらの物理的障害を回避するために発明されたものです。王室から一般人、家畜にいたるまで、ＡＩの形態はさまざまです。1つは精子バンク。女性がお金を払って、好みの特徴をもつ男性の精子提供を受けます。とは言うものの、支払い甲斐のあるものがいつでも手に入るとは限りません。体外受精は、多くの不妊カップルに希望を――吉と出るも凶と出るも――もたらします。吉となるのは、受精が成功し、妊娠を経て出産すること、凶についてはあまり話題にされませんが、うつ病、離婚、そして破産です。

第３章　受精

死の淵にある２個の細胞、数十年を生き延びる新たな生命体の形成に共同作業で臨む

スコット・ギルバート

真の進展がなされるとき、私たちは以前に知っていたと考えていたものの誤りに気づき、あらためて学ぶのである。

――ヘンリー・デイヴィッド・ソロー[訳注1]

誤りを正すことの重要性

みなさんがおしべとめしべについて教わったのはいつですか？　受精について教えてくれたのは誰ですか？　精子と卵子からどんなイメージが浮かびますか？　受精とはどういうものか少し心に思い

訳注１　『ソロー日記　冬』（ヘンリー・デイヴィッド・ソロー著、Ｈ・Ｇ・Ｏ・ブレーク編、山口晃訳）、彩流社、２０１８年より引用

描いてみてください。そしてなぜそのようなイメージをもっているのか考えてみてください。ヒトの受精と初期発生についてのみなさんの知識のほとんどは、おそらく両親や同級生、先生、映画製作者、神父、牧師、ラビ[訳注2]、イマーム[訳注3]、漫画家、ジャーナリストなどから教わったことだと思いますが、彼らの多くはこのようなテーマについての知識をもちあわせていません。多くの場合、精子と卵子の話は昔からあった脚本に意識的に挿入され、受精とは我先にと競い合う精子どうしの冒険物語であり、受け身の卵子は競争に勝った精子に与えられるごほうび、そして受精は性交のすぐあとに起こるもの、そう考えるように私たちは魔法をかけられるのです。

まずここで大量のでたらめを消し去る必要があります。というのも、受精についての先の考え方のひとつひとつが間違っているからです。私たちに自然と人間の体というものを競争の論理で考えさせようとする魔術です。科学者は、ヒトの受精というものが細胞と男性と女性との驚くほどに巧みな共同作業を伴うプロセスであることを知っています。

- 第一に、最速の精子が常に競争に勝つわけではなく、通常、卵子を受精させるのは最初に卵子に到達する精子ではありません。これらは未成熟な精子です。
- 第二に、女性生殖管は受動的ではありません。それどころか、卵管（「ファロピウス管」あるいは単に「管」）の細胞は、精子に結合してその速度を弱め、精子の細胞膜を変化させるタンパク質を分泌します。この細胞膜の変化によって精子は卵子との融合が可能になり、単一細胞胚（受精卵）を生成します。コンドーム内に集められた精子が未成熟で、卵子を受精させられないのは、この卵管の細胞による変化を受けていないからです。この点では、これらの精子は他のどの体細胞とも変わりありません。

●第三に、精子は卵子をくり抜くようにして通り道を作るのでも、ドリルのように穴を掘って進入するのでもありません。実際、精子は「スプーンですくう」ように卵子に接し、卵子と精子の細胞膜が互いの接触部分で融合し、２つの核が１つの細胞内に入ることになります。このプロセスでは、精子細胞も卵細胞も能動的です。

●第四に、受精には時間が必要です。熱情の瞬間に受精が起こるわけではありません。受精は、性交から4、5日が経過し、たとえば女性が読書をしているときやテレビを見ている間、または仕事中などに起こります。性交すなわち「受精」ではないのです。

では、受精のイベントをさらに詳細に見ていきましょう。まずはダンスで主役を演じるパートナーたち、精子と卵子（**図3・1**）から始めることにします。

精子

精子は１６７０年代に発見されましたが、受精という現象が発見されたのは１８７０年代になってからです。実に２００年もの間、精子の役割は知られていなかったのです。もちろん精子の研究は続けられていました（Pinto-Correia 1997）。新たな世界を切り開いたのは、オランダ人の織物商、アントニー・ファン・レーウェンフックです。レーウェンフックは、細菌やヒトの皮膚に寄生するシラミ

訳注２　ユダヤ教の指導者
訳注３　イスラム教の導師

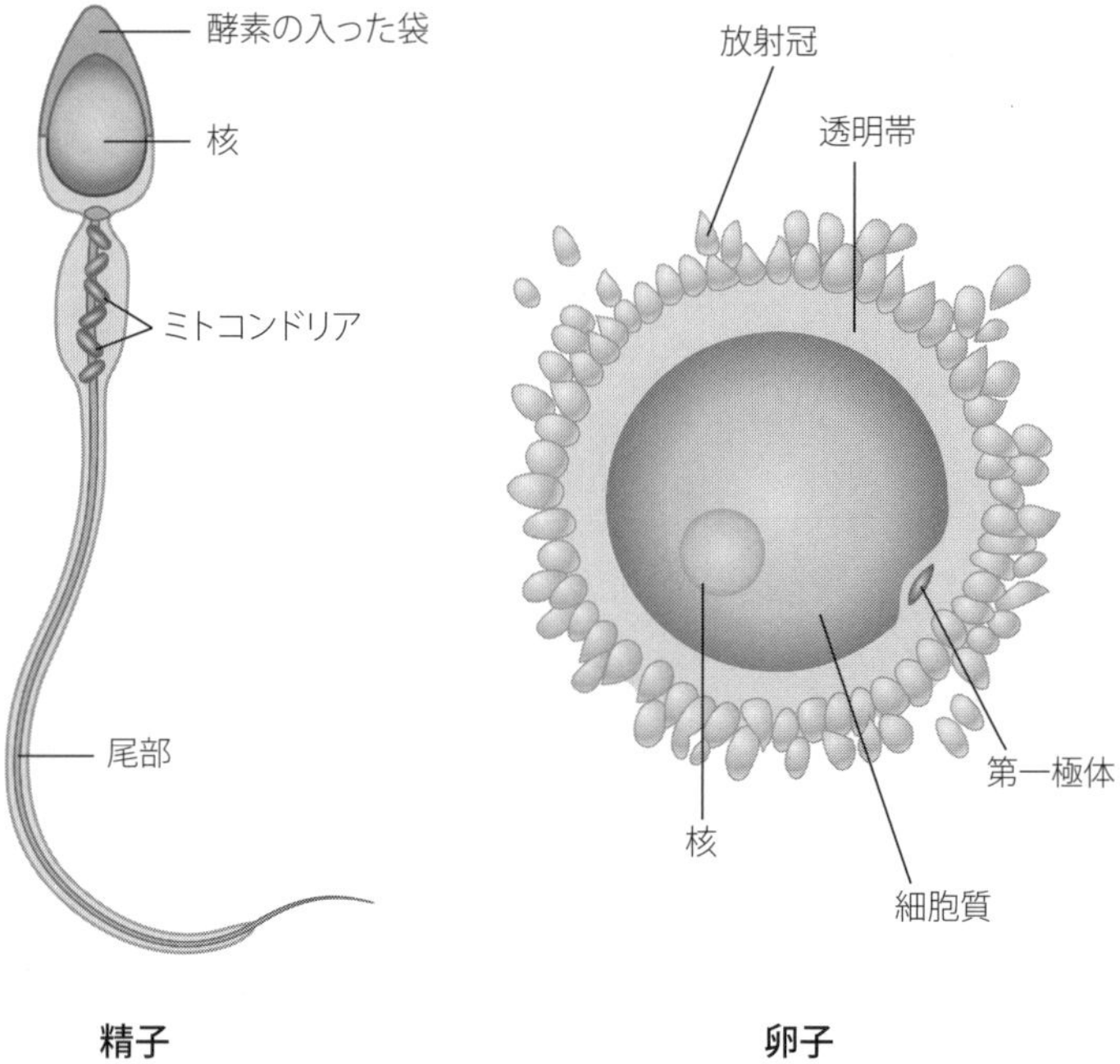

図 3.1　ヒト精子（左）と卵子（右）の構造
精子は流線型の細胞です。精子頭部には、核（遺伝物質である DNA で満たされている）と、精子を卵子に到達させるために必要な分解酵素の入った袋があります。細胞質はほぼすべて取り除かれています。移動には尾部を動かしますが、そのエネルギーを供給するのはミトコンドリアです。卵子は大量の細胞質の中に核をもっています。第一減数分裂で形成された極体が認められますが、ほどなく消失します。卵子の細胞膜は、その直下に酵素の入った数千もの袋があるために厚くなっています。細胞膜の周囲を囲む透明帯は、精子の結合を可能にすると同時に、受精卵（および卵割期胚）が卵管に接着することを防いでいます。また、卵丘細胞の層は、卵管のなかで卵子を包みこみます。これは正確な縮尺図ではありません。実際のヒト卵の大きさは精子の約 40 倍です。

の他に、不思議と精子も発見しました。この精子の発見に関して、レーウェンフックは非常に慎重な態度を示し、ロンドン王立協会[訳注4]に対して、精子のサンプルは罪深い方法（すなわちマスターベーション）で得たものではなく、「通常の夫婦生活から得たものの余り」であることを書き送っています（夫をベッドに呼び戻そうとする妻の声を背後に聞きながら、実験器具に駆け寄る科学者の姿が目に浮かぶようですね）。レーウェンフックは、自分の精液の中に、裸眼では検知できない生物が泳ぎまわる驚愕の世界を発見し、それを「精子（spermatozoa）」と呼びました。

「精子（spermatozoa）」という語には「種子動物」という意味があります。レーウェンフックは、精子を種子のようなもの、言い換えれば、精子はその円形の頭部内に子どものひな型をもっている、と考えたことから、この表現を用いました。この子どものひな型は「ホムンクルス＝小人」と呼ばれることもあります。こう考えると、精子は湿った土中に植えられる種のように女性の体内に植えられ、陰茎はさしずめ植え替え用のスコップのような働きをすることになります。母親は、それぞれの精子の中にすでに入っている小さな赤ん坊に遺伝物質を与えることはなく、その赤ん坊たちを育てるための栄養と快適な環境を提供するだけです。もちろん、土壌の質が種の成長に影響するように、女性の子宮の質の良し悪しがホムンクルスの成長に影響することもあるかもしれませんが、ここでは男性の精子が遺伝特性の唯一の担い手ということになっています。男が己の種を女の土壌にまくという農業風なアナロジーが、遺伝と発生の主要なストーリーになってしまいました。精子の中にある種のひな型というメタファーには、実は長い歴史があり、発生学者で歴史家のジョゼフ・ニーダムは、193

訳注4　イギリスを代表する学術団体。1660年に設立された現存する世界最古の学会

1年、次のように指摘しています（Needham 1931）――精子が種で子宮は畑にすぎない、こうした考えは、戦争に勝った男たちが敗れた男たちを殺し、その女たちをレイプするという行為を可能にした。なぜなら、そうした行為の結果生まれてくる子どもは、敗者の血ではなく勝者の血を引くと考えられたからだ。

けれども、「精子のなかの小さな人間」という考えにはいくつか問題がありました。そのひとつは、精子が魂をもった小さな人間であるとすると、射精のたびに死者の数が、人類史上すべての戦争行為による死者を合わせた数よりも多くなってしまうという問題です。天国にはマスターベーションや性交の最中に破壊されてしまった魂たちが群れを成すことでしょう。そこで今度は、子の特質すべてを握っているのは精子ではなく卵子であるという、もうひとつの仮説が立てられました。この理論では、精液（とその中の精子）は卵子を活性化する物質にすぎないことになります。1700年代になると、ラッツァロ・スパランツァーニ（カエルと犬の体外受精の分野で先駆者となった司祭）が、カエルの精液から精子を濾過するべく、雄のカエルに絹のパンツを履かせました。こうしてスパランツァーニは、濾過された精液ではカエルの卵子に発生を起こすのは不可能であることを見いだしたのです（Pinto-Correia 1997）。ところが意外にもスパランツァーニは、卵子の発生には精子と卵子の協力が必要であることを発見した、と大々的に発表することはありませんでした。彼はあくまでも、生命体のひな型は精子ではなく卵子に含まれると信じていたからです。スパランツァーニにとって精子は寄生虫であり、卵子の発生を促進する精液のエネルギー源でしかなかったのです。

19世紀になり、細胞論と顕微鏡の改善によって、ようやく精子は寄生虫ではなく精巣に存在する、ごく普通の細胞に由来するものであるということが示されました。精子は何の変哲もない細胞のように見えましたが、実は非常に特別な細胞でした。現在、ヒト精子は、精巣に移動してその場にとどまる幹細胞に由来することがわかっています。この幹細胞は分裂の際に、自分自身と同じ細胞を作ると同時に、やがて精子となる細胞も作ります。[1] 精子は成熟するにつれて、減数分裂と呼ばれるプロセスで染色体の半数を失います（BOX 3・1）。つまり、各細胞が同数の染色体を維持するように分裂するのではなく、それぞれの精子細胞が、通常の染色体数の半数をもつように分裂するのです。成熟途中の精子はその細胞体（細胞質）のほとんどを取り除き、必要不可欠なものだけ——核とその染色体を含む「頭部」、推進力を供給する尾部、および尾部にエネルギーを供給するミトコンドリア——を残します。また、精子は核の先端に消化酵素の入った袋をもち、これらのタンパク質は、精子が旅の後半で卵子に到達する手助けをします。精子細胞は一日中、1秒たりとも休むことなく作られています。思春期が始まると、男性は毎分数百万もの精子を作ることになります。

BOX 3・1：減数分裂と性の決定

有性生殖は自然の最高傑作であり、生物多様性、変異、および生命存続の基本です。有性生殖は自然界の最も強い2つの力、すなわち性と生殖を結びつけています。性とは遺伝子を組換えることを意味し、性においては、精子と卵子がそれぞれのゲノムの半分を新たな個体にもたらします。あなたのすべてが父親に由来するわけでもなければ、すべてが母親に由来するわけでもありません（クローニングの場合とは異なります）。正確には、あなたはママとパパの核遺伝子が半分ずつ、50対50で混ざり合った融合体なのです。一方、生殖とは古い生命体から新たな生命体を作ることを意味します。この性と生殖を有性生殖で結びつけるということは、新たに生み出された生命体がその親とは異なる生命体であることを意味します。これにより、それぞれの世代で新たな変化が作り出されることになります。これが生物多様性と進化の基本です。

精子と卵子がその染色体数を半分に減らすメカニズムは減数分裂と呼ばれます（BOX 図3・1A）。ヒトでは、それぞれの核は46本の染色体を含んでいます。常染色体が22対と、性を決定する2本の染色体です（X染色体とY染色体と呼ばれます）。減数分裂は2回の細胞分裂で構成されています。第一減数分裂期には染色体のペアどうしが結合します。つまり、母親から受け取る1番染色体と父親から受け取る1番染色体が対になるのです。同様に、母親からの21番染色体と父親からの21番染色体が互いを見つけ出して隣りあって並びます。そして、各染色体は自分のコピーを1個作ります。別の言い方をすれば、各染色体のもとになるDNAが、細胞にある物質を用いて2つめの染色体を作るのです。これで、小さい1番染色体が4コピー、他の染色体もすべて4コピー存在することになります。4コピーのうちの2個は母親から（この2個は結合しています）、残りの2個は父親から（この2個も結合しています）きています。第一減数分裂では、これらのペアがランダムに分けられます。こうして娘細胞は、たとえば父親の1番染色体由来の染色体対と、母親の21番染色体由来の染色体対をもつことになるかもしれません。染色体は23対あるため、細胞がその染色体を、すべて母親（あなたの子どもにとっては祖母）から、またはすべて父親（あなたの子どもにとっては祖父）から受け取る可能性はきわめて低いことになります。

細胞分裂の次の段階、第二減数分裂では、ペアの結合が壊されて切り離されます。その結果、通常の染色体数の半数（22本の常染色体と1本の性染色体）をもつ4つの細胞になります。これらの細胞の染色体セットはそれぞれ異なります。受精では、23本の染色体をもつ精子と、同じく23本の染色体をもつ卵子が出会うことによって、通常の46本の染色体数に戻ります。けれども、その46本の染色体はどちらの親の染色体とも異なります（すなわち別の遺伝子をもつことになるわけです）。

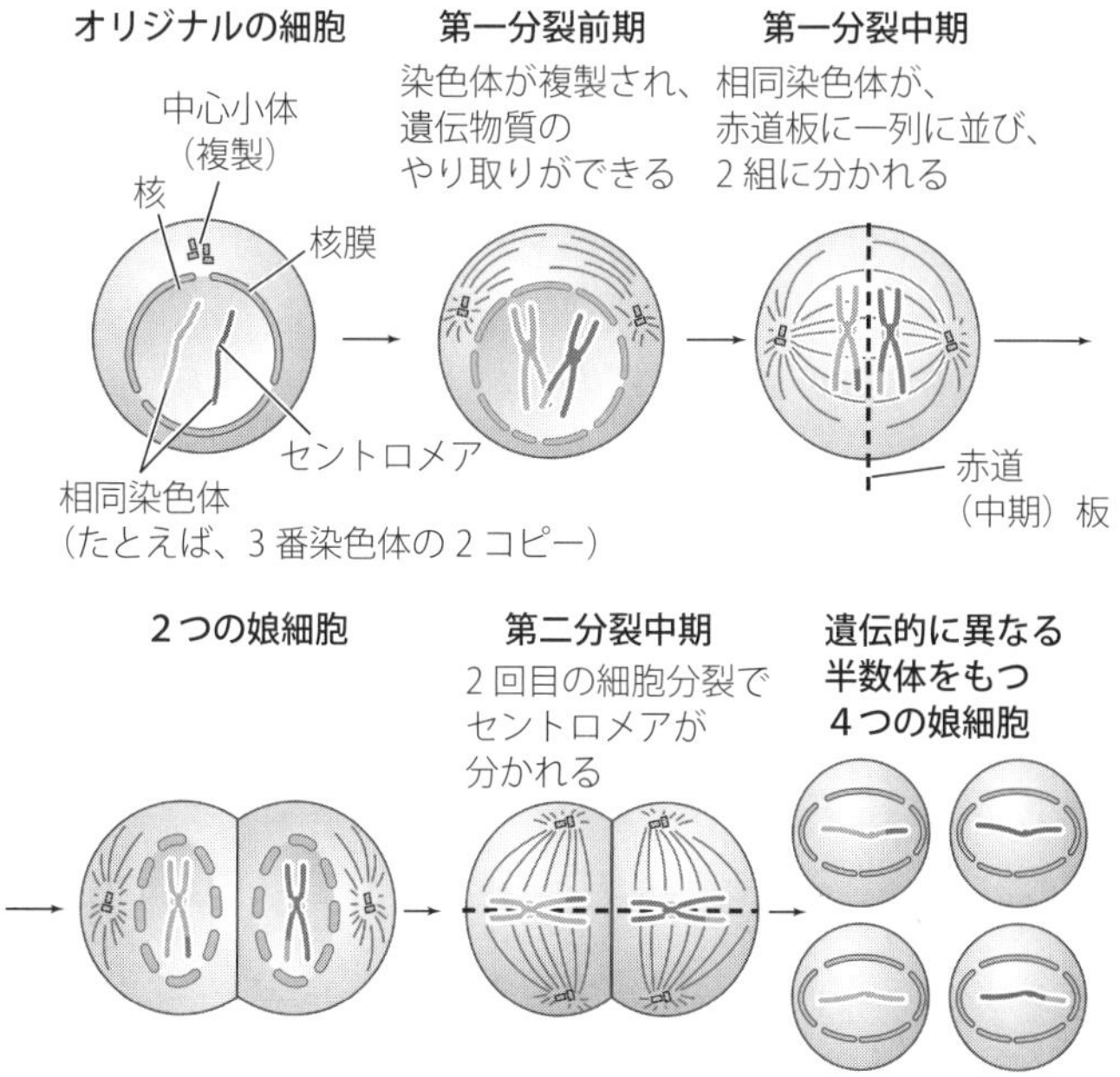

BOX 図3.1A　減数分裂

第一減数分裂期では、父親由来と母親由来の相同染色体が対になります（簡略化するために、図には1本の染色体のみを示してあります）。母親由来の1番染色体と父親由来の1番染色体とがペアを組み、遺伝子を複製し、母親由来の染色体を2セット、父親由来の染色体を2セットの合計4セットを作ります。第一分裂期でこれらのセットは切り離されます。父親由来の1番染色体を受け取る細胞もあれば、母親由来の1番染色体を受け取る細胞もあります。各細胞は、母親由来と父親由来の異なる染色体セットをもっています。第二減数分裂では、対になった染色体が切り離され、1本ずつの染色体になります。こうして、それぞれの精子細胞と卵細胞は、あなたがもつ染色体数の半数（「半数体」ゲノム）をもつことになり、あなたは、母親由来と父親由来の染色体を異なる組み合わせで伝えていくことになるのです。受精では、精子由来の半分のゲノム（23本の染色体）と卵子由来の半分のゲノム（23本の染色体）が出会うことによって、染色体数が通常の46本あるヒトゲノムができあがるのです。出典：Gilbert et al. (2005).

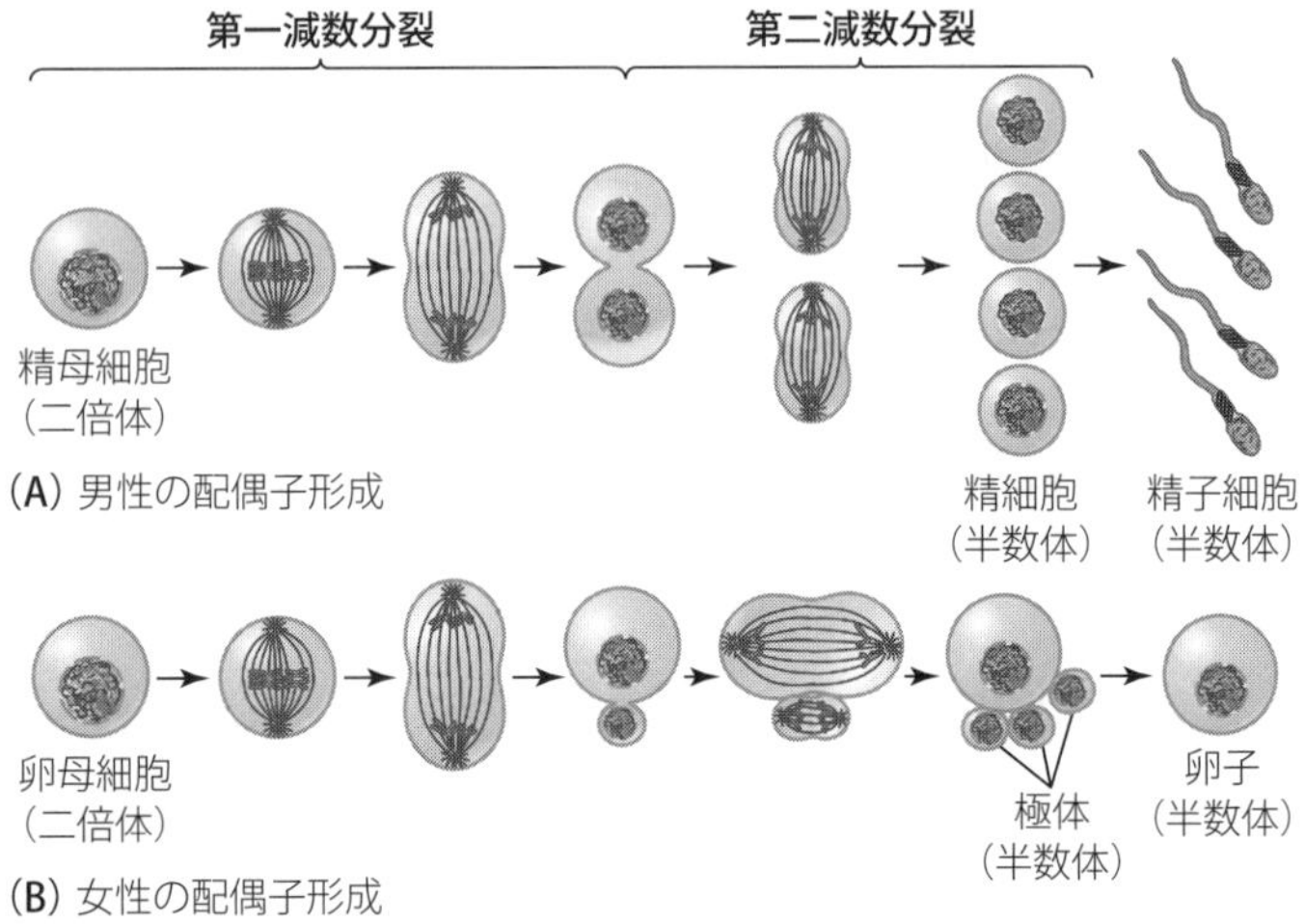

BOX 図 3.1B　男性と女性の減数分裂

男性の減数分裂では、それぞれが通常の染色体数の半数をもつ、4 つの精子細胞が作られます。ヒトでは、すべての精子が 23 本の染色体（22 本の常染色体と X または Y の性染色体）をもっています。女性の減数分裂では、1 つの大きな細胞である卵子と、退化する小さな極体が作られます。

減数分裂は男性と女性で違いがあります（BOX 図3・1B）。男性の減数分裂では、均等な大きさの4つの細胞が生成され、すべて精子になります。女性の場合、細胞は均等に分裂するのではなく、1つの細胞がほぼすべての細胞質を受け取り、残りの3つは「極体」になります。極体は薄い細胞質に包まれた核です。卵子の前駆細胞では、いずれの分裂の際も細胞容積が保たれます。こうして卵子はその大きなサイズを維持する一方、精子は成熟して小さくなります。

X染色体とY染色体は、子の性の決定においてきわめて重要です。通常、男性はX染色体1本とY染色体1本から発生します。X染色体は細胞の生存に必要であり、Y染色体は、生殖腺を精巣へと発達させる反応を開始する遺伝子（SRYと呼ばれる）をもっています。女性はX染色体2本から発生します。X染色体が2本一緒になって、生殖腺を卵巣へと発達させる反応を活性化します。このように、通常、男性は「XY」、女性は「XX」です。つまり、すべての卵子はX染色体を1本もちますが（女性の細胞はXXだからです）、精子は、X染色体をもつものとY染色体をもつもののどちらかということになります（**BOX図3・1C**）。X染色体をもつ精子とX染色体をもつ卵子が出会うと、子どもはXXとなり、通常は

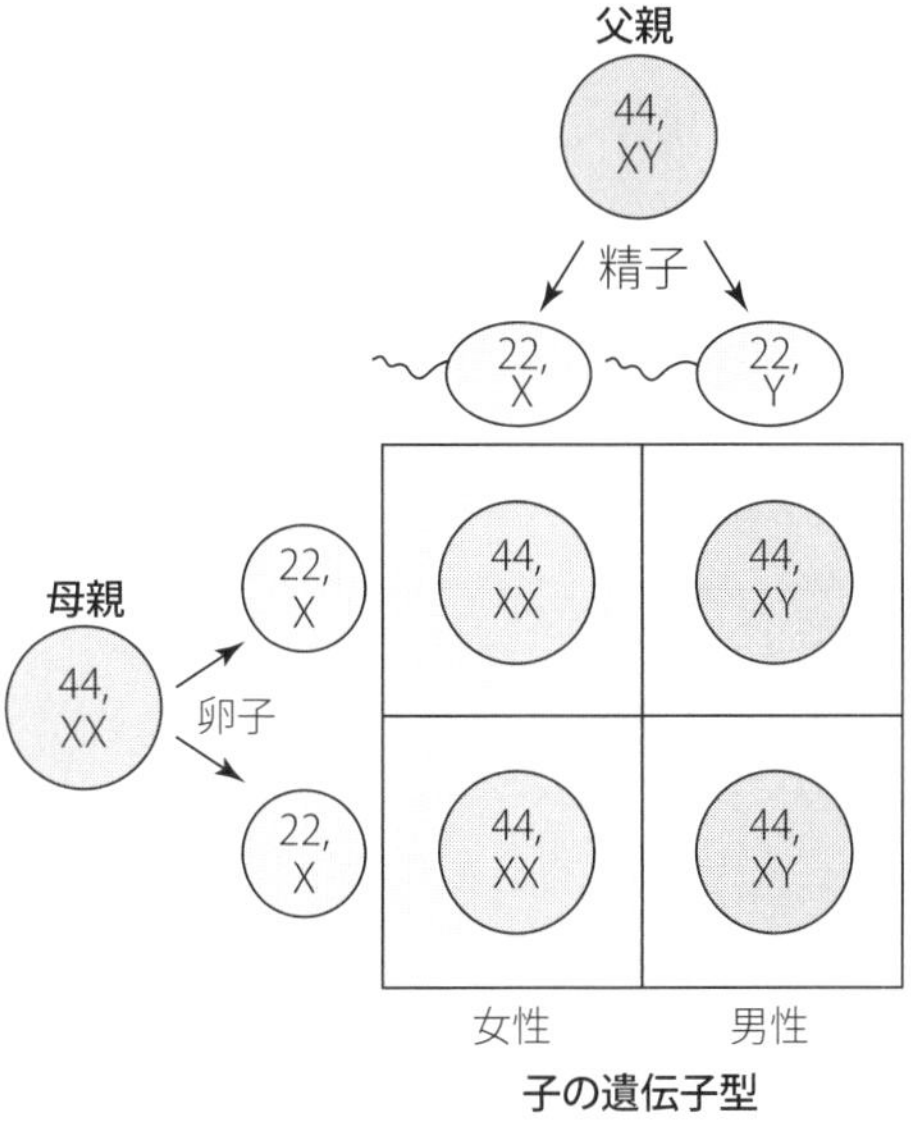

BOX 図 3.1C　ヒトの性決定

減数分裂期では、母親から生じたすべての卵子は、X染色体を1本受け取ります。これは女性がX染色体を2本もっているからです。父親から生じた精子は、X染色体またはY染色体のいずれかをもっています。赤ん坊が男性として発生するか、女性として発生するかは、このように、X染色体をもつ卵子を受精させた精子が、X染色体をもっていたか、あるいはY染色体をもっていたかに左右されるのです。2本のX染色体をもつ受精卵は、通常は卵巣を発達させ、XとYの染色体をもつ受精卵は、通常は精巣を発達させます。この過程により、性比はほぼ同程度になります。出典：Gilbert et al. (2005).

女児です。Y染色体をもつ精子とX染色体をもつ卵子が出会えば、子どもはXYとなり、通常は男児です。[2]

男性は2種類の精子を作り、女性は1種類の卵を作ります。一般的に、生まれてくる子どもが男児である可能性は50%、女児である可能性も50%です。たとえ男児ばかりたて続けに5人生まれたカップルがいたとしても、次の子どもが女児である可能性はやはり50%です。

卵子

卵子の発見はさらに困難を極めましたが、1828年、エストニアで研究を続けていた若い生物学者、カール・エルンスト・フォン・ベーアがついに成し遂げました。他の科学者たちが求めても得られなかったもの――ヒト卵子の発見です。精子が精巣で作られるように、卵子も卵巣で作られます。女性はみな、生まれるときには数百万の卵子をもっていますが、ほとんどの卵子は精子に出会うことなく死んでしまいます。これは、卵巣内の卵子の前駆体が幹細胞ではないために、卵子の数を増やしたり、作りつづけたりすることができないからです。卵巣内の卵子の前駆細胞は、何度か分裂したあとに減数分裂を開始します（精子の減数分裂は思春期まで開始されません）。成熟途上の卵子の大半は、女児が誕生する前には死んでしまいます。ヒト女性では、毎月1個ないし2個の卵子が卵巣から押し出されます。卵巣からのこの卵子の放出が排卵です。胎生期の卵巣で形成される数百万の卵細胞のうち、卵巣から卵管に放出されるものは女性の生涯を通じて500個ほどしかありません。卵子は、思春期以降に毎月約1個ずつ放出されますが、精子と出会うチャンスがあるのはファロピウス管の中にいるときです。

卵子は、精子とは異なり、その成熟途上で活動的になります。卵子の細胞質は縮小ではなく肥大します。卵子には、もとの染色体数の半数を含む核のほかに、精子の数千倍の大きさの丸い形をした細胞質があります。この細胞質には胚の成長に欠かせないタンパク質が貯蔵されています。また、細胞分裂に必要なエネルギーを生成するミトコンドリアも含まれています。精子が、卵子にたどり着こうと必死に尻尾を鞭打つためにミトコンドリアを利用するのに対し、卵子のミトコンドリアは、胚にエネルギーを供給するときがくるまで出番を待っています。実際、卵子のミトコンドリアは、大人の体にもエネルギーを供給し、それは体が生きている限りつづけられます。体のすべてのミトコンドリア——細胞の一部であり、酸素を用いてエネルギーを生成する——は母親の卵子に由来します。精子由来のものはひとつもありません。

精子と卵子は、きわめて大きな違いがあると同時に、きわめてよく似ているとも言えます。体の他のどの細胞とも違い、どちらも染色体（遺伝子が存在する場所）の数は半分しかありません。互いに結合してはじめて正常な数の遺伝子を取り戻します。また、体の他のどの細胞とも違い、精子と卵子の細胞膜は互いに融合することができます。そして、精子と卵子はどちらとも生きるか死ぬかの瀬戸際にあります。精巣から放出された精子と卵巣から放出された卵子は、すぐに相手を見つけないと死んでしまうのです。

卵子の旅：排卵

発生途上の卵細胞（卵母細胞）は卵巣で成熟します。思春期が始まると、月に一度、1個の未成熟卵（2個の場合もあります）が未知の世界へ飛び出します。つまり、ヒト卵子は、胎児の卵巣で減数分裂を開始しますが、12～50年後に卵巣から放出されるまで細胞分裂を再開することはないのです！受精の間に精子からシグナルを受け取らない限り、卵子が減数分裂を終えることはありません。

排卵は月経周期のホルモンによって調節されています。これらのホルモンがどのように機能するかを理解することが大切です。というのも、月経周期に関する私たちの知識は、相対する2つの重要な生殖技術――避妊と体外受精（ＩＶＦ）――の科学的基盤となっているからです。これらのホルモンの作用を邪魔することが化学的避妊の基本です。避妊薬は、これらホルモンの機能を阻み、それにより月経周期を止めることで効果を発揮します。こうして排卵は止まり、卵管にどれほど大量の精子がたどり着こうとも、卵子が不在のため受精が起こることはありません。逆に、月経周期のホルモンを正常より高いレベルに活性化することが、卵巣過刺激法の基本です。ＩＶＦに用いるために複数個の卵子を同時に得る目的で行われる方法です。通常は1個ないし2個の排卵のところ、ここでは月経周期のホルモン量を変化させることにより、一度に多数の卵子（多くの場合、1ダース以上）を刺激して排卵させることが可能です。不妊治療の専門医は、この方法を用いてＩＶＦに必要な成熟卵子を手に入れます。[3]

月経周期について理解するためには、やはり、まずヒト女性生殖器の構造を多少なりとも理解する必要があるでしょう（**図3・2**）。女性の生殖管は多くの機能を果たしています。第一に、卵子の成熟の場を備えていること。これは卵巣といい、女性の生殖腺です。第二に、成熟した卵子をその場で受精させる構造を備えていること。卵管のことです。精巣は精子を生殖腺から運び出すために管系を含んでいますが、卵子は卵巣の外表面から飛び出したあと、そのまま直接卵管に入るわけではありません。むしろ卵子は（卵を取り囲む卵巣由来の細胞とともに）卵管へと押し出されていき、そこで精子

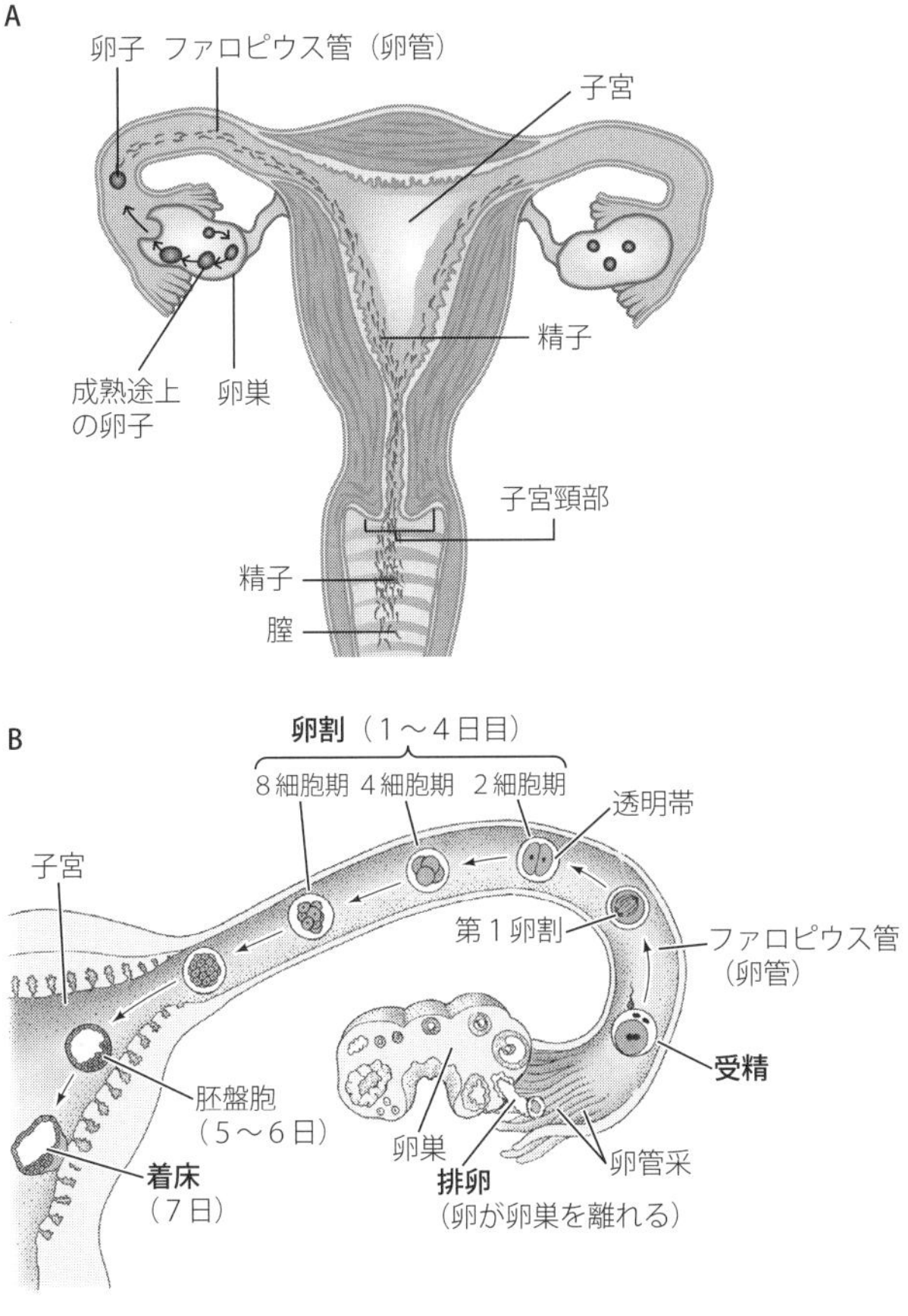

図 3.2　女性生殖器の構造と精子の進路

（A）卵巣とファロピウス管、子宮、子宮頸部、および膣との関係を示す、女性内生殖器構造の概観。卵子が放出され、精子は卵管を通り移動しています。受精は、子宮の中（と信じられていることが多いです）ではなく、卵管の中で起こります。（B）いったん受精が起こると、受精卵は分裂を開始し、子宮に向かって移動し始め、そこで着床します。図では、およその日数を示しています。
出典：Gilbert et al.（2005）

を引き付ける因子を分泌することになります。第三に、女性の生殖管は成熟途上の胚を支える場を備えていること。これが子宮です。卵管は子宮に繋がっており、受精卵は、3日間の旅を経て胚細胞へと分裂しながら卵管を下っていきます。第四に、女性の生殖管は、精子が卵子までたどり着く手段を備えていること。これは、膣（産道）と子宮頸部、ならびに子宮と卵管が担います。

自然に起こるヒトの生殖では、精子が膣内に射出されます。子宮の下部にある子宮頸部は、その粘液の量と粘性によって精子の進入を制限することができます。（実際、薬局で売られている多くの妊孕性検査や排卵検査では、この粘液の量と粘性を測っています）。粘液が、量、質ともに十分で、糸を引くような状態になっていれば、精子は子宮への進入が可能となり、そこから卵管を目指して泳いでいきます。ここで精子は、卵管細胞が分泌する化学物質により活性化され、卵子と受精することが可能になります（Austin 1952）。これは「受精能獲得（capacitation）」と呼ばれるもので、卵管内で受精が起こる場所のすぐ手前で行われます。卵子は、卵巣に近い卵管領域で受精すると、分裂を開始してふわふわと漂うように子宮に運ばれていきます。受精胚はそこで自らを包みこんでいたタンパク質の殻を壊して外に出ると、子宮に接着します。子宮内にもぐり込んだ受精胚は、血管を引き寄せ、成長を始めます。

また、女性生殖系には外生殖器もあります。陰唇は肉厚のひだで、膣を囲み保護しています。陰唇は、男性の陰嚢（精巣袋）が形成される胚領域と同じ領域から形成されます。陰核は、ひだが交わる場所に形成され、男性の陰茎が形成される胚領域と同じ領域に由来します。陰茎とは異なり、排尿や生殖細胞の排出のために使われることはありませんが、陰茎同様、多くの神経終末が分布し、刺激に敏感で、刺激されると勃起することがあります。陰唇には潤滑液の分泌腺がありますが、これらの分泌腺は、陰核とともに、おそらくは生殖そのものよりも快感のために機能しているのでしょう。

月経周期

月経周期とは、女性生殖系（Fritz and Speroff 2010）（図3・3）の機能をすべて合わせた、月ごと[4]のホルモン変化のことです。このホルモン変化は次の３つを調整しています。（１）卵巣内の卵母細胞の発育、（２）子宮が受精胚を捕まえて支えられるようにするための子宮の内層の増殖、（３）精子が女性生殖管の奥深くまで進入できるか否かの調節をする子宮頸管粘膜の量と粘性。

月経周期が始まるのは、女性の生理が始まったとき、すなわち膣から血液が流れてくるのが見えたとき、と言われています。しかし、この血液は、妊娠していたら胚を捕まえていたはずの子宮組織が、体から剥がれ落ちた結果です。妊娠が起こらなければ、この組織も組織からの血液供給も体から除かれます。すると、脳の基底部にある下垂体は、卵胞刺激ホルモン（ＦＳＨ）と呼ばれるホルモンの産生を増やすよう指令を受けます。ホルモンは、血流にのって広がる化学物質であり、多くの器官で細胞に結合することができます。したがって、ホルモンは体中の変化を調節するために使える優れたシグナルです。脳下垂体から分泌されるＦＳＨは、卵巣の卵胞細胞（１つ１つの卵子を包んでいる細胞）を刺激してエストロゲンというホルモンを分泌させます。エストロゲンはさまざまな器官でさまざまな機能を果たしています。

第一に、卵巣で作られるエストロゲンの量によって単一卵子の発育が可能になります。成熟途上の卵子とその卵子を包む細胞は卵胞と呼ばれます（複数の卵胞が成長を始めることもありますが、通常は、たった１つの「主席卵胞」が最後に残ります。ときには、２つの卵子が成長を再開してどちらも排卵されることがあり、この場合２つの卵子はどちらも受精の可能性があります。これが二卵性双生児が生まれる要因の１つです）。

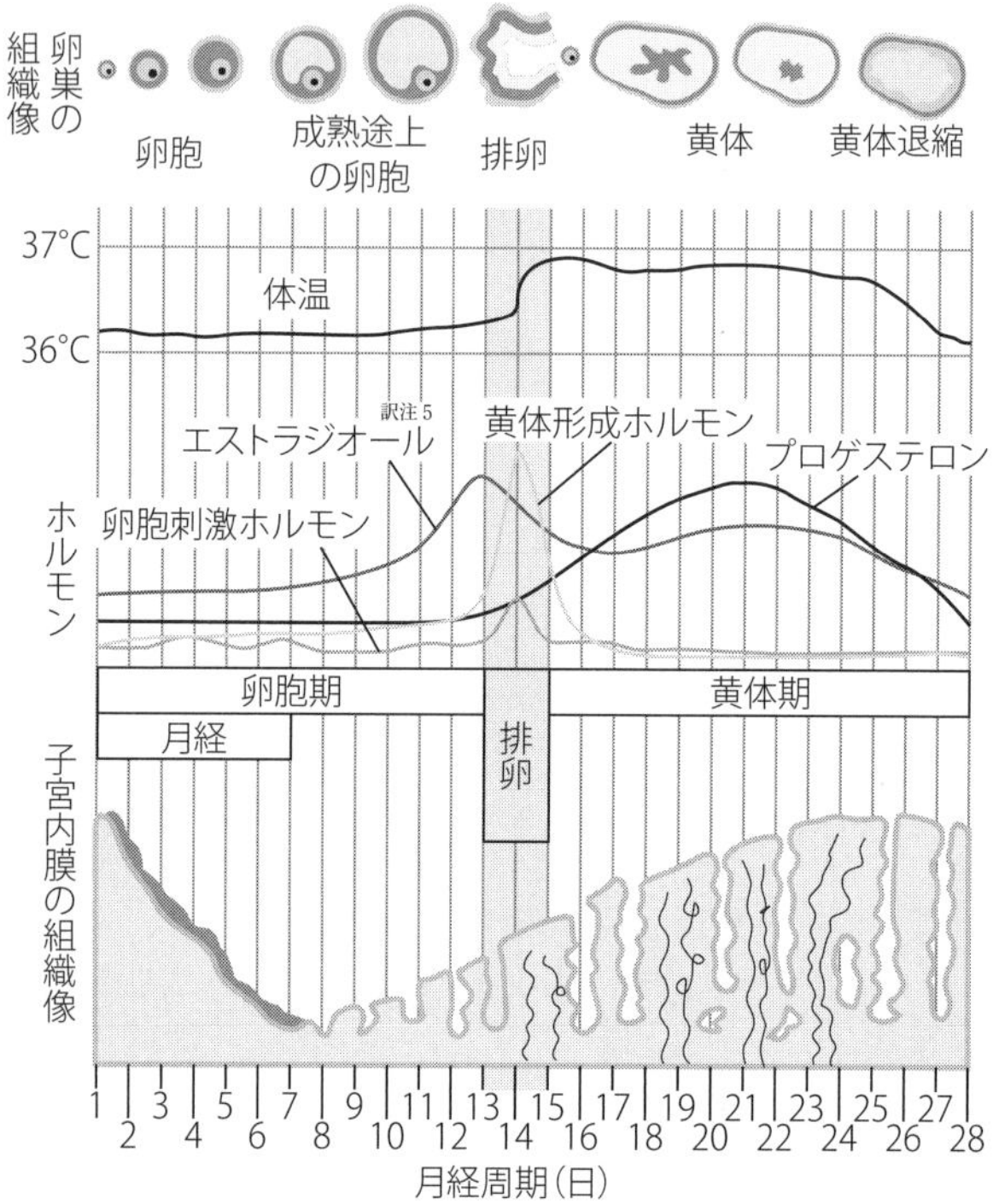

図 3.3　月経周期

月経周期前半の特徴は、エストロゲン値の上昇です。これにより子宮内膜が増殖します。この時期は卵胞期と呼ばれ、子宮頸部粘膜の菲薄化とも関係しています。エストロゲンが高値になると、黄体形成ホルモン（LH）の産生が促進され、それにより排卵が始まります。子宮が受精胚を迎える準備がこれで整いました。受精が起これば、卵胞（この時点では「黄体」と呼ばれます）はプロゲステロンを産生し、それにより子宮は胚に血液を送るよう促され、胚が子宮内で育つことが可能になります（黄体期）。受精が起こらない場合は、子宮内膜（とその血液）は排除されて「月経」が始まります。また、エストロゲンの数値の変動や量の不足は体温に変化をもたらします。これは、排卵の予測を可能にする一方で、更年期の「ホットフラッシュ」の原因にもなります。

第二に、卵巣で作られるエストロゲンは血流にのって移動し、子宮の内層に対して増殖するよう指令を出します。これらの新しい細胞が子宮内膜を形成することになります。子宮内膜は、細胞でできた子宮内部のクッションで、新しい胚が卵管を押し出されて子宮に下りてきたところを捕まえます。

第三に、エストロゲンは、子宮頸部の細胞に指令を出し、精子が簡単に子宮へ進入して卵に到達できるよう手助けする粘液を産生させます。

そして第四に、卵巣のエストロゲンは、黄体形成ホルモン（LH）と呼ばれるホルモンが脳下垂体から分泌されるのを阻害して、発育中の卵子が成熟前に放出されるのを防ぎます。卵子が成熟すると、エストロゲンの濃度は著しく上昇し、高濃度のエストロゲンは、今度は脳下垂体からのLH分泌を阻害するのではなく、その産生と分泌を促進します。黄体形成ホルモンは、排卵を促進するホルモンであり、卵の周囲を覆うタンパク質の壁を分解するよう卵胞細胞に指示を出して、卵子を卵管に放出させます。成熟卵は、いくつかの卵丘または顆粒膜細胞とともに卵管の小さな突起によって卵管へと押し出されます。今や、卵子は精子を待つばかりです。受精されない場合の卵子の命はおよそ1日。精子がいなければ卵子は退縮します。精子が存在していれば受精が起こり、新しい受精卵は卵管内のゆるい流れに押されて子宮へと向かいます。

LHとFSHは、主席卵胞に残った細胞に、プロゲステロンというホルモンを産生させます。プロゲステロンにもいくつかの機能がありますが、その重要な機能の1つが、子宮内膜細胞に対して変化するように指示を出すことです。エストロゲンが子宮内膜細胞に対し分裂と子宮内膜の形成を指示す

訳注5　エストラジオールは構造的にエストロゲンの1つである

る一方で、プロゲステロンは、子宮内膜を柔らかく変化させ、やがてやってくる胚の受け入れ準備をさせます。また、子宮への血液供給を増やし、子宮筋の収縮を抑制します。それと同時にプロゲステロンは、子宮に胚を引きつけて子宮内膜への胚の着床を手助けするタンパク質の産生を子宮に促します。胚と子宮の間には数多くのやり取りがあり、このやり取りが妨げられると、結果的に不妊が起こる可能性があります（Fritz et al. 2014）。プロゲステロンにはもう１つ、子宮頸部の粘液を濃くして精子が女性生殖管に進入するのを阻む作用があります。こうして、さらなる受精を妨げるのです。

胚が子宮に着床すると、その新しい胚はヒト絨毛性ゴナドトロピン（ｈＣＧ）[5]と呼ばれるホルモンを産生することになり、卵巣のプロゲステロン産生はこのホルモンによって維持されます。子宮内膜は維持され、妊娠が継続します。さらに、プロゲステロンはＦＳＨとＬＨの産生を阻害し、妊娠中に他の卵が成熟するのを防ぎます。

他方、受精も着床も起こらないときにはｈＣＧは産生されません。卵胞はプロゲステロン産生を止め、その結果として子宮内膜は剥がれ落ちます。月経の始まりです。プロゲステロンが産生されなければ、ＦＳＨが産生され分泌されて、別の卵が成熟を始めることになります。

化学的避妊薬はこのサイクルを妨害することにより機能します。ほとんどの化学的避妊薬は人工的に作られたプロゲステロンです。これまで述べたように、プロゲステロンは、排卵を阻害し、子宮頸部粘液を濃くします。プロゲステロンの量にもよりますが、このメカニズムのどちらか１つ、あるいは両方が働くことによって、避妊が可能になると考えられます。ほとんどの避妊薬にはＦＳＨ産生を妨げる量の合成エストロゲンも添加されており、よりいっそう排卵を阻害します（ある特定の避妊形態についてはBOX 3・2を参照）。

BOX 3・2：不安なときはプランBを

モーニングアフターピル（「プランB」など）は性交後の緊急避妊薬であり、排卵を阻害することによって妊娠を防ぐことができます。これらの避妊薬は、ある特定のプロゲステロン様化合物をかなり高用量で含んでいます。信心深い薬剤師団体のなかには、こういった薬の販売を渋る団体もあり、彼らが言うには、おそらくプランBは胚が子宮内膜に付着するのを阻害する流産誘発剤だそうです。ラジオ・コメンテーターのラッシュ・リンボーなどは、プランBのことを中絶ピルと呼んでいますが、２０１７年現在、こうした主張を裏付けるデータはありません[6]。むしろ、綿密に排卵を測定した結果、排卵後にプランBを服用した女性は通常の割合で妊娠したことが明らかになりました（Noé et al. 2011. Vargas et al. 2012）。排卵予定日前にプランBを服用した女性は妊娠しませんでした。さらに、プランBに含まれているプロゲステロン様化合物が、子宮内膜関連遺伝子の発現に顕著な変化をもたらすことはありませんでした。これらの研究から次の２つの結論が出されました。（１）プランBのメカニズムで唯一明らかになっているものは、排卵の阻害であり、したがって避妊作用のみであること（すでに存在している胚を流産させることはない）。（２）モーニングアフターピルは、優れた避妊法ではないこと。というのも、すでに排卵があった場合（ついでに言うと、ほとんどの女性は排卵がいつ起こるか知りません）、モーニングアフターピルは効果がないからです。卵子はすでに卵管のなかで精子に出会う準備ができているのです。

精子の旅

精子の旅は射精の前から始まっています（図3・4）。精子は精巣で作られます。未成熟の卵子は卵巣内でひとつずつ卵胞細胞に包み込まれますが、精子は精細管（「精子を生み出す小さな管」とでも言いましょうか）と呼ばれる管で成熟します。精巣（睾丸）は陰嚢と呼ばれる袋に収納されています。陰嚢は温度調節システムの役割を担い、特別な筋肉が陰嚢を上下させて、成熟途上の精子の温度を正常な体温より少し低めに維持しています。精子は管を通り抜けて、精巣から陰茎に運び出されます。この陰茎には多くの機能があります。膀胱から尿を排泄するほか、同じ管をつかって精子を放出します。また、陰茎の先端には、接触に敏感な神経終末が高密度に分布しているため、快感器官としての機能も果たしています。実際、陰茎は快感を得ると同時に与えることのできる器官です。精子が陰茎に入ると、陰茎の組織に血液が流れ込み、陰茎は伸長し、硬くなります。神経性の刺激（物理的または心理的）により、陰茎の毛細血管から血液が流出して周辺組織へと流れ込み、周辺組織は大幅に膨張します。これは陰茎を膣に挿入するためにきわめて重要です。オーガズム時の筋肉収縮は、精子を前進させて、陰茎から射出させます。精子が尿と同じ開口部から出てくるため、精子の放出前に膀胱を閉じることが重要になりますが、その尿道（膀胱から延びる管）の閉鎖には勃起が協力します。言い換えれば、「イッてる（come）」間は「用足し（go）」ができないというわけです。これによりさらに圧が加わり、精子が押し出されるのです。

膣内に射出される精子は2億個ほどです。その後、精子は子宮頸部から子宮を経て受精が起こる卵管へと旅を続けます。子宮から流れてくる液体によって行く先を教えられた精子は、その液体の流れを察知しながら「上流に向かって泳いで」いきます。ヒトでは、精子どうしに大した「競争」はない

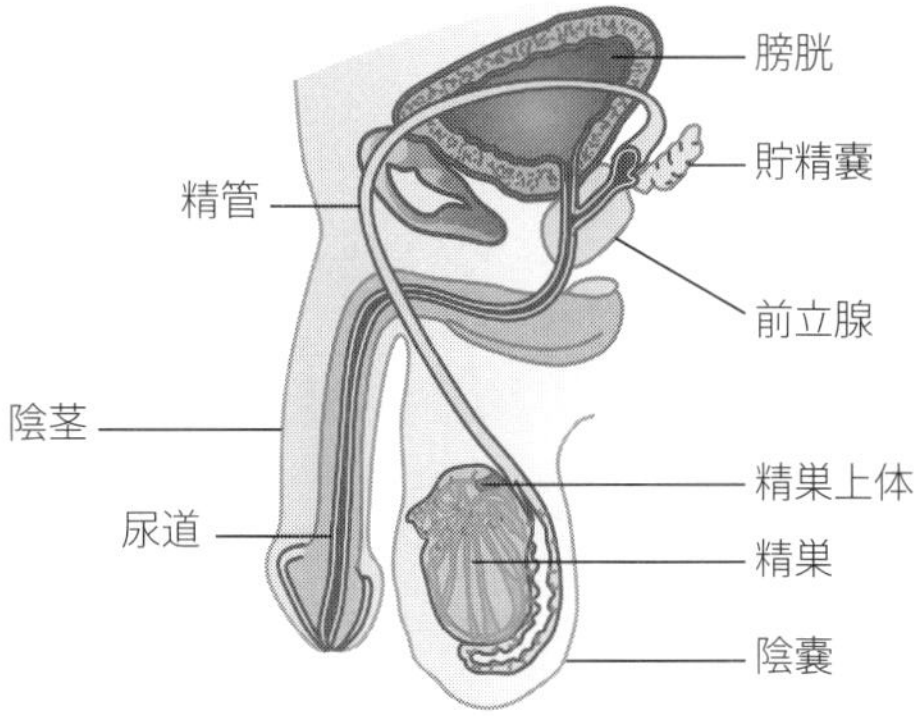

図 3.4　男性生殖器の構造

精子は、精巣の精細管で作られ、精巣上体や精管などの管系によって運び出されます。貯精嚢と前立腺は、精液の水分のほとんどを供給するとともに、化学物質を供給して精子細胞の寿命を延ばす手助けをしています。陰茎の海綿状の細胞は勃起時に充血して膨張します。精管（精子を運ぶ）は尿道（膀胱から尿を運ぶ）に繋がっており、陰茎にある開口部は1つだけです。

ようです。というのも、通常は、すべての精子が1人の男性のものだからです。ところが、ある種のマウスや多くの昆虫種では、雌が数分の間に複数の雄を生殖相手とすることが可能なため、精子間の競争が起こり、精子の泳ぎは速くなります（Edward et al. 2014）。

けれども、女性生殖器は精子にとって、ただの競技トラックなどではありません。それどころか、精子が卵管内に進入したときには驚くべきことが起こります。卵管細胞が形成した膜（微絨毛）で精子を包みこみ、その場にとどめておくのです。精子は、消極的で受け身の管をただ通過して卵子まで競争するのではなく、卵管細胞が精子をしっかりと捕まえるのです。なぜなら、まだ精子には卵子と受精する能力がないからです！　精子の細胞膜は、卵子の細胞膜と融合できるほどには成熟しておらず、卵子がどこにいるのかを察知することもまだできない状態です。つまり、射出されたばかりの精子は、卵子と受精することができないのです。そこで精子は、受精能獲得と呼ばれるプロセスを通して、卵管細胞により成熟させてもらうことが必要になってきます。受精能獲得とは、卵子と受精する能力を獲得することを言い、卵管細胞が精子を捕まえ、その細胞膜を変化させることで完了します。卵管細胞から解放されて初めて、精子は卵子を感知して融合することができるようになります（Cohen-Dayag et al. 1995）。

受精能獲得は、受精において非常に重要なステップですが、卵子を目指して競い合う精子の物語のなかでは省かれることがよくあります。ほとんどの動物にはこの受精能獲得のステップはなく、たとえばカエルや魚類の精子は放出されたと同時に卵と受精できます。ヒト受精における受精能獲得の必要性を認識することと、受精能獲得の機序についての研究は、ヒトの不妊と闘うためにＩＶＦ手法を開発する上で鍵となる出来事でした。ＩＶＦには、まさにこの精子の人工的な受精能獲得のステップが含まれています（Chang 1951）。

受精：精子と卵子の出会い

射出された膨大な数の精子のうち、卵子の周辺領域まで到達できるのは1ダースにも満たない数の精子だけです。卵子の存在する場所は、卵管のなかでも他の場所に比べて少しだけ温かいため、精子はその温かさを追って、卵子のいる場所にたどり着きます。すると、卵子を包みこんでいる細胞から分泌されるホルモン（プロゲステロンなど）が精子を卵子まで引き寄せてくれます。

受精能を獲得済みの精子たちは、ホルモンからのこうしたシグナルを認識し、尾部を激しく動かして卵子めがけて移動します。また、精子頭部の先体にある袋を開いて分解酵素を放出します。このように酵素の働きと尾部のすばやい動きを組み合わせることで、精子は、卵子を覆っている、弱く結合した細胞群（放射冠）を通過します。精子はそこで卵細胞を取り囲むタンパク質と出会います。このタンパク質の皮膜は透明帯（zona pellucida）（ラテン語で「透明な帯」を意味します）と呼ばれ、主に2つの機能をもっています。第一に、透明帯タンパク質は精子を認識する役目を果たします。精子とこっそり握手するようにして、精子と卵子が同一種由来であることを確認するのです。透明帯タンパク質は、精子と卵子を結合させ、精子を卵細胞膜まで導く助けとなります。第二に、透明帯は受精卵（および卵割期胚）が卵管細胞と結合するのを防いでくれます。卵子は子宮だけに付着しなければならないからです。万一、胚がまだ卵管にいる間に透明帯から早すぎる「孵化」をしてしまうと、胚は、卵管を子宮と間違えて、卵管に着床しようとします。けれども卵管は子宮とは異なり、妊娠を支える準備はしていません。こうした子宮外（卵管）妊娠によって、胚の周囲で出血が起こったり、重度の場合には母体の死亡につながることもあります。

闇の魔術に対する防衛術で身を固めることが、なぜ私たちにとって真に必要なことなのかを先に解説しましたが、そこで見てきたように、受精に関して最も根強く残っているお決まりのストーリーの1つは、勇ましく卵子に突入する精子と、ただじっと精子の訪れと受精のプロセスの始まりをこい願うばかりの卵子というものです。繰り返しますが、このような受精のプロセスは存在しません。そこでもう一度、その誤った描写で語られるプロセスと、攻撃性とは程遠い現実のプロセスを見直してみましょう。精子は、いったん卵子に接すると、卵子に対して「ドリルで穴を掘ったり」、「くり抜いたり」、あるいは「突っこんだり」はしません。むしろ、核をもつ精子頭部が「スプーンですくう」ように卵子に接します。湾曲した精子頭部と卵子の丸い形とがぴったり合うのです。そうして精子は、長い間追い求めてきた卵子に寄り添います。そこから互いの膜が融合し、一体になります（Satouh et al. 2012）（**図3・5**）。精子と卵子はともに溶け合い、精子の核は、今や卵子の巨大な細胞質の内部に

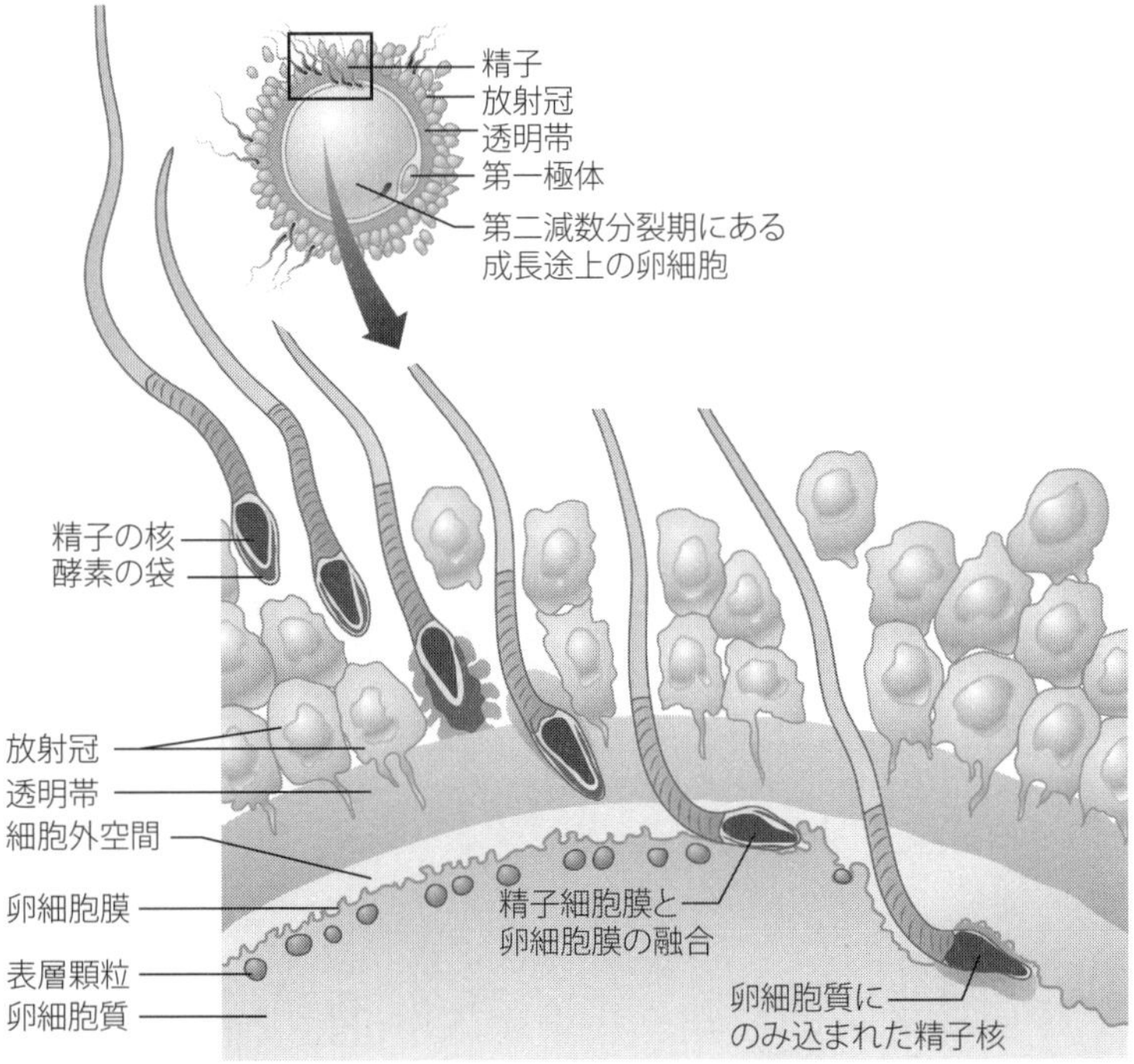

図 3.5　ヒト受精

ヒト精子が受精能を獲得すると、その尾部はよりいっそうのエネルギーを与えられて移動します。酵素の袋が破けて（卵子を包みこむ細胞を精子が通過できるように）、精子は卵子を包みこむ透明帯に接着できるようになります。ひとたび精子が透明帯タンパク質を通過すると、精子の膜は卵子の膜とぴったり並ぶように向きを変えます。２つの膜は融合し、精子細胞質は卵細胞質の内部に入っていきます。精子の核、尾部、およびタンパク質は、最終的にはすべて卵子の中に入ります。

入っています。

ところで、１個の精子と卵子の融合が起こった時点で、何よりも重要になってくるのが、他の精子が卵子と融合できないようにすることです。仮に２つの精子が卵子に進入してしまうと、受精卵は、46本の染色体ではなく、69本の染色体をもつことになり、さらに、２個に分裂するのではなく、４個の細胞に分裂するように指示されてしまうでしょう（というのも、それぞれの精子が細胞分裂に必要なタンパク質を携えてやってくるからです）。このような場合、それぞれの細胞には本数も型も異なる染色体が配られ、細胞はやがて死んでしまいます。だからこそ、たった１個の精子だけを進入させる確実な方法が卵子に備わっていること、これが非常に重要になってくるのです。当然、卵子はそうしたメカニズムをもっています。分解タンパク質の入った小さな袋（精子がもっている単一酵素入りの袋と似たもの）がいくつか卵細胞膜に隣接して存在し、そのうち１種類のタンパク質は、精子を透明帯と結びつけているタンパク質を分解します。最初の精子が卵子に進入すると、これらの袋がすべてそれぞれに酵素を放出し、その酵素によって、精子と結合している透明帯タンパク質が変化して、他の精子は卵子に到達することができなくなります。このように、単独の精子が卵子に進入した時点で、卵子はその他の精子をすべて追い払ってしまいます。

こうしてただ１つの精子と卵子が合体します。精子の尾部もすべて丸ごと、卵子の中に入っていきます。かつては精子の中にあったタンパク質も最終的には卵子の内部に入り、卵子の特定のタンパク質を活性化します（Gilbert and Barresi 2016, Ducibella and Fissore 2008）。こうして新たに活性化されたタンパク質は胚の発生を開始しますが、これに関して最初に行われることの１つが卵細胞の減数分裂を終了させることです。この細胞分裂の産物の１つが極体（やがて消失することになる小細胞）です。一方、他の半数体核は卵子の中に残ります。そして、通常の染色体数の半数をそれぞれにもつ前核が近づき合い、胚の核を作ります。このあと見ていきますが、精子内部のタンパク質が、卵子のタンパク質と相互作用して胚発生を開始する能力——卵子への精子注入により受精を起こす能力——は、卵細胞質内精子注入法（ＩＣＳＩ）の基本となっています。さらに、精子が卵子の活性化を起こす化学反応は、卵管が精子の活性化を起こす化学反応とほぼ同一のものです。相互関係が何より大事です。

精子と卵子は驚くべき細胞たちです。父親の遺伝子と母親の遺伝子を混ぜ合わせるのですから。したがって遺伝学的に考えると、あなたの半分は母親、半分は父親ということになります。あなたは、遺伝子の4分の1ずつを母方と父方の両方の祖父母から得ているとも言えます。実のところ、私たち人間の精子と卵子の前駆体は、かつては爬虫類、両生類、および魚類の生殖腺の中にあった細胞に由来します。私たちそれぞれが、生命の起源にまで遡る系譜の幸運な結果なのです。

形成後の受精卵は砂粒くらいの大きさをしています。受精卵は接合子あるいは単一細胞胚とも呼ばれます。卵管の細胞は、さざ波を立てるようにして受精卵を子宮の方向に静かに移動させます。受精卵は、子宮に向かう途中で分裂を数回繰り返し、球状の細胞塊を作ります。16細胞期あたりでは、いくつかの細胞はこの塊の外側にあり、またいくつかの細胞は内側にあります。ここがきわめて重大な時期です。内側の細胞は胚子を形成する内部細胞塊になります。外側の細胞は胎盤の一部になります。この外側の細胞は、胚が子宮に接着するためには肝心かなめの細胞であり、これが接着タンパク質を作り、そのタンパク質は子宮の内層（子宮内膜）表面に存在する自分と似たような接着タンパク質に、ベルクロの面ファスナーのように張り付きます。

外側の細胞は液体の産生を開始し、この液体によって胚が膨張して、胚外面の細胞は透明帯に押しつけられます。この時期の胚は胚盤胞と呼ばれる、液体で満たされたリング状の細胞であり、片端に多能性の細胞集団（内部細胞塊）を含んでいます。そして、まさに胚が子宮に入ろうとするとき、胚盤胞の外側の細胞が透明帯を分解する酵素を作ります。透明帯は、胚盤胞期胚が卵管に付着するのを防ぐという意味でとても重要でしたが、今はもう除去されなければならない段階にきました。それにより胚盤胞期胚が子宮に接着できるようになり、発生のための物理的な支えや栄養、酸素を得られるからです。液体の圧力で胚盤胞期胚が透明帯から押し出されると、胚は「孵化した」ということになります。

現時点で重要な細胞は外側の細胞です。内側の内部細胞塊は体を形成することになりますが、目下の課題は、外側の細胞が子宮に結合し、母体の中にとどまることです。胚盤胞が子宮に接着（着床）することを英語で埋め込み（implantation）と呼びますが、これは胚盤胞が子宮の内部にもぐり込むからです。胚盤胞が子宮にもぐり込み始めた時点で、女性は妊娠したとみなされます。そうです、妊娠の医学的な定義とは、女性の子宮内に胚がいる状態であり、受精した状態のことではないのです。子宮に着床した胚が女性を妊娠させるのです。男が女を「孕ませる」のではありません。これはまた別の呪文です。

呪文と誤解

さて、受精にまつわる呪文の数々も、今ではそのかなりの部分を厄介払いできているはずです。最初に卵子にたどり着いた精子が必ずしも卵子を受精させるわけではないのです。それは、受精能獲得のプロセスを経ていない精子には透明帯に結合する能力がないからです。また、女性生殖管（子宮頸部、子宮および卵管で構成される）は単なる競技トラックではなく、卵子もまた活動的な精子をただじっと待ちわびる消極的な細胞ではありません。それどころか女性生殖管は精子に受精能を獲得させ、卵子は精子を引き寄せます。そして、最初の精子を受け入れた卵子は、他の精子を積極的に追い払うのです。このように、受精においては精子も卵子も積極的な参加者です。さらに受精は、精子が卵子にドリルで穴を開けるという攻撃的な行為ではなく、それはむしろ2つの細胞が個々のアイデンティティーをなくして一体化するという、細胞膜どうしの融合です。

けれども第1章で触れたように、メディアには相変わらず、積極的な精子と控えめな卵子に関するストーリーがあふれ（BGSG et al. 1988, Martin 1991）、精子と卵子の物語は、人間版求愛物語や、精子が要塞化した卵子を「占領する」といった軍隊風空想物語にされてしまうことが多々あります。

すでに示したとおり、これらの物語は受精の細胞生物学とは何の関係もありません。すべて作り話です。受精というものが争奪戦のごとき物語であり、そこではあなたも私も、勝者となった戦士とそのごほうびとの間にできた産物である、と信じるように私たちは魔法をかけられているのです。戦闘行為と男同士の競い合いを美化する一方で、こうした物語では、卵管が精子を活性化すること、それにより卵細胞膜と精子膜が融合すること、したがって卵子も受精における積極的なパートナーであるという事実が削除されています。

大切なのは、私たちの考え方の基盤を、作り話や夢物語ではなく本物の科学に置くことです。と同時に、科学を知り理解することです。なぜなら、私たちが自然をどう捉えるか、これが、自分たちは何者かに対する私たちの考えを決定するからです。宗教哲学者のA・J・ヘッシェルはこう書いています（Heschel 1965）。「星の理論が星の本質の一部を成すことはあり得ない。かたや人間論は人の意識に入り込み、自己の理解を決定し、その存在自体を変容させる。人間の概念は人間の本質に影響を与えるのだ」。受精というものを、もっぱら競い合いの攻撃的な行為と捉えてしまえば、実際のそうした振る舞いも当たり前のように思えてきます。けれども科学は知っています。受精とは、精子と卵子と男と女が見事に助け合い、力を尽くした結果に他ならないということを。

不妊

受精について少しわかったところで、不妊のカップルについて考えてみましょう。不妊とは、通常、1年以上にわたり定期的に性交を行っているにもかかわらず、妊娠の成立をみない場合のことと定義されます（CDC 2014）。15〜44歳のアメリカ人女性のうち、およそ670万人に生殖障害があるとされています。若いカップルでは、約85％は1年以内に妊娠し、さらに10％が通常は2年以内に妊娠します。受精能力は女性の年齢に伴い低下し、20〜24歳の女性では86％ですが、30〜34歳の女性では63％しかありません。若いカップルの不妊の原因は、その約3分の1が男性に、同じく約3分の1が女性にあり、残りの約3分の1は原因不明となっています（CDC 2014）。

男性不妊は、造精機能が低いこと、精子の輸送障害、精子の質の低さなどが原因となる可能性があります。低い造精機能は、遺伝子変異、またはおたふく風邪や糖尿病、停留精巣といった健康状態に起因する可能性があります。また、放射線や有害化学物質にさらされることも、造精機能の低下の原因になります。精子の輸送障害は、勃起不全や物理的な精路閉塞によって引き起こされることがあります。嚢胞性線維症などの遺伝性疾患も精子管の機能障害をもたらすことがあり、ときには遺伝子変異が精子の運動性や卵子と融合する能力に影響を与えることもあります。

女性不妊は、卵子の産生が低いこと、卵子の輸送障害、卵子の質の低さなどが原因となる可能性があります。加えて、女性生殖管の閉塞や月経不順、免疫系の異常も女性不妊を引き起こすことがあります。卵産生の障害は、多嚢胞性卵巣症候群、甲状腺機能障害、子宮内膜症、あるいはプロラクチン

（母乳の生成を可能にするホルモン）の過剰産生といった、内分泌障害が原因となる場合があります。過剰な体重減少により排卵が停止する場合もあります。女性生殖管の閉塞をきたすすべての疾患（感染症、卵管の炎症、子宮筋腫、子宮頸部の良性腫瘍など）は、精子が卵管の奥深くまで進むことを妨げ、したがって不妊をもたらす可能性があります。ときには、閉経が通常よりも早く起こり、卵母細胞の成熟を停止させてしまうこともあります。さらには女性の免疫系が精子を攻撃して、精子の卵管への進入を妨害することさえあります。

環境化学物質もまた不妊と関係しています。喫煙は男女ともに不妊のリスクを高め、ビスフェノールA（BPA）などの化学物質は、アカゲザルでは卵母細胞の異常を誘発することが確認されています（Hunt et al. 2012）。加えて、多量のBPAにさらされたヒトは、少量のBPAにさらされたヒトと比較して、統計的に子どもの数が少ないことが明らかになっています（Caserta et al. 2013, Lathi et al. 2014）。肥満は男女ともに生殖能力を低下させ、クラミジアのような性感染症は卵管に損傷を与えることもあります。精神的なストレスさえも精子の産生や排卵を阻害しかねません。

けれども、カップルの3組に約1組の割合で不妊の原因が特定できません。私たちは不妊について知るべきことをすべて知っているわけではないのです。だからと言って、それを知るためにヒトで実験を行うわけにはいきません。そこで私たちはしばしば、病気や身体の異常といった医学的な問題を通して知るべきことを学ぼうとしています。受精と着床に関する私たちの知識は著しく向上したとはいえ、その理解についてはまだ緒に就いたばかりなのです。

第４章　受精の儀式
人工授精と体外受精――希望と恐れ

クララ・ピント－コレイア

神が才能を授け給うときは、必ず鞭を伴う
――トルーマン・カポーティ『カメレオンのための音楽』[訳注1]

受精は性交のあとに起こるものです。精子が卵と出会い、胚が発生し、そして9カ月後、ゆりかごには赤ん坊。めでたしめでたし。

ところが、このおとぎ話のようにはいかないカップルが大勢います。不妊は人間にとって珍しい問題ではありません。一定の数値を出すのは難しいですが、直近で実施された複数の調査では、世界中のカップルのおよそ15%が子どもを宿せないという結果が得られています（Volpe 1987）。２０１０年には、アメリカの15～44歳の女性全体の11%（７４０万人）が「生殖機能障害」（またしても不妊の婉

訳注1　野坂昭如訳、早川書房、１９８３年からの引用を一部変更

曲表現）を経験し、アメリカの既婚女性の６％が不妊と診断されています（Roberts 2002, Wilson 2014）。世界的に見て、７５００万人以上の人々が「心ならずも子どもをもてない」状態であると報告されています（Wilson 2014）。この問題は最近になって頻繁に数値化されるようになり、そのデータの多さにはうんざりします。

医学と農学は長い間、ヒトと家畜の不妊に歯止めをかけるテクノロジーを生み出してきました。しかし社会的孤立状態にテクノロジーは存在せず、仮にテクノロジーが古い問題を改善したとしても、それがまた新たな問題を生み出す恐れもあります。人と地域の境界線が徐々に減っていく、多国籍、多宗教、多文化のコミュニティでは、新たにもたらされた技術が天からの贈り物であるのか、はたまた地獄から届いた呪いであるのかを、いったい誰が、あるいは何が決めるのでしょうか？　農民の生活を改善し、家畜の生産を向上させようと始められた西洋の無辜《むこ》の技術が完全な医療行為になり、歴史から見ればほんの一瞬の間に、人生と家族というものに対する私たちの概念を一変させたのです。いったい私たちにそんな心構えができていたでしょうか？

不妊治療に対する私たちの反応は概して期待と不安に満ちていました。20世紀の後半になって、過去には思いもよらなかった大きな期待が、突然私たちのもとに転がり込んできました。ＤＤＴは、数千種に及ぶ害虫を駆除し、マラリアやチフスの対策として利用され、第二次世界大戦中には何千もの命を救いました。同様に、医学微生物学の輝かしい時代——感染症の原因となる細菌性病原体の特定と、その病原体根絶のための抗生物質やワクチンの生成——は、いつか自然を自在にコントロールできる時代がくるという思いを私たちに抱かせました。西洋ではさらに、科学は近い将来、あらゆる肉体の苦痛に対して無限の力を獲得するだろうと考えられるまでになりました。そしてこのことは、当時のサイエンス・フィクションにもはっきりと表れているように、当然の成り行きとして私たちの生活の最もプライベートな領域の1つ――子作り、そして過去には人間の力のはるかに及ばなかった事象を操る新たな方法の発明――へと拡大していくことになったのです。生殖補助医療（ART）における初のブレークスルーは、自然の制限と強制力からの人間の解放を可能にしてくれるであろう医学の奇跡をさらに期待する声の高まりを受けた当然の結果であり、私たちは、それに対して科学界が見せた熱狂的な反応を、歴史的にも文化的にも容易に見て取ることができます。

人工授精

もっとも、サイエンス・フィクションの登場よりもはるか昔、導入期のARTは、物議を醸すようなものではありませんでした。初めて実現化したARTの技術は予想どおり、最も実施が簡単な人工授精（AI）でした。AIは基本的に、男性から回収した精子を排卵中の女性の子宮あるいは子宮頸部に注入する方法です。今日では、人工的に濃縮した精子を極細のストロー内に封入し、きわめて低い温度で凍結してから、必要に応じてユニットごとに解凍することが可能です。AIの鍵となる要素は実施がいたって簡便なことから（男性から精子を回収して排卵中の女性に注入する）、科学的な詳細が報告された初の成功例は18世紀にまで遡ります。ところがAIという発想自体には、もっと長くてもっと興味深い歴史があるのです。

私たちの知る限り、最初にAIが試された事例は、カスティーリャ王、エンリケ4世にまつわるものです。最初の妻との間に後継ぎが生まれなかった王が2度目の結婚をしたときのことです。相変わらず不妊に悩まされ、とうとう王は宮廷医に助けを求めることにしました。時代はまだ15世紀。ところが器用にもこの医者は、葦を挿した金製のカテーテルのような器具を考案し、それを用いてエンリケの高貴な精液のサンプルを回収、女王の膣に注入しました。[1] 細かい話はさておき――施術の首尾は上々でした。ところが悲しいかな、この人工授精で生まれてきたのは女の子でした。案の定、この少女はその性別ゆえに、エンリケ亡き後の王位に就くことはできませんでした。それどころか、かの有名なカトリック王イサベルに玉座を横取りされてしまったのです（Münzer 1924）。アラゴン王フェルディナンドと婚姻を結びスペインを統一、異端審問[訳注2]を設け、コロンブスの後援者となり、ユダヤ教徒とイスラム教徒をスペインとポルトガルから追放、こうして世界を一変させた、あのイサベルです。

３世紀のち、イタリア人のカトリック神父にして偉大な顕微鏡学者、ラッツァロ・スパランツァーニが、１７８２年、イヌを用いてＡＩを実践し、めでたくスパニエルの子犬８匹を誕生させるという快挙を成し遂げました（Pinto-Correia 1997）。この成功に勇気づけられた農民たちは、即座に牛を使った独自の実験を始めました。できるだけ多くの良質な雌牛を優良種の雄牛１頭の濃縮精液で受精させて、食用牛と乳牛の遺伝的改良を大幅に加速させようというのが農民たちのねらいでした。

次に待ち受けるは恐れを知らぬ人間たちです。19世紀のアメリカには、妊娠のためなら医者に何をされようと、どんなに痛い思いをさせられようとかまわないという勇敢な女性たちがいました。１８７０年代にフィラデルフィアの女性病院で要職に就いていた外科医のＪ・マリオン・シムズは、手術に自ら設計した最新の器具を使い、物議を醸していました。シムズは、２年を費やして６人の患者とその夫に、合わせて55回の人工授精を行いました――成功は１例のみ。しかも流産でした。シムズは排卵のタイミングを考慮していなかったのです（Marsh and Ronner 1996）。

それから10年ほど経った頃、同じくフィラデルフィアで、ウィリアム・パンコーストという医者がひとりの女性の不妊カウンセリングをしていました。パンコーストは熟考の末、女性には受精能力があるものの、夫の精子数が少ないという結論に達しました。以前にかかった淋病が原因で夫の精液の中身が空になっていたようです。パンコーストは女性に、再度診察の必要があること伝え、女性をクロロホルムで眠らせてから、ゴム注射器を使い彼女に精子を注入しました。ゴム注射器に入っていたのはなんと、ある医学生の精子でした。それは、パンコーストが最も魅力ある人間だと太鼓判を押した医学生のものだったのです（第二次世界大戦後まではインフォームドコンセントなど存在しませんでした）。９カ月後、女性は健康な男児を出産しました。女性の夫には出産に至ったいきさつが告げられましたが、女性本人に知らされることはなく（Yuko 2016）、医学生たちには箝口令が敷かれました[2]。

こうして、ヒトの領域ではひっそりと行われ、なかなか進展が見られなかったＡＩですが、動物の領域ではこれ以上ないほどに有望な結果が得られ、広く大衆の知るところとなりました。19世紀終盤の数年間に、ケンブリッジ大学に籍を置く生殖生物学者のウォルター・ヒープとロシア人生物学者のイリヤ・イワノビッチ・イワノフから、ウサギ、犬、家禽、馬を対象としたＡＩの成功が報告されました。こうした技術革新により、アメリカやヨーロッパではＡＩに協力的な農場の組織化が進みました。なるほど、畜牛での人工授精は非常に賢明な策でした。手のかかる雄牛や雄羊、種馬であふれる家畜小屋や牧草地を維持していくにはコストがかかります。おまけに家畜に死なれようものならせっかくの苦労が水の泡です。それに比べて、数百本のストローを液体窒素に入れて保管すれば明らかに低コストで済みますから。今のところ、この方法で保管されたものは永久に利用可能なようです。また、この方法を使うと大概は非常に良い結果が得られます。ヨーロッパでは、１９８０年代の半ばま

訳注2　中世以降のカトリック教会において、正統信仰に反する教えをもつ＝異端であるという疑いを受けたものを裁判するために設けられたシステム

でに、ＡＩで生まれた家畜の割合が各国の平均で50％程度と安定していました。最新の報告によると、オランダ、デンマーク、イギリスでは90％を上回る乳牛に人工授精が実施されたということです（Ombelet and Van Robays 2015）。

急速に広まるヒト人工授精の初の試み

人工授精は、動物からヒトへと一足飛びというわけにはいきませんでした。家畜で上手くいくならヒトでもすぐに上手くいくだろうという期待は確かにありました。そうした見方は、Ｄ・Ｈ・ロレンス著『チャタレイ夫人の恋人』の重要なプロットになるほど社会に浸透し、こうした医学の奇跡は当然実現するものと考えられていました。『チャタレイ夫人の恋人』が出版されたのは１９２８年であり、ヒトＡＩの成功例について初めて科学的な報告がなされるより前のことでしたが、その内容をサイエンス・フィクションと考える人はいませんでした。実際、初めて公表されたヒトＡＩの成功例は、グットマッハー（Guttmacher 1943）、ストートン（Stoughton 1948）、コールバーグ（Kohlberg 1953a, 1953b）らによるものです。１９８０年代半ばには、ＡＩを介して生まれた子どもたちの総数は、わかっているだけですでに25万人を上回るまでになっていました。１９７０年代の初頭から、公共または民間のヒト精子バンクサービスが盛んになり、そのサービスを通して、この顕著な数の子どもたちが生を受けたのです。たとえばイギリスでは、１９８０年の時点で毎年４０００人近い赤ん坊がこうした方法で生まれていました（Pinto-Correia 1986）。道徳的にも社会的にもまさに新たな課題がそこから生じることになりました。まだ誰ひとり、そのことに気づいてはいませんでしたが。

精子の保管

　精子バンクの登場とともに倫理的な問題がいくつも浮き彫りになりましたが、バンクの在り方や業務に関してはほとんど規制のない状態でした。今もそれは変わっていません。社会は、世界共通の基本的なガイドラインの根幹を受け入れることもせず、価値観と利害が絶えず劇的に変化する現実にますます対峙させられるようになっています。まず、精子バンクには公共のものと民間のものがあります。公共の精子バンクには、事業の開始以来長い順番待ちのリストができています。民間の精子バンクは、ノーベル賞受賞者の精子やスカンジナビア人の精子に特化するといったサービスを即座に開始し、市場の需要に応じて商品の値段を上げていきました。仮に初期の頃から生殖補助医療業界に何ひとつ変わったことが他になかったとしても、この公共と民間の二分化はそれ自体が大きな問題と言えるでしょう。

　「優れた精子」の値段は高くて当然、この考えを受け入れた瞬間にみなさんは即刻沸きあがる論争――この後の章で繰り返し出てくるテーマになると思いますが――に向き合うことになります。そもそも、このように怪しげなオファーを許してよいものでしょうか？　優れた精子という前提と、それにかかる費用を考えたら、当然これは富裕層と貧困層を生物学的に分け隔てることになります。多くの大学のキャンパスでは、頭脳明晰、眉目秀麗、あるいは運動神経抜群の学生が精子ドナーとして勧誘され、いくつもの会社が、あらゆる種類の「プラスアルファ」ドナーのカタログを出して、子どもの父親候補の男性の身体的、知的、精神的な特徴を女性向けに発信しています。これは直接もうひとつの歴然とした問題につながっています。「プラスアルファ」の精子を約束するなど、甚だ疑わしいとしか言いようがありません。遺伝子が独自のゲームをしていることや、遺伝子の中には後の世代で再び発現するまでは膨大な数の生殖周期の間ずっと抑制された状態でいるものもある[3]ことは周知の事実です。さらに、「プラスアルファ」の精子さえあれば「プラスアルファ」の子どもができるなどということは断じてありません。ダンサーのイサドラ・ダンカンが脚本家のバーナード・ショーに結婚を申し込んでこう言ったそうです。ふたりで子どもを作れば、彼女の素晴らしい肉体と彼の優れた頭脳をもつ子どもができるかもしれない、と。それに応えてショーは、彼の容姿と彼女の頭脳をもった子どもが生まれるおそれもあるからと、せっかくのこの申し出を断ったということです。またすでに見てきたように、胎児が子宮の中で経験することや、生まれた赤ん坊が最初の数年に経験することも、その特性や行動様式の形成に重要になってきます。加えて、ある環境で「好ましい」特性や行動様式が、別の環境でもそうであるとは限りません。とは言え、顧客候補が遺伝子に関して博識であるはずもなく、精子バンク経営者の多くは、上質な男性が上質な精子を提供して上質な子どもを作り出すという考えは当然世間に受け入れられるものと高をくくっています。

　では、ドナーはどうでしょうか？　彼らがその「貢献」の対価を得ることは許されるのでしょうか？　匿名性についてはどうでしょう？　万人の心の平穏のためという理由で匿名性は維持されるべきでしょうか？　それとも、子どもが18歳——あるいは文化によってはもっと早い時期かもしれませんが、自我や家族内の平和を確立するために最善とされる時期——を迎えたときにそれを求めた場合、生物学的な父親の身元は明かされるべきでしょうか？　さらには、小さなコミュニティに非常に積極的なドナーがいた場合の同系交配のリスクについてはどうでしょうか？　ただしこれはもう現実に起きています。医師が自らの精子を女性たちに人工授精したことが明らかになった２つの有名な事例がありますが、そのうちの１人、イギリス人医師のベルトルト・ヴィースナーは、６００人の女性の精子ドナーになったと言われています（New York Times 1992, Smith 2012）。また、ハプスブルク王家の人々で思い起こされるように、同系交配にはリスクがあります（Pinto-Correia 2003）。かつて教会が結婚予告を掲示し、カップルには結婚すべきでない理由があることを知る者はいないか、と司祭が尋ねたのには理由があったのです。

現代の優生学

野放し状態の民間精子バンクが、今なおあらゆる種類の「極上の選択肢」を提供しつづけているために、時が経つにつれて状況はますます危ういものになっています。今では、DNAのわずかな変異（技術的には「一塩基多型」、あるいは複数形で「SNPs《スニップス》」と呼ばれることもあります）を認識する技術が着実に進み、その検査コストも低くなっています。現代のSNP研究はこれまでのところ潤沢な予算を得ていますが、あいにく今は厄介な事態を迎えています。最上級の品質を誇る精子バンクが、金に糸目を付けぬ顧客に対して、知性や優れた運動能力、肉体美をもつ子どもが生まれることを「科学的に」約束するために、この技術を使う可能性がでてきているのです。SNPの選択能というのは、SNPが分子マーカーとして働き、たった1個の精子の中にも多数の遺伝的特性が存在することを明らかにできるところにあります。多くの生殖補助医療と同様、SNPも本来は医学的に優れた発想であり、当初は血友病や嚢胞性線維症などの疾患を特定するために研究開発されたものです。それが今では、SNPは好みの人間的特徴に対応する遺伝的基質を認識できると言われています。たとえば、あるSNPは金髪を担う遺伝子の認識が可能であり、別のSNPは大きな筋肉に寄与することがわかっている、といった具合に。果たして裕福な人たちは我が子の特徴を注文できるようになるのでしょうか？ CRISPR/Cas9《クリスパー・キャス9》（第7章で取り上げます）のようなゲノム編集技術を使い、支払額に応じてどんな組み合わせの特徴でも作り出せるように、遺伝子を変異させるとでもいうのでしょうか？　赤ん坊の名前選びに流行があるように、赤ん坊の特徴選びにも流行が起きるのでしょうか？

優生学（eugenics）という語は、「生まれの良い」というギリシャ語に由来し、その概念は歴史を通して——古代都市スパルタの時代やプラトンの『国家』に始まり、フランス啓蒙主義者たちの医学的なプロジェクト、さらにはフランス革命の理想においても——議論されてきました。人類が世代を経るごとによりいっそう完璧に近づくよう、より頑健でより健康な人々を互いに交わらせることがその目的です。そして、ついにこの概念はフランシス・ゴルトンの著作の中で、「優生学（eugenics）」という科学的名称と完全な計画を授けられました。チャールズ・ダーウィンの半いとこにあたる[訳注3]ゴルトンは、子どもがなかったことから、畜産で利用されている繁殖技術をヒトにも応用できると考えたのです。最も優れた人間には生殖を促し、逆に弱者（知的あるいは肉体的）については、俗世において男子修道院や女子修道院に相当する場に収容すべきである。弱者はそこで世話を受けることになるが、子をもうけて次の世代に「重荷」を残すことはないだろう、これがゴルトンの考えでした。

アメリカでは、こういった思想が優生学運動の創始者であるチャールズ・ダベンポートとハリー・ラフリンによって熱烈に支持され、その運動を機に驚くほど数多くの団体や協会、科学研究所——果ては毎年恒例の「アメリカの最優秀赤ちゃんコンテスト（America's Best Baby）」や「アメリカの健康家族コンテスト（America's Fitter Family）」といった有名な伝統行事まで——が生まれました。優生学は「人類のもつ、生まれながらの身体的性質や知性、気質を改善させる」ためのものである、というダベンポートの意見に従い、優生学運動によって驚くべき数の人たちが強制的に不妊にさせられました。特に集中したのが、貧困、精神障害、小人症、多数の遺伝性疾患や性感染症、浮気性、犯罪性などの「好ましくない特徴」をもつ人々です。一方、北欧系の遺伝子を優遇しようとの思惑から１９２４年に連邦議会で可決されたのが移民規制法です。国の遺伝子プールを北欧系のものに制限することを企てた最初の重大な法律です（Ludmerer 1972, Kevles D. J. 1998, Carlson E 2001）。

ヒトラーとその取り巻きたちは、アメリカの優生学者たちの策略から多くを学んだと明かしています。優生学運動において著名な一部のアメリカ人も同様の話を吹聴しています。ニュルンベルク裁判の期間中には、数人のドイツ人優生学者が、自分たちはアメリカ人が企てた計画に沿って実行したにすぎない、と異議を申し立てました（Kühl 1994）。話の続きはご存じのとおりです。それにもかかわらず、今日私たちは、人が「最良の」特性をもつ赤ん坊をお金を払って手に入れることを認めようとしているのです。最良の特性とは何か、またそれを確実に選ぶにはどうすればよいか、私たちはそれをあたかも本当にわかっているかのように振る舞っています。ドイツでは政府が優生学を強制しました。一方、アメリカにおける優生学は強制からではなく経済学的視点から生ずるであろうと言われていました。最初にこれに言及した人物は、ソビエト連邦建国の父、レオン・トロツキーだったようです。１９３５年のことでした。

けれども優生学的な約束が果たされることのない理由はたくさんあります。「完璧な」赤ん坊を目指す人はいっそう落胆することになりますが。いちばんに挙げられるのは、減数分裂が進化にとって偉大なる手品師だということです。ある人が運動選手だとしましょう。この人物の優れた身体能力は、骨量、筋肉量、腱の配置、毛細血管の発達、1分当たりの赤血球産生数（筋肉に酸素を与えるため）などの特性が組み合わされた結果と言えるかもしれません。こうした特性を与える遺伝子をもつ人物は優れた運動能力を発揮する力をもっている可能性があります。ところが、減数分裂がこれらの遺伝子をごちゃ混ぜにしてしまいます。生まれてくる赤ん坊は、父親の遺伝子からきたものと母親の遺伝

訳注3　ダーウィンの父親とゴルトンの母親とは異母兄妹

子からきたものの混ぜ合わせです。父親に驚くべき能力を与えた遺伝子の組み合わせは、ひょっとすると二度と出現しないかもしれません。「プラスアルファ」の父親に由来する遺伝子は、赤ん坊のもつ遺伝子の半分のみであり、父親を「プラスアルファ」にした遺伝子すべてがたった1個の精子に含まれるという可能性はきわめて低いことになります。このあと見ていきますが、実のところ、遺伝子のこうした組換えの回避が哺乳類クローニングを進める根本的な理由です。乳汁にヒトタンパク質を多量に含むトランスジェニック羊もいつかは死んでしまう。そうなると、これほどすごい羊を作りあげた遺伝子の組み合わせが再び現れるかどうかは誰にもわからない。そこで生物学者たちの考えたことが羊たちのクローン作製だったのです。

優生学が直面した2つめの限界は、1つの遺伝子は単独で機能するのではなく、他の遺伝子産物との相互作用の生態系において機能するということです。たとえばある遺伝子は、別の遺伝子との一定の組み合わせからはまったく正常な顔を形作る一方、他の遺伝子との組み合わせでは顔面奇形を起こします。正常な外観の精子ドナーも変異遺伝子を抱えている可能性があります。彼の精子がたまたま受精させた卵にも変異遺伝子があった場合、彼の変異遺伝子は卵の変異遺伝子と結合し、遺伝子変異が発現することになります。同一の遺伝子が状況によって異なる現れ方をすることを、「表現型異質性」と呼びます。マウスでは、精巣を形成する遺伝子が、遺伝的背景の異なる卵の中では機能しないことがあります。SNPを認識できる時代になってさえ、生命はなおも数多くの不確定要素を私たちの行く手に投げかけてくるのです (Gilbert 2002, Gilbert and Epel 2015)。

3つめの理由は、知能や運動能力、リーダーシップ、音楽の才能などに対応する遺伝子など存在しないということです。そういった才能に関連、または寄与する遺伝子が存在する場合もあります。確かに、神経可塑性を高める遺伝子はいくつかあり、そうした遺伝子をもつ人は他の人より速く学習できることもあるでしょう。筋肉量を増加させるとして知られる複数の遺伝子にしても、人をよりたくましい体格にする傾向があります。２０１４年、ナショナル・パブリック・ラジオが「Genius Sperm（天才の精子）」という興味深い番組を放送しました。番組の中に出てくるのはこうした精子で生まれた男性です。男性は実の父親を見つけた末に結局は大きな失望を味わうことになるのですが、幸いにもその精子ドナーは自分の生物学上の息子に次のような助言を与えています――きみの人生はきみが決められるんだ。実の父親や義理の父親のようになるとは思わなくていいんだよ（Washington 2014）。

おそらく私たちは遺伝子のこうした欠点に感謝すべきなのでしょう。けれども、遺伝子を特定する技術がますます進歩するにつれて、特定の精子と特定の卵子を組み合わせた結果を正確に予測できる日がいつかやってくるだろうことを、多くの科学者が恐れています。いつかそんな日が来たら、「デザイン」されたベビーとは言わないまでも、「より優れた」ベビーを作れるようになるのでしょうか？　またしても、余裕のない人たちが相変わらず昔ながらの運に頼るしかない一方で、裕福な人たちは高度な技術を利用して、我が子に「最高の遺伝子」を確実に与えられるようになるのでしょうか？　あるいは、我が子に望む特定の性質を親が選ぶという、あの悪名高き「デザイナーベビー」を手に入れるところまでいってしまうのでしょうか？　これはただの戯言ではありません。ＤＮＡの二重らせん構造の発見者の一人であり、生殖細胞の遺伝子改変を提唱する中心的存在でもある、かのジェームズ・ワトソン（Watson 2016）、彼ほどに影響力の強い科学者が次のように話しているのです。「優生学というものは、我々の進化を自己修正するようなものだ……自分自身のためだけでなく、世界にとって有用な人間を生み出すように進化の舵を取らないのは無責任だ」。こうした問題については、これまで大規模で組織的な議論が真剣に交わされることはありませんでした。けれども今

こそ、国際的、組織的にこの問題に注目すべきです。「デザイナーベビー」の誕生が紙面を飾らないうちに。[監訳者注1]

正しい意図と複雑な結果

それでも、ＡＩは状況次第では明らかに天の恵みです。この技術は幅広い領域で健全な医学目的を果たすことができます。精管切除や他の治療（癌の治療など）を受けて不妊になるおそれがある男性の精子を確保することもできれば、男性の精子数が少ない場合には濃縮精子を、勃起不全や早漏の男性の場合でも本人の精子を使用できます。また、多くの医学的理由から生じる完全男性不妊の場合には、匿名のドナーの精液を妻に注入するためにＡＩを用いることもあります。さらには、男性パートナーを必要とせず、誰にも頼らない生活を望む女性を手軽に母親にすることも可能です。

それでもやはり、正しい意図はすぐに複雑な道徳的頭痛の種になります。早くも１９７４年には１つの事例がヨーロッパに衝撃を与えました。ひとりの若者が自動車事故で命を落とし、未亡人となったフランス人の妻がその後まもなく、死亡した夫の凍結精子による人工授精を求めたのです（Pinto-Correia 1986）。世間には縁起でもない要求だと受け止められましたが、果たして、医学的には実行可能であったとはいえ、子どものいない若い女性のこうした願いは尊重されるべきだったでしょうか？　死んだ人間が生きた人間に子どもを産ませてよいものでしょうか？　生まれてくる子には何と言いますか？　世間ではこの件についてたちまち論争が巻き起こり、巷にはまじめな議論とおぞましい興味本位の報道が噴出しました――そしてついに、おおかたの予想を裏切って、裁判所は妻に有利な判決を下しました。ところが、その後実施されたＡＩはことごとく失敗に終わりました。妻は死後の届け物を受け取ることができませんでした。もちあがった疑問の数々はまだうやむやにされたまま、以来

40年が過ぎましたが、この分野は依然として予期せぬあまたの問題に悩まされつづけています。

何十年が過ぎようと、精子バンクとＡＩから生じる社会的、道徳的問題はいまだ解決されずに、なおも世論を二分して論争に火をつけかねない状態がつづいています。公の話し合いやガイドラインの欠如から、こうした問題の多くが裁判で争われることになります。近年の裁判では、ＡＩを介して妊娠した女性のレズビアンのパートナーは、女性と別れても子どもの「親」とみなされる、とする判決が出ました。他には、不妊クリニックのスタッフがへまをして、白人の赤ん坊を望むカップルに黒人男性の精液を与えてしまったという事例の判決もありました（Nelson 2014）。そのカップルはクリニックをロングフル・バースで訴えましたが敗訴しました。現在そのカップルは、子どもに必要なしつけのために引っ越しを余儀なくされたとの理由からクリニックを不適格として訴えています。健全な出産はかつてのように謎に包まれた奇跡ではなくなってしまいました。受胎《conception》に対する私たちの概念《conception》は変わりつつあります。

体外受精

人工授精は私たちに役立つよう開発されましたが、いざ実際に利用されるようになると、予測不能なその社会的影響が私たちを常に悩ませるようになりました（Ombelet and Van Robays 2015）。同様に、

監訳者注1　懸念はすぐに現実になってしまった。２０１８年11月26日、香港大学で開かれていたヒトゲノム編集国際会議で、中国南方科技大学の He Jiankui 教授は、ゲノム編集をほどこした双子の出生に至ったと発表した（Lovell-Badge R：Development, 146：dev175778, 2019）。

科学者たちが研究対象として体外受精（ＩＶＦ）の可能性に焦点をしぼり始めたとき，その技術がもたらすものは将来のヒト生殖にとってこの上なく魅力的なものでした。不妊の原因はいろいろありますが（第3章および付録で言及しているように），なかでも最も多い原因の１つが，女性側の問題である，卵管の片側または両側の閉塞です。これは骨盤内感染症や，子宮内膜症，腫大化する腫瘍などの疾患により引き起こされますが，不妊症例のうち少なくとも20％が卵管の機能不全によるものです（Volpe 1987）。ＩＶＦを用いると，こうした問題はいとも簡単に対処できるようになります。妻の成熟卵が卵巣から取り出され，イン・ビトロ（「ガラス器内」）で夫の精子と受精させます。その結果発生した胚が良質であれば，妻の子宮に移されます。その他，子宮頸管内の化学的な分泌液が精子に有害な作用を及ぼすために受精ができない女性や，精子数が少ないことに悩むカップルもＩＶＦで救われます。ＡＩが可能になった直後には，少なからぬ数の医療チームが熱心にＩＶＦに取り組んでいました。

そして１９７８年7月25日，著名なイギリス人外科医の共同研究者，ロバート・エドワーズとパトリック・ステプトーがルイーズ・ジョイ・ブラウンの誕生を世界に発表したとき……そう，そのとおり。世界は驚愕のあまりのけぞり，息をのみました。２６０８グラムの「試験管ベビー」の誕生です。当時30歳のレズリー・ブラウンは，それまで夫のジョンと9年もの間，子どもを作ろうと努力を続けてきましたが，レズリーの卵管が両側とも閉塞していたため徒労に終わっていました（Volpe 1987）。今や科学が自然に対して主導権を握ったのです。果たして世間はこれを，本当に良いニュースと受け取ったのでしょうか？

試験管ベビーに対する世間の恐怖

ルイーズ・ブラウンの誕生に対してメディアが示した当初の困惑と敵意の原因の一端は、少なくともエドワーズが、自らの手柄を科学誌に投稿するより先に、すぐさまメディアに披露するほうを優先したことにあると言えるでしょう。エドワーズにどんな動機があったにせよ、これはまさしく、対外的には大失敗に終わった羊のドリーの前触れのような状況でした。受精能力や生殖について十分な知識をもちあわせていなかったジャーナリストや視聴者は、ＩＶＦをまるで理解していませんでした。そうした人たちに、初の「試験管ベビー」に関するニュースが大量に流されたのです。案の定メディアの過熱は収まるところを知りませんでした。試験管ベビーの予備知識として彼らがもっていたのは、せいぜいオルダス・ハクスリーの『すばらしい新世界』のような、ディストピアを描いたサイエンス・フィクションで読んだことくらいです。支配階級の望みに応じて発生途上の個体を完全にコントロールするために、母親の体外で作り出されたベビーたち――ほら、できあがり。

やがてクリニックや身内の間でも緊張状態が表面化してきました。社会学者のカレン・スロスビーは次のように書いています（Throsby 2004）。

> IVFの先駆者たちは、彼らが手がける初の赤ん坊に「異常」が見つかろうものなら、それがIVFに対する世間の認識にどれほどの影響を及ぼすことかと極度に危惧し、そのため、最初の実験サイクルに参加するカップルは、発育中の胎児に奇形が認められた場合には中絶を受け入れるという取り決めに合意させられました。IVF児は、生命の始まりが掟破りだったがために、絶えず何らかの形で周囲から疑いの目が向けられることになります。たとえば……［ある子どもの母親］がぞっとしたことには、彼女の子どもがIVFで生まれたこ

とから、家族のなかには陰でその子どもをダミアン（ホラー映画『オーメン』シリーズに登場する反キリスト者）と呼ぶ者がいたというのです。

もちろん、哲学者や神学者もこの問題に関して一言ありました。保守派プロテスタントの神学者、プリンストン大学のポール・ラムジーの主張はこうです。ＩＶＦは背徳的な生殖の形である。人為的な妊娠や、もって生まれた生殖能の阻害を女の自由にさせるようなことが医学の目的であってはならないからだ（Volpe 1987）。ここに諸々の宗教団体が口を挟んできました。生殖は「自然」に限るの限らないの、ＩＶＦは愛の欠如の表れだのなんのかんのと言いながら。

奇跡のベビーを夢見る世間の人々

一方、空っぽのゆりかごが大きな社会的勢力であったことも疑いようのない事実です。ＩＶＦに対する反応はおそらく、20世紀で最も大きな光を放つダブルスタンダードの1つだったと言えるでしょう。新聞・雑誌が恐ろしい見出しを載せ、まったく準備不足のコメンテーターたちが、ＩＶＦは世界に大混乱をもたらすだろうと予測するのをよそに、不妊の問題を抱えるカップルたちはＩＶＦを実施するクリニックの前でとうに列をなしていました。本当です。ただし当時のＩＶＦは、信頼できる医者にかかっていてさえ、成功する確率は奇跡を待つようなものでした。クリスト・ズーヴェズとジュリー・サリヴァン（Zouves and Sullivan 1999）が述べています。「１９８５年当時のＩＶＦの成功率は約10％で、90％の女性は治療を完了しても出産には至りませんでした。すべての数値に異常がないように見えても、たいていは失敗に終わりました。上手くいったときには神に感謝したほどです」。

生殖技術の開発と完成には、培地から外科用機器にいたるまで、常に試行錯誤の繰り返しでした。

科学研究はこのようにして進められることが多いのですが、通常、研究対象となるのはマウスやモルモットです。ところが今回のモルモットは一貫して人間の患者であり、その彼らが心から待ち望む子どもたちです。モルモットと聞いて、患者たちは恐れをなして逃げていくとでもお思いですか？　とんでもない。そんなことはただの一度もありませんでした。ＩＶＦの世界に踏み込むカップルたちは、初めから異常なまでに頑なな態度を示します。自身の「生物学的遺産」を獲得するために必要とあらば、費用がいくらかかろうと、勝算があろうとなかろうと、どれほどの吐き気に悩まされようと、治療のリスクがどれほどあろうと、とにかく何か上手くいくまでは絶対に勝負を降りるつもりはないのです。これが、数十年にわたり子作り産業がかくもあまたの難問を引き起こしてきた根本的な理由の１つです。

過排卵と胚凍結

１９７８年の大騒ぎの直後、その分野で最高の実績を目指して――費用もそれ相応にご負担いただきますが――、民間の不妊治療クリニックがいたる所に出現したことは想像に難くないでしょう。本来は１つの受精卵を４～８細胞期胚まで発生させて女性の子宮に移植しますが、当初は、授精が成功して胚が子宮の適切な位置に納まる確率は、自然妊娠と同様にかなり低いものでした。そこで、クリニックは成功の可能性を広げるため、ＩＶＦを受ける女性の卵巣が一度に多くの卵（通常は１個のところ）を放出するよう、ホルモン剤の使用を開始しました。そうすれば数個の卵を同時に受精させて、そのサイクル中に複数の受精卵を移植することができたからです。この「過排卵」により妊娠の確立は大幅に上昇しました。この方法もまた、当初の技術にほんの少し手を加えたにすぎず、たちまち世界中のＩＶＦクリニックがこの手法を取り入れました。

イースタン・バージニア医科大学のハワード・ジョーンズ博士とジョージアナ・ジョーンズ博士が先駆をなしたこの過排卵によって、昔なら子どもを授かることの叶わなかったカップルが子どもをもてるようになりました。ところが、この天恵には予期せぬ問題がありました。卵巣を刺激するために使用されたホルモン（卵胞刺激ホルモンとヒト絨毛性ゴナドトロピン。ヒト絨毛性ゴナドトロピンには、第3章で説明した黄体形成ホルモンと類似した働きがあります）は、体のバランスを乱し、卵巣過剰刺激症候群を引き起こします。卵巣は急速に腫大し、吐き気、嘔吐、胃痙攣などの症状が現れることもあります。[監訳者注2]これは軽症の場合ですが、重症になると、持続的な吐き気や嘔吐、めまい、重度の腹痛、急激な体重の増加、呼吸困難をきたし、入院を要することもあります。幸いほとんどのケースが軽症です。とは言え、これらのホルモン治療を受ける女性は、およそ20人に1人の割合で、軽症から重症の卵巣過剰刺激症候群を発症します（Mayo Clinic 2014）。

ただし過刺激法は、見込みのある胚を多く得るための最初のステップにすぎません。次のステップでは、シャーレで発生させた多数の胚を子宮に移植します。１９９０年代初期には、医者は女性の子宮に移植する胚に事欠かず、4個でも5個でも6個でも移植することができました。それでも運に恵まれない患者はいたものの、ホルモン治療の進歩にしたがい、双子、三つ子、そしてさらに多胎の出産が現れ始めました。

これは非常に危険なことです。ヒトの妊娠は1回につき1人の出産に適しているのです。双子の妊娠でさえ、母親と胎児たちには大きな医学的リスクを伴います。三つ子になればリスクはさらに大きくなり、一度の妊娠で身ごもる子どもの数が増えれば増えるほど、リスクも増大していくのです。後の章で説明しますが、双子や三つ子は早産になることが多く、それに伴い合併症を発症することもあります。乳児は、合併症を起こすと、出生後数日間の治療が必要となりますが、こうした合併症は、双子の全出生数のおよそ半数で発症し、三つ子の場合はほぼすべてのケースで発症します。また脳性まひは、早産と出生時低体重の合併症である可能性がありますが、双子や三つ子では、この脳性まひが単胎児出産と比較してはるかに高頻度に起こります。脳性まひの子どもの約11％が双子（子どもの人口に占める双子の割合は２％未満）（ACPRG 2013）です。

過排卵を原因とする不測の問題はまだあります。これは、生存能力のありそうな胚のうち、最初の移植には使われなかったものを凍結保存するという方法が急速に取り入れられたことに関連があります。胚を凍結するという思い付きの原点は、言うまでもなく、ＡＩで使用された凍結精子とその抜群の回復力でした。４～８細胞期胚を凍結する試みは１９８０年初頭から始まり、非常に幸先の良い成功を収めました。凍結胚は液体窒素内で長期間完全に保たれ、しかも解凍するとその機能をそっくり回復し、母親の子宮に巣ごもりして妊娠を開始させる――上手くすれば最初の治療サイクルで――能力が十分にあったのです。１９８０年の中頃、オーストラリアのメルボルンで、予め凍結しておいた胚から赤ん坊が誕生して以降、世界中の都市でその成果が立証されました。その上、一度解凍された胚は、二度目の治療サイクルで使用されなかった場合の再凍結も可能で、次に必要になるまで凍結しておけることが示されたのです。こうした技術の進歩により、窒素冷却器を所有するＩＶＦクリニックは、女性たちが最初の治療サイクルに失敗したら次のサイクルに役立てたいと考えている余剰胚を、すべて確保しておけるようになりました。こうすれば女性は、過排卵を引き起こすためのつらいホルモン治療を繰り返す必要がなくなります。妙案でした。

監訳者注２　卵巣過剰刺激症候群（ＯＨＳＳ）の重症例では、過剰なエストロゲン分泌により血液内の水分が腹腔内へ漏出し血液濃縮がおき、塞栓症等の生命予後にかかわる重大な合併を引き起こす。

もっとも、こちらもやはり余計なおまけがついてきました。

この技術が登場するやいなや、余剰胚に関する論争が一気に持ち上がりました。今からお話しするのは、それまでは誰ひとりとして思いもよらなかった問いを投げかけ、世界を揺るがすことになる最初の出来事にすぎません。そしてこれは単に、ＩＶＦの手法とその結果生じた凍結胚が発端でした。――それが、法的な事項から胚の権利に至るまで、すべてを揺るがす事態になったのです。

極端な事例

凍結資産

昔々……エルザ・リオスとマリオ・リオスというチリ人の大富豪カップルがロサンゼルスに住んでいました。子どものなかった夫妻は、１９８２年、オーストラリアのメルボルンにあるクイーン・ビクトリア病院で不妊治療を受けました。初回のＩＶＦで得た健康そうな3つの胚のうち、１つはすぐに移植に使われ、残りの２つは予備として凍結されました。一度目の試みが実を結ばず不安を抱いていた夫妻の精神状態は、治療を続けるには理想的とは言えませんでした。少し休みを取って気分転換するよう助言されて、夫妻は休暇に出かけ、なんと飛行機の墜落事故で亡くなってしまったのです――遺言も残さずに。史上初めて「身寄りのない」２個の凍結胚が残される事態となったわけです。莫大な財産の相続問題も相まって、長期にわたるいざこざが起きました。この２つの4細胞期胚のヒト的地位はどうあるべきか？　遺産相続は誰がするのか？　本件に適用されるのはどの国の法律か？　チリか、それともオーストラリアか――はたまたリオス夫妻の居住地だったカリフォルニアか？　社会的にも法的にも悪夢のような2年が過ぎ、１９８４年に下された最終判決は次のような単純なものでした。問題の胚は、「養子縁組」を望む、子どものいないカップルに提供する。この判決はいまだに多くの批判を集めています。一方、亡くなった夫妻の親族たちは、チリの銀行にこれもまた凍結されている財産の相続権を得ようと必死の闘いを延々と続けたのでした（Pinto-Correia 1986, Volpe 1987）。

法的混乱

数十年が経ち、訴訟の山ができました。数千とは言わないまでも、数百もの胚訴訟が目下係争中で、その中には、実に多くの論評を集めた２０１４年の訴訟も含まれています。それは、かつての婚約者であったソフィア・ベルガラとの間に作った胚から子どもを誕生させたいと、ある男性が起こした訴訟です。こうした訴訟にはまだきちんとした規制がありません。裁判に訴えるのは女性も男性も同じですが、国や判事によって判決はさまざまです。凍結胚の扱いについては、１９８２年に法制度には組み込まれたものの、法の前の平等などまるでないも同然です。法律を制定する人間も裁判所も、この種の問題に頭を抱えるのはみな同じです。社会的にも個人的にも私たちにはどうするべきかさっぱりわからないことが多いのです。

大量の胚

ところが、胚訴訟の山よりもっと山積みとなっているのが凍結胚そのものです。ざっと見積もると、１９９１年には、世界中ですでに数百万個に上る引き取り手のない凍結胚が、行き場もなく液体窒素の中で忘れ去られていました。こういったケースにはつきものですが、今回も、メディアが流した情報は恐ろしく誤解を招きやすいものでした。大半の国では凍結胚の扱いについて判断がつきかねて、ひとまずはイギリスの先例に倣い、すでにお荷物となっていた余剰胚を全部まとめて廃棄するという決定を下した国もありました。

けれども一件落着と言うには程遠く、そこに1996年、ローマ教皇ヨハネ・パウロ2世の発言がさらに混乱を広げました。科学者はあとで好きなだけ胚の研究ができるように、わざとヒトの凍結胚を作っているのではないか。[4] これこそ、教皇という重責にある人間が、しかも多くの医療アドバイザーを擁しながら、このようにきわめて重要な問題に関して重大な思い違いをする場合があること、さらには、大規模な信者のコミュニティ――当時、IVFクリニックを運営していた者も含めて――を戦慄させることがいかにたやすいかを示す格好の例です。結局、かなりの数の医者が凍結胚をまとめて処分することにしましたが、当然ながら、こうした行為はこれ自体が社会的な問題を引き起こしました。2回以上の治療サイクルを必要とする女性は、過排卵療法の継続という、経済的、身体的な代償を払う必要に迫られることになりました。

普遍的な課題

それでも、IVF療法の普及は世界中で進み、今では、虫垂炎の簡単な手術で死亡することもあるほどに感染症が蔓延する地域にまで普及しているという事実は無視できません。偶然にもこうした地域は、妻がすぐに子を産まないと、ほんの数年で夫に見切りを付けられてしまうような土地柄が多いのです。エジプトのアレクサンドリアで一連の優れた人類学研究が行われましたが、それらの研究では、こうした状況にある女性たちが一か八かの賭けに出て、素性の怪しげな民間の不妊治療クリニック――こうした不妊治療クリニックでは往々にして、安全とも言えないような民間療法をいくつも取り入れた治療を行います――で受ける治療の内容が詳細にわたり記録されています（Inhorn 1994b,

1995)。今の医学なら不妊の悩みを解消できますとでも言わんばかりの宣伝が増えるとともに、女性たちは家族の要求に応えようという死に物狂いの努力にお金をかけて健康を損ねていくのですが、夫側の不妊の可能性が考慮に上ることはほとんどありません（Inhorn 2003）。「財産と子は現世の飾り」（コーラン 18：46）と記されている書物が社会の規範をなすイスラム教の国では、貧しいうえに不妊の、したがって現世の2つの神聖な恵みを得られない数千もの女性たちは、夫を、家族を、身内を、地域社会を、ひいては自らの信仰を裏切ることになるのです。イスラム世界より幾千年も前から存在し、少なくともファラオの時代の伝統にまで遡る男性生殖理論に敵対する存在というわけです。しかも彼女たちは、子をもつ女性に備わっている昔ながらのパワーの源をもたない上に、父親が命を授けるとされる子どもができないことで夫を侮辱することにもなるのです（Inhorn 2003）。こうした状況では、ＡＲＴ技術の存在が知られている（けれども手は届かない）という事実は、家庭生活という複雑な営みにおいては、おそらく恩恵というよりは呪いとなることでしょう。

それに関連して、「不妊ベルト地帯（the infertility belt）」などと気安く呼ばれる地域にはさらにひどい状況があります。サハラ以南アフリカの広大な地域では、極度に過酷な生活によって、ますます多くの女性がますます若い年齢から不妊になってしまうようです。この地域で実施された数少ない調査によると、地元の女性たちは、隣町に不妊治療クリニックがあると聞けば、そこへたどり着くためなら何キロもの距離を歩き、藪の中にひとりで眠ることもいとわないそうです――疲労困憊のうえ空腹を抱え、おまけに脱水状態では、治療を開始できるはずがありません。ほとんどの場合、治療は失敗して心の傷を残すだけです。それでも治療の需要は常に高いのです。たとえ不妊の原因が夫にあったとしても、望むだけの子どもをすべて得られないとなれば、夫はいつでもまた別の妻をもつことができるからです（Boerma and Mgalla 2001）。

受け入れ難きを受け入れる

欧米人と結婚してさえいれば、互いに双方の家族からこれほど苦しめられることはなかった、そう確信する今どきのイスラム教徒の女性に出会ったら同情するかもしれません(Inhorn 2015)。けれども欧米の女性は、そんな考えはまったくのお門違いだということを嫌というほど知ってもいれば、欧米人は科学の期待が裏切られることに対して容赦がないということもわかっています。1996年にポーレット・ベイツ・オールデンが、著書『Crossing the Moon(クロッシング・ザ・ムーン)』で自身の不妊について語っています。そこには、何度も失敗に終わった治療のあらましに続いてひとりの医者が登場し、生殖の謎を前にしては現代の医学もまったくお手上げの状態なのだとしゃくし定規に説明するのです(Alden 1996)。それでもオールデンは、再度IVFで妊娠に挑戦、またしても失敗しますが、なお治療サイクルを続けていました。胚移植から数日経って、下着を汚した彼女にけいれんが起こりました――胚が着床に至らなかった明らかな徴候です。どうしたらよいのか尋ねるオールデンに、医者は一瞬うろたえて、こう言いました。「参ったな。とにかく家に帰って横になってください。キャンドルを灯して祈るんですよ。妊娠のお守りを周りに置いて――とにかく今まで女性が何千年もやってきたことをやってくださいよ。頼みますよ!」彼は無神経な医者なの? それとも心配のあまり患者に負けないくらい苛立っている? おそらくこういうことなのではないでしょうか。自分自身あるいは他の誰かが、生理学的に出産に向いていない体でありながら、躍起になって生物学上の子どもを産もうとするときには、私たちは受け入れ難いほどたくさんの得体の知れないものに直面することになるのだと。

ここでひとつ、真の名言を聞くとしましょう。プロテスタントの神学者、パウル・ティリッヒ(Tillich 1952)が1958年に述べています。「赦しとは受け入れ難きを受け入れることである」。生物医学が歩んできた長い奇跡の道のりの末に、体によかれと編みだされてきた数々の優れた方策に体が応えないそのときに、もし私たちが不妊を受け入れられなくなっているとしたら、この偉大にして新しい医学は私たちを前に進めるどころか、かえって後戻りさせてしまったことになります。その可能性を検討してみるのも悪くないでしょう。

第3部

母親と胎児

第3部では、妊娠において中心となる2つの実体、母親と胎児について考察します。第5章では、胚の初期発生とES細胞について見ていきます。ヒト胚の発生には、科学者も一般の人も等しく畏怖の念を抱き、その神秘性に心を打たれます。受精と同様に、器官形成には細胞間の相互作用が関わってきます。しかし、胎児がいつ「人」になるかについて、科学者の間では意見の一致を見ていません。本章で胚発生のさまざまな段階について取り上げ、なぜ科学者たちがそれぞれ異なる段階を「人であること」の基準とするのかを検討していくことにします。

第6章では、生殖補助医療によって母親の定義がいかに劇的に変化したかを取り上げます。私たちは新しい母親の形をつくり出したわけですが、その影響が社会に現われ始めたことを感じています。代理出産には長い歴史があります。売春と結びつけて考えられることもしばしばでしたが、代理出産を行う当事者たちの多くは、「命という贈り物」を他人に与えたい一心なのです。卵子提供にせよ閉経後妊娠にせよ、ほんの数年前にはあり得なかったこうした選択肢によって、いま女性は生物学上の母親になることができます。卵子凍結の新技術も若い独身女性に自由な人生を約束しています。これらの技術は世間に広まり理想化されていますが、そこには重大な危険が潜んでいるのです。

第5章　ヒトの正常な発生と生命の始まり
なぜ科学者は神学的疑問を問われ、なぜ神学者は科学的疑問を問われるのか

スコット・ギルバート

人の歴史において、出生に先立つ9カ月は、おそらくその後に続く70年よりも興味深く、そしてはるかに偉大な瞬間の数々を含むであろう
――サミュエル・テイラー・コールリッジ、「Notes on Sir Thomas Brown's Religio Medici"（サー・トーマス・ブラウン著『医師の信仰』についての覚書き）」

第3章では、受精から新しい生命体が作られていく初期の過程を確認しました。受精卵、すなわち一細胞期胚は肉眼ではほとんど見えませんが、ともかくそこから、150～200センチほどの背丈の体が、心臓は左側、口と肛門も正しい位置に、そして目は必ず頭部に2つ（きっちり2つだけ）正面を向いて、作られていくのです。膝の構造は驚異的です。筋肉、腱、靭帯、潤滑液生成組織が集まり、それぞれが精確な位置で増殖して適切な配置で結合します。まさしく畏怖の念を抱かせるプロセ

スであり、胚について研究するという特権を与えられた発生生物学者は、絶えず驚きを味わっています。[1]

受精卵はどのようにしてその精確なプロセスを進めているのでしょう？　まずは、この一細胞期胚が増殖します。そして、胚子を形成するようになる何百万もの細胞が次々と生み出されていくのです。顔が左右対称になり両足が同じサイズになるには、この増殖がきわめて適切に制御されていなければなりません。その上、私たちの顔が友達の顔よりも両親の顔に似るようになるのも細胞分裂の些細な差で決まるのです。普通はそうです。

次いで、増殖した細胞は分化を経て、血球、消化管細胞、神経細胞、骨細胞などになっていきます。分化した初期胚の細胞は次に形態形成、つまり整然と配置された組織や器官を形成し、そこでさまざまな種類の神経細胞が脳になり、消化管は、食道、胃、腸、膵臓、肝臓（**図1・1**参照）に分かれます。骨盤の骨も頭蓋骨の骨とは違った形になります。増殖、分化、形態形成は受精卵の基本的な役割です。これが胚形成です。

受精胚の卵割

胚形成の第一段階は**卵割（cleavage）**です。受精直後、細胞は12～18時間ごとに1回分裂します。さらに、細胞内の染色体は自己複製し、細胞分裂のたびにそれぞれの細胞が同一の遺伝子を得られるようにします。哺乳類の卵割において最も恐ろしいことの1つは、胚細胞の分裂である卵割が、子宮への移動と同じタイミングで進行することです。私たち哺乳類は、受精も胚形成も母体の中で起こるという特異な動物なのです（**図3・2**参照）。

　初期胚が卵管の液性成分（または卵管液）によって子宮へと緩やかに押し流される間に細胞が分裂し、最初の分化も始まります。8細胞期胚が形成されてまもなく（すなわち3回目の細胞分裂の後。受精後4日頃）、それまでは緩い集まりだった細胞が突如としてきつく身を寄せあい、ぎゅっと詰まった球状の塊を形成します。細胞が密に詰まったこの球状塊は胚盤胞へと成長していきます。胚盤胞とは液体で満たされた球状の塊で、その中では、内側の細胞の小集団が外側の細胞（図1．1参照）の大集団に囲まれています。外側の細胞に由来する細胞の大部分は、赤ん坊の構成体を形成せずに、**胎盤（placenta）**を形成することになります。胎盤の最初の働きは、子宮に付着して胚が母体から転げ落ちないようにすることです（Fleming 1987）。この段階では胎盤細胞が胚細胞の大半を占めるのはこのためです。大事なことは子宮に張り付くことなのです！　胎盤は、ひとたび母体の組織と結合してしまうと、酸素と栄養を胎児に供給するための血液を提供します。また、ホルモンを産生して子宮が柔らかい状態を保ち、成長していく胎児を子宮が保持していけるようにするほか、母体が胚を拒絶しないように母体の免疫系を阻害する化学物質も産生します。

　胚子そのものは、16細胞期球状塊の内側の細胞から派生した細胞（**内部細胞塊：inner cell mass**）に由来します。胚子に付随する卵黄嚢、尿膜（老廃物の袋）、羊膜（水袋）もこの細胞塊から生じます。この内部細胞塊を試験管内に取り出して、胚性幹細胞（**embryonic stem cell：ES細胞**）を作製することができます。私たちの体の数百種類に及ぶ細胞、あらゆる臓器、さらには精子や卵子まで、内部細胞塊に由来するこのES細胞から作り出すことができます（Tarkowski et al. 2010. Evans and Kaufman 1981）。

双子

卵割期は、一卵性双生児が形成される可能性のある時期です。実は、内部細胞塊が外側の細胞から分かれる前の段階では、細胞のひとつひとつが、1個の完全な胚を形成する能力をもっています。仮に、ある細胞を残りの細胞から分離すると、分離された細胞は1個の完全な胚を形成するでしょう。このことから、初期の胚細胞は**全能性をもつ（totipotent）**（ラテン語で「何にでもなれる」の意）と言われます。外側の細胞は、その後は胎盤を形成するのみです。けれども内部細胞塊の個々の細胞は、どのタイプの細胞になるのかまだ決まっていません。どの細胞がどの型の細胞になるのかは他の細胞との相互作用に大きく左右されるのです（内部細胞塊の細胞は**多能性をもつ（pluripotent）**――多くのものを形成することができる――と言われます）。事実、内部細胞塊の細胞は、分割されても、それぞれが完全な双子を形成することが可能です。

初期胚細胞に全能性を保持する能力があることを発見したのは、19世紀の発生生物学者たちです。彼らは自身の発見に大いに驚かされました。ハンス・ドリーシュを例に挙げると、彼は初期の4細胞期のウニ胚を分離し、それぞれの細胞が1個の完全な胚を形成することを見いだしました。このような驚異の調節能はヒト一卵性双生児にも認められます。

ヒトの双子は大きく2つのグループに分類されます（**図5・1**）。一卵性（monozygotic）（ギリシャ語で「1個の卵」の意）、あるいは「同一性」双生児と、二卵性（dizygotic）（「2個の卵」）、あるいは「兄弟性」双生児です。兄弟性双生児は2つの受精が独立して起こった結果であり、別々に異なる遺伝子型をもちます。（したがって、1組の双子は男子と女子のこともあれば、同性のこともあります）。一卵性双生児は、何らかの理由で単一胚の細胞が互いに分離して形成されるため、共通の

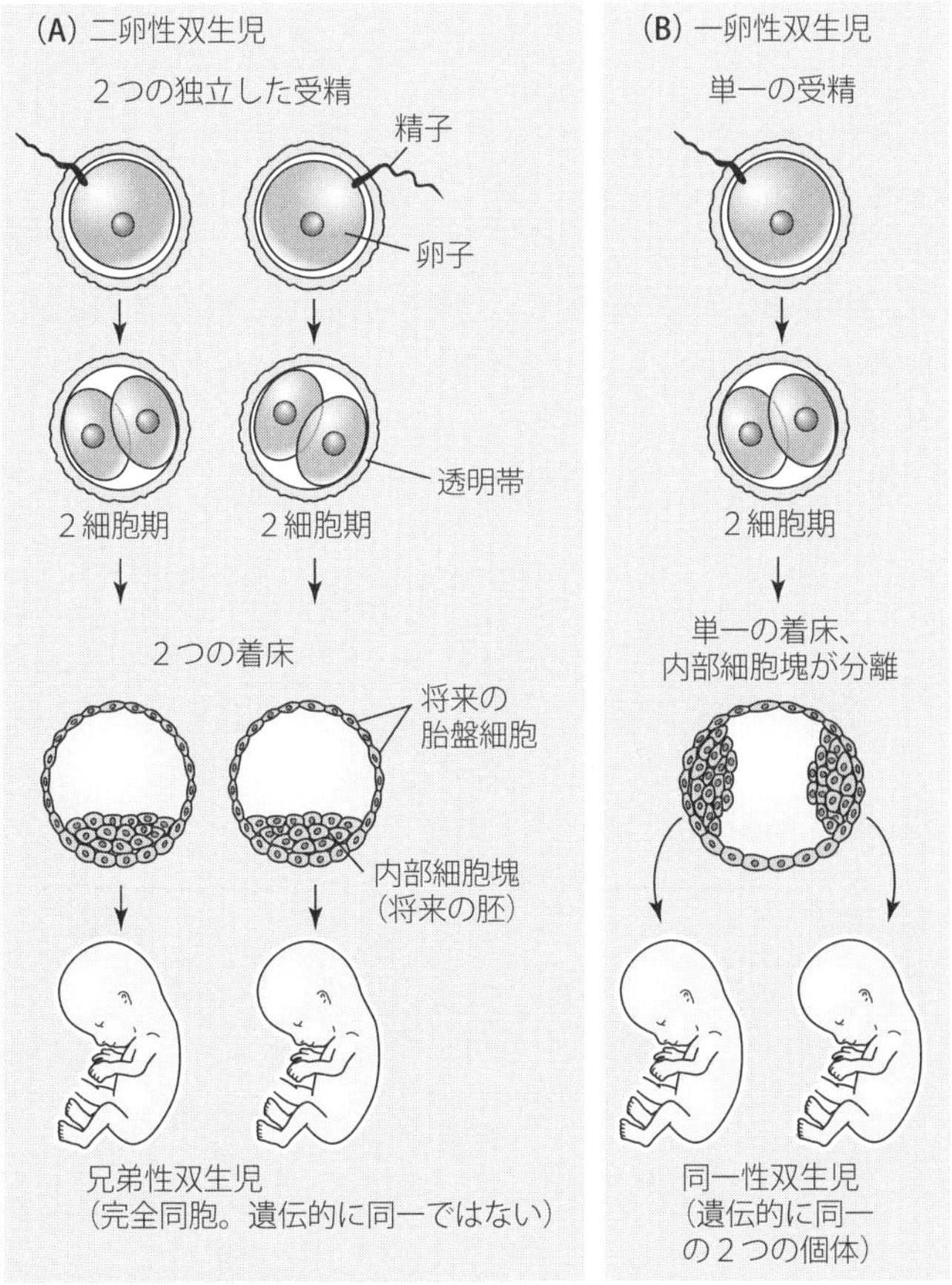

図 5.1　ヒトにおける双子の形成

(左) 二卵性双生児は 2 つの受精が独立して起こることから形成されます。それぞれの胚が個々に子宮内で着床し、その結果生じる双子は、遺伝的には 2 人の完全同胞（訳注：共通の両親をもつ兄弟姉妹）と同じです。(右) 一卵性双生児は単一受精から形成されます。第 14 日以前に胚が分離することがあり、それにより内部細胞塊の細胞が 2 つの集団に分かれます。そしてそれぞれの集団が各々 1 個の完全な胎児を形成し、同一ゲノムをもつ 2 つの個体が生じます。

ます。

遺伝子型をもつことになります。ふたりは必ず同性です。一卵性双生児は、初期胚細胞の分離から形成される可能性と、同一の胚盤胞内で内部細胞塊が2つの集団に分離して形成される可能性とがあります。

一卵性双生児は、ヒトの出生のおよそ0・25％（400例に1例の割合）で発生します。そのうちの約33％が2つの完全に独立した胎盤をもちます。これは、外側の細胞と内部細胞塊が分かれる第5日より前に胚の分離が発生したことを示しています。残りの3分の2は共通の胎盤をもつ一卵性双生児で、胎盤の形成後に内部細胞塊の中で分離が起こったことを示唆しています。単胎児妊娠と比較すると、多胎児妊娠を維持することには間違いなく大きなリスクがあり、双子や三つ子における先天性疾患の患者数は、一般集団に比べてはるかに多くなっています。先に述べたように、双子のおよそ50％が早産（35週前）で低出生体重児です。これは深刻な健康問題を引き起こすおそれがあり、したがって、治療費を自己負担する必要のある人たちにとっては経済的にも深刻な状況を引き起こしかねません。アメリカで最近実施された調査（Lemos et al. 2013）では、単胎児出産にかかる費用がおよそ2万1500ドル（237万円）であるのに対し、双子の出産には10万5000ドル（1155万円）、三つ子の出産には40万ドル（4400万円）かかることが明らかになりました。アメリカのような先進国では、体外受精による出産が多胎児出産に占める割合はなお高く、多胎児出産は減少するどころか増加傾向にあります[監訳者注1]。

孵化と着床

胚は、受精からおよそ5〜6日後に子宮に到達すると、酵素を分泌して透明帯に穴を開け、そこから孵化（hatching）します。ひとたび透明帯から出ると、胚は子宮と情報のやり取りをして、胚が接着するための受け入れ準備をするよう子宮に指示を出します。子宮の細胞はそれに応えて、今度は胚に対し、胚が受け入れ場所に結合する接着タンパク質を産生するよう指示します。次いで胚は、**子宮内膜（endometrium）**、すなわち子宮の内表面に直接接触します。子宮の内部を覆う子宮内膜細胞が、自身が分泌するタンパク質含有「マット」上で胚を「受け止め」ます。このマットは、胚の外側の細胞に存在するタンパク質に特異的に結合する粘り気のあるタンパク質混合物質を含み、胚をしっかりと子宮に固定（anchor）します（Wang and Dey 2006. Fritz et al. 2014）。ひとたび「錨（anchor）」がおろされると、胚の外側の細胞は、子宮内膜にあるタンパク質のマットを分解する一連の酵素を新たに分泌して、胚が子宮の中にもぐり込めるようにします。このプロセスは**着床（implantation）**と呼ばれ、これが**妊娠（pregnancy）**の始まりとなります。

この時点で、胚の外側にある胎盤形成を担う細胞と子宮内膜細胞との間に複雑な対話が始まります。第3章で触れましたが、胎盤を形成する細胞は、**ヒト絨毛性ゴナドトロピン（human chorionic gonadotropin）**と呼ばれるホルモン（妊娠検査で測定されるホルモン）を分泌して子宮組織に侵攻します。そしてヒト絨毛性ゴナドトロピンは卵巣に指令を出し、**プロゲステロン（progesterone）**というホルモンを産生させます。プロゲステロンのおかげで、子宮が柔らかさとしなやかさを維持して胚が成長できるのです。他にも、プロゲステロンは子宮筋肉の収縮を抑え、それによって月経（胚を排除することもあり得る）を阻みます。子宮からの血管が胚を取り囲み、子宮内膜が膨張して胎盤

監訳者注1　日本では、体外受精が本格化してきた1990年代に多胎妊娠、特に三つ子以上の多胎が増加した。そのため日本産科婦人科学会は移植する胚の数を制限する会告を出し（1996年—3個、2008年—1個）、多胎児出産は減少している。

の母体由来の部分である脱落膜を形成するようになるのも、プロゲステロンの作用によるものです。このように胎盤はなかなかの優れもの——胚と母体という2個の異なる生命体から形成された、多機能をこなす単一の器官——です。

プロゲステロンは、言うまでもなく、妊娠の維持にはきわめて重要な化学物質です。事実、子宮内のプロゲステロンの働きを化学的に阻害してみると、胚は着床できず、したがって妊娠も妨げられてしまいます。**ミフェプリストン（mifepristone）——RU486**と呼ばれることもある——という薬物は、この阻害作用により妊娠初期の流産を引き起こします（Chabbert-Buffet et al. 2005）。注目すべきは、この薬物が「モーニングアフターピル」（第3章で取り上げました）とはまったく異なる（正反対）働きをするということです。モーニングアフターピルの場合は、合成プロゲステロンを多量に含んでおり、それで偽妊娠状態をつくり出して排卵を阻みます。

原腸形成

胚が子宮内に着床すると、内部細胞塊は独自の成長を始められます。内部細胞塊は、羊膜（水袋）と卵黄嚢を形成することになる細胞と、胚の本体を形成することになる細胞とに分かれていきます。胚の本体を形成することになる細胞は、**原腸形成（gastrulation）**と呼ばれる一連の動きにより、互いに異なる細胞になります。原腸形成（もとの意味は「腹部形成」）は、受精後14日頃（女性に最初の月経停止が起こる頃）に始まります。胚細胞が多能性を失うのはこの原腸形成期です。調節能を失う、つまり、胚の一部領域が除去された場合、胚細胞はもはや失われた部分の再生ができません。したがって細胞は、原腸形成期に将来の器官形成についての基本的な指令を受け取るということになります。つまりこの時点で、双子が形成される可能性はなくなり、胚は単一の生命体の形成に取りかかります。この段階を「個体化」と呼ぶこともあります。

発生学者、ルイス・ウォルパート（Wolpert 1983）の著名な（少なくとも発生学者の間では）言葉があります。「あなたの人生にとって最も重要な時は、誕生でも結婚でも死でもなく、原腸形成である」[訳注1]。というのも、原腸形成期は胚細胞の運命が決定されるときだからです。この段階で一部の細胞が胚から分離し、**生殖細胞（germ cells）**——精子または卵の前駆細胞——となります。胚を形成することになる残りの細胞は、細胞間の相互作用により3つの主要な細胞経路に沿って発生していきます。この3つの系統が体の組織系や臓器系へと発生していくことになる三胚葉を作ります（**図5・2**）。

- **外胚葉（ectoderm）**は胚の最も外側の層です。皮膚の表面層（表皮）を形成するほか、脳と神経系を形成します。
- **内胚葉（endoderm）**は胚の最も内側の層です。消化管とその付随器官（肺を含む）の内層を形成します。
- **中胚葉（mesoderm）**は外胚葉と内胚葉の間にあり、血液、心臓、腎臓、生殖腺、骨、筋肉、結合組織（すなわち靭帯と軟骨）を形成します。

訳注1　『ギルバート発生生物学』（スコット・ギルバート著、阿形清和／高橋淑子監訳）、メディカル・サイエンス・インターナショナル、2015年より引用

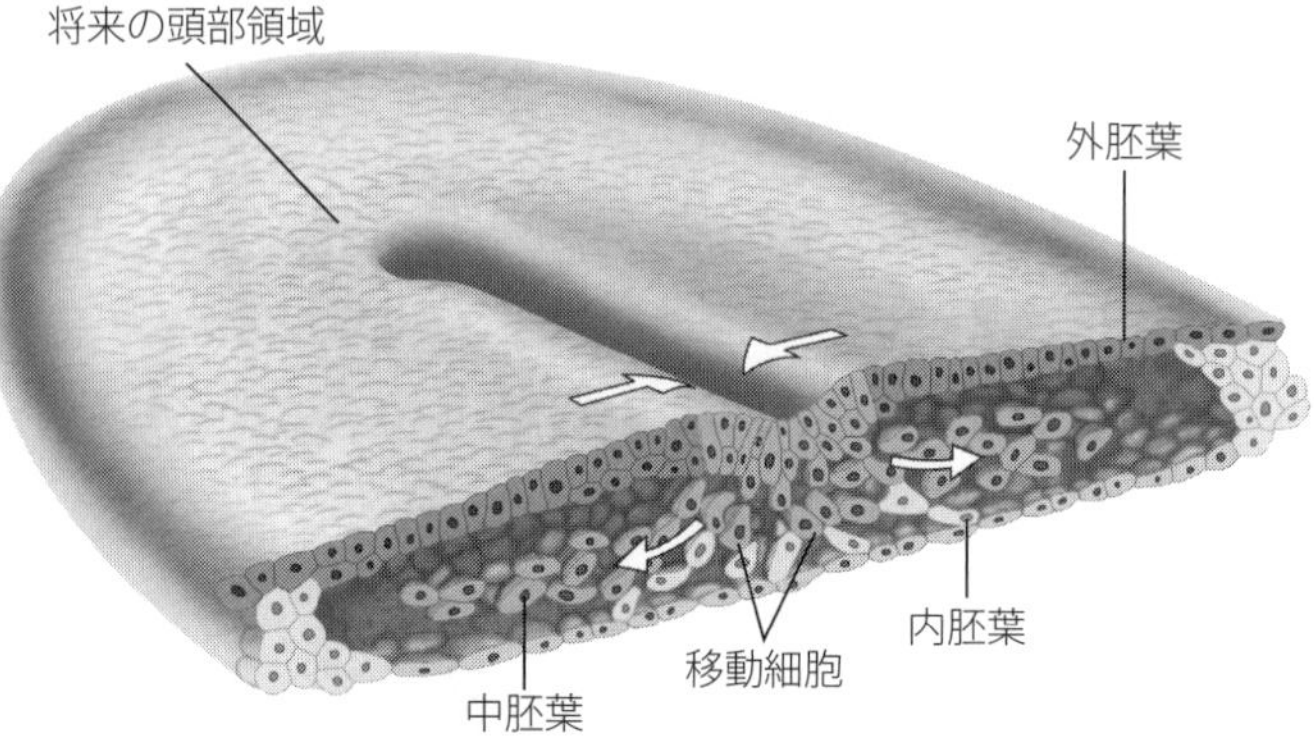

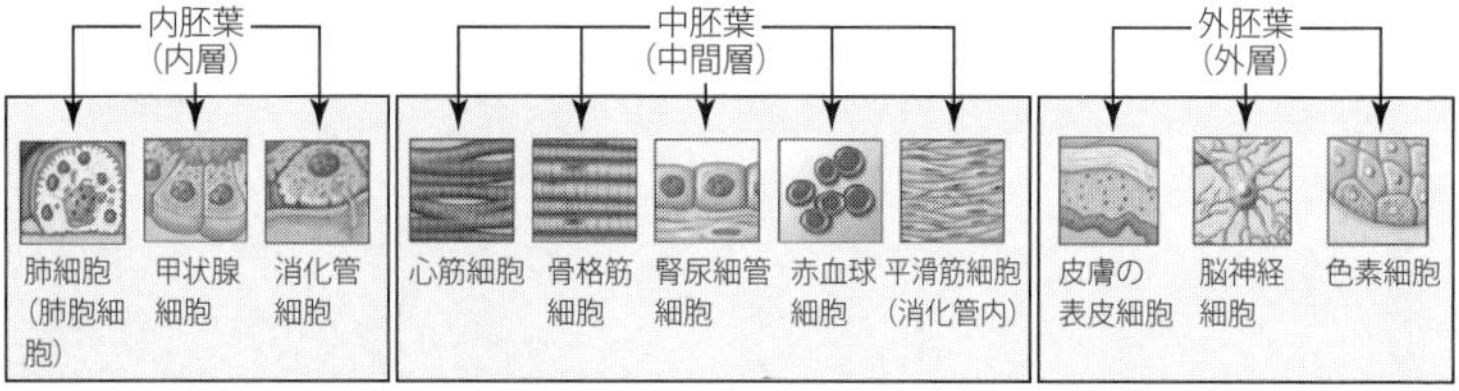

図 5.2　原腸形成と三胚葉の形成

外層の外胚葉から表皮と神経系が形成され、内層の内胚葉からは消化管とその付属器官（肝臓、膵臓など）、および肺が形成されます。外胚葉と内胚葉の間に位置する中胚葉は、循環器系、生殖器系、泌尿器系に加えて接合組織と骨を形成します。この三胚葉が相互に作用し合って上記の器官を形成するのです。

器官形成

ひとたび三胚葉が確立すると、細胞は相互に作用しあって再配列し、組織や器官を形成していきます。この過程を**器官形成（organogenesis）**と呼びます。器官は妊娠第一期に急速に形成されていきます（**図1・1**）。心臓は第4週に形成され、四肢（手足）の原基の発生が見られるのもこの頃です。眼は、第5週で頭部側面に形成され始め、第7週には顔の正面に位置するようになります。器官は細胞どうしが互いに影響を与え合って形成されます。器官形成は胚の中心から始まり、若い細胞どうしの漸進的な相互作用により外側へと広がっていきます。たとえば、背側中央部の中胚葉が上方の外胚葉細胞に化学物質を送り、その化学物質は外胚葉に「あなたは皮膚の表皮にはなりません。神経管になって将来は脳と脊髄になります」と伝えるわけです。こうして神経管細胞が形成され、その上に上皮細胞が増殖していきます。神経管と中胚葉はともに、それぞれの両側の細胞に椎骨、肋骨、背筋を形成するよう指示します。これらの細胞は近傍の細胞と相互作用を行い、体の器官を形成します。頭部の神経管内では、将来脳となる領域から2つの細胞集団がそれぞれ外側に膨らんでいきます。この細胞集団は顔面外胚葉に接触し、その細胞にこう伝えます。「あなたたちは、顔の皮膚にはなりません。眼の水晶体になります」。こうして2つの水晶体が作られると、今度は水晶体が自分たちを作った神経細胞に告げる番です。「あなたたちは脳細胞にはなりません。網膜になります」。このようにして眼やその他の器官は、**相互誘導（reciprocal induction）**と呼ばれるプロセスを経て形成されていきます。個々の器官では、ある部位が他の部位の形成を手伝います。こうした組織形成のやり取りに関与する化学物質の研究が、発生生物学の主要領域となっています。

また器官形成期には、発生した場所から最終目的地まで長距離を移動する細胞もあります。たとえば卵子や精子の前駆細胞は、卵黄嚢の基部から、発生途上にある生殖腺へと移動しなければなりません——かなりの長旅です。顔面の骨を形成する細胞は、頭部背側と頸部から移動してきます。

妊娠第一期の終わりまでには、解剖学上の主要な器官のすべて——手、足、耳、踵も含めて——が、まだ完全な形とは言えないまでも、すでに存在しています。そして1つの例外を除いたすべての器官の運命が決まっています。ただ1つの例外というのが生殖腺です。胚の性別は遺伝子型によって特定されていますが（BOX図3・1C参照）、生殖器官は未発達であり、まだ「雌雄両性能」があるのです。生殖腺原基は、精巣あるいは卵巣のどちらかになるという独特の能力をもち、Y染色体が存在する場合には、その染色体上の特定の遺伝子が、雌雄両性能をもつ生殖腺に、卵巣ではなく精巣になるための道を進むよう指示します。X染色体が2本（Y染色体なし）であれば、雌雄両性能をもつ生殖腺は、通常は卵巣（精巣ではなく）を形成する反応を開始します。第11週頃になると生殖細胞は生殖腺へ移動し、生殖腺に促されて精子細胞あるいは卵細胞になります。

妊娠第一期の終わりには、胚の大きさは約10センチ、重さは約28グラムです。これが、妊娠第二期の終わりには身長約30センチ、体重約900グラムの胎児になります。この時期に急速に発達を遂げているのが神経系です。脳機能の指標である脳波（EEG）パターンは、ヒトの場合は第25週頃（すなわち、妊娠7カ月の初め頃）から計測可能になります。さらにヒトの脳は、出生後2年までこの速度で発達を続けます！　これがヒトの脳と他の動物の脳との違いです。成体のチンパンジーの脳は、出生時の脳とそれほど違いはありませんが、ヒトの脳神経細胞の大部分、および脳神経細胞間の接合部は出生後に形成されるのです（Purves and Lichtman 1985, Greene and Copp 2014）。

出産

ヒトの赤ん坊は、最後に残ったきわめて重要な器官系――肺――が成熟するとすぐに誕生します。もし母体内での発育が長すぎると、赤ん坊の頭が産道よりも大きくなりすぎて、母体から自然に出てくることができない可能性もあります。かといって、肺の成熟前に生まれてしまうと、赤ん坊は自力で呼吸できません。肺が成熟し始めるのは第25週頃で、ヒトのEEGパターンが得られる時期とほぼ同じです。誕生のタイミングを胎児の肺の発達に合わせるために、ヒトは複雑なシステムを進化させました。このシステムによって、成熟した胎児肺は子宮にシグナルを送り、子宮収縮を起こす時がきたことを知らせるのです。

受精と同様に出産はプロセスであり、それは（至極もっともな理由から）**分娩（labor）**（＝重労働）と呼ばれます。分娩第一期では、子宮の収縮が子宮頸部を引っ張り上げて拡げ、赤ん坊を前へと押し出します。分娩第二期は赤ん坊の誕生です。分娩第三期に胎盤が娩出されると（「後産」と言われているものです）、次の分娩第四期は回復期です。

赤ん坊が出生後の第一呼吸を行うと、体の内部構造に変化が起きます。空気圧で心臓の蓋が閉じられ、この蓋が肺への血液循環と全身への血液循環を隔てます。赤ん坊は今や自発呼吸が可能となり、血液に酸素を送り込むことができるようになります。へその緒は、胎児の成長を支えてきた酸素の供給源でしたが、この時点で切ってもよいことになります。

動物種の多くは機能的に完全な状態で生まれてきますが、ヒトの新生児は非常に未熟な状態で生まれます。たとえばヒトの新生児は仔馬と違って歩くこともできず、母親の乳房を見つけることさえ誰かの助けが必要です。目もまだわずかに機能するだけです。生物学者の多くはこの状態を、進化の過程で頭部の発達と女性の骨盤の大きさとの関係から生じた妥協の結果であると考えています。先に触れましたが、ヒトの脳は幼児期を通して発達を続け、毎日新たに数百万もの神経細胞を作り出します。仮にヒトが、類縁である類人猿と同じように最終的な発達段階の脳をもって生まれてくるとしたら、赤ん坊は妊娠18カ月あたりで生まれることになり、その頭はあまりにも大きくなりすぎて産道を通ることはできないでしょう。そこで、私たちは人生の最初の数年間を親の世話に頼りきった「子宮外胎児」として過ごすことになったと言えるのかもしれません。カンガルーと似たようなものです。袋に入る代わりに洋服を着ているだけ。この時期、私たちの神経系の形成はまだ続いています。私たちの思考力や他者と交流する能力は、ニューロンが急速に形成されて学習速度が非常に速くなる時期に、社会に順応させられることによって芽生えるものと考えられます（Rose 1998, Gould 1977, Montagu 1962）。

先天異常

すべての赤ん坊が「完璧」に生まれてくるわけではありません。実際、普通分娩で生まれてくる赤ん坊の5％に顕著な先天異常、すなわち出生異常が認められると推定されています。この中には、心臓弁の異常のように死に至る危険のあるものや、足趾間の水かきのように害のないものもあります。けれども、体内でこれだけ多くの化学物質や細胞間の相互作用が行われていることを考えれば、何か上手くいかないことがあったとしても驚くことはないのです。発生学者の間でよく言われるのは、驚くべきことは先天異常の赤ん坊が生まれることではなく、すべての赤ん坊に先天異常が現れるわけではないということです。

先天異常の主な原因は、遺伝子が悪い、環境が悪い、運が悪い、の3つです。「遺伝子が悪い」というのはDNA上の突然変異のことであり、このために、適切に働くタンパク質の産生ができません。たとえば、指骨や左右心室を隔てる中隔を形成するために必要なTbx5タンパク質をコードする遺伝子に突然変異が起こると、心臓と指に欠損が生じます。

「環境が悪い」というのは、胎児が、正常な発育を阻害する化学物質にさらされたという意味です。たとえば薬物のサリドマイドは、腕、脚、耳の形成を停止させます。アルコールは（人によっては少量の摂取でも）神経系の発達を阻害し、赤ん坊に認知機能障害を引き起こすことがあります。現在、先天異常の原因と考えられている物質は他にもあります。ジカウイルスは胎児の脳細胞の成長に影響を与えるとされ、影響を受けた胎児の脳は小さく、機能も劣っています（Li et al. 2016, Tang et al. 2016）。また、内分泌撹乱物質[訳注2]は不妊の原因となることがあります。ビスフェノールA（BPA）を例に取ると、これは、食品や飲料用のパッケージに使われている多くのプラスチックに含まれる物質ですが、マウスの卵では染色体異常を引き起こすことが示されています。ヒトでは、血液中に通常より多量のBPAが認められた集団は、流産や妊娠不成立の傾向があります（Chen et al. 2013, Lathi et al. 2014）。興味深いのは、こういった有害化学物質を環境から取り除くには宗教関係者と科学者が結束すればよいのではないかと言われていることです（Gilbert 2013）。

「運が悪い」というのは先天異常のもう1つの理由です。良い遺伝子をもち、良い環境に身を置き、しかし運が悪い。あり得ることです。発生途上の体内で作られる分子の数は一定ではありません。ある特定のタンパク質の産生が多い日もあれば少ない日もあります。発生は行き当たりばったりのこと

訳注2　いわゆる環境ホルモン

も多いのです。特定のタンパク質が大量に必要とされる時期に、胚がそのタンパク質を十分に作らなければ、細胞は決められたとおりに移動することも分化することもできないかもしれません。

一個の人間としての生命はいつ始まる？

科学的な議論

１つだけ確実に言えることは、いつ胚は人間になるのか、これについて科学者の間には意見の一致が見られないということです。

人の生命の始まりとして科学者たちが主張する発生の段階には、少なくとも次の４つがあります。[2]

１受精（新たなゲノムを獲得したとき）
２原腸形成（胚が１個の生命体となることが決まり、双子の形成の可能性がなくなったとき）
３ＥＥＧの活性化（ヒト特異的脳波パターンを獲得したとき）
４出生時あるいはその近辺（自発呼吸および母体外での生存能を獲得したとき）

見解１：人になるのは受精時である

人の生命に対するこの「遺伝子的」見解によると、新たな一個の人間が創られるのは、２人の親に由来する遺伝子が結合して、唯一の特性を持つ新しい１個のゲノムが生じる受精（受胎）時だということです。この考え方は現在のカトリック教会の公式見解であり、反中絶活動家の多くがこの見解を支持しています。たとえば、反中絶を掲げたいくつかのウェブサイトは、閲覧者に向かってこう語りかけます。私たちの命の特性――知性、魅力、社交性――はすべて、精子と卵子が出会ってできた遺伝子によって決定されています、と。けれども、前にも言いましたがこれは事実ではありません。私たちの知性も個性も、親との関わり方や出会う友人たち、経済状況、食生活、幼い頃の恋心やトラウマなどが相まって形成されるのです。

ヒトゲノムをもつことが人であることの必須条件と本当に言えるか？　この問いについて多くの議論が交わされてきました。「胚は完全な人間性を示す遺伝子的なモノをすべてもっているのではないか？」と問うアンダーソン（Anderson 2004）に対し、サンデル（Sandel 2004）は、「同じことは皮膚細胞にも言える。しかし、誰も皮膚細胞を人であるとは言わないし、皮膚細胞の破壊を殺人行為であるとも言わない」と応酬しています。すべての科学者が、ヒトが人になるのは受精時である、と信じているわけではありません。

見解２：人になるのは原腸形成時である

元アメリカ大統領候補であり元アーカンソー州知事のマイケル・ハッカビー（Huckabee 2012）の主張によると、「生物学上、生命は受胎時に始まる。生物学的に見てもこれは疑いようがない」。けれどもこれは、科学的な妥当性に欠けるもう１つの「呪文」にすぎません。実は科学者は、他にもいくつかの見解を示しています。たとえば、原腸形成時こそが一個の人間の生命の始まりである、とする科学者もいます。原腸形成とは、胚細胞が、新たな個体を形成する特定の細胞タイプへと分化していくプロセスであることは先に述べました。この時点で胚は、一卵性双生児を形成する調節能を失うことになります。胚から人がただひとり発生するのが原腸形成の時点であるからには、胚が一個の人間になるのは原腸形成の段階である、と多くの科学者が考えています。また、このあたりの時期は、胚がしっかりと子宮に着床し、妊娠が始まる時期でもあります。

こうした発生学的見解は、レンフリー（Renfree 1982）とグロブスタイン（Grobstein 1988）らの科学者によって表明され、神学的な立場からはとりわけフォード（Ford 1988）とマコーミック（McCormick 1991）がこの見解を支持しています。さらにシャノンとウォルター（Shannon and Wolter 1990）も神学上の問題を提起し、入魂がいかなるものであるにせよ、双子はそれぞれが明確に異なる個体であり、したがって入魂は受精第14日より前には起こり得ない、と述べています。

受精第14日頃に始まる原腸形成以前にヒトが一個の人間になることはない、という見解は、ヒトES細胞の研究は許されるのかという論争に非常に深く関わるものです。この点については後で述べます。この発生学的な見解は、生物医学の研究におけるES細胞の扱いと一致しており、したがって多くの国々では、国家委員会（イギリスのワーノック委員会や米国国立衛生研究所のヒト胚研究委員会［Human Embryo Research Panel］など。Hyun et al. 2016 参照）の決定という後ろ盾があります。これらの委員会によると、生物学的な人間としてのエビデンスがあるのは唯一、原腸形成時だということです。

見解3：人になるのはヒトＥＥＧパターンの獲得時である

人の生命に対するこの「神経学的」見解は、人の生と死の定義に対称性を求めようとするものです。医者と家族が患者のベッド脇に立ち、脳波（ＥＥＧ）の波形をじっと見つめるなか、ついに脳波が平坦になり医者が死亡時間を記録する。映画などでよく見かけるシーンです。一部の国（アメリカを含めて）では、ＥＥＧパターンが消失したときを人の生命の終わりと定義しています。たとえ患者に心拍や呼吸が認められたとしても、ＥＥＧが「平坦」になることを死亡の定義としているのです。そこで「神経学的」な論拠から提起されているのが、ヒトEEGパターンの消失を命の終わりとするのであれば、ヒトEEGパターンの獲得（第24～27週頃に起こります）を人の生命の始まりと定義するべきだ（Flower 1985, Morowitz and Trefil 1992）というものです。

EEGパターンは、シナプス結合によって脳神経細胞が意識的脳活動に特徴的な方法で連結されていることを示しています。マイクロチップを接続しないまま積み重ねてもコンピューターとして機能することはないように、胎児の脳神経細胞も第24週より前には接続されていないため意識的機能を働かせることができません。意識の覚醒という資質を一個の人間としての定義とするならば、ヒトEEGパターンの獲得を人の生命の始まりとする考えは確かに理にかないます。ヒトの死体は尊厳をもって扱われるものです。他の動物の死骸とは違います（たとえば人間がヒトの死体を食べることはあり得ません）。それはあくまでもヒトなのです。けれども、それはもはや人ではありません。選挙で投票することもできなければ遺産相続もできません。事実、この文章の中で示すとおり、死体は「それ(it)」であって「誰か（who)」ではないのです。ヒト受精卵もヒト胚も妊娠第二期の胎児もみなそれと同じだ、と話すのは、EEGパターンを人としての必須要件だと主張する人たちです。それはみなヒトではあっても、まだ人ではない、と。

見解4：人になるのは誕生あるいはその近辺である

胎児は自力で生きられるようになって初めて人とみなされるべきだ、という見解もあります。このように考える科学者たちは、個体が自らの循環器系、消化器系、神経系、呼吸器系を機能させ、母体から完全に自立したときが人の生命の始まりであると確信しています。この伝統的な「誕生」は多くの場合、赤ん坊の頭が見えてきたときや、へその緒が切られたときに認められます。

従来は、こうした本来の生存能力の境界を決めていたのは呼吸器系でした——胎児の肺が十分に成熟するのは第28週あたりであり、それまでは胎児が子宮の外で生き延びることは不可能だったからです。しかし現在では、技術の進歩により第24週に生まれた未熟児の生存も可能になっています。ただし、こうした未熟児は身体的障害と知的障害のどちらか一方あるいは両方に対して高いリスクがあります。

誕生の瞬間に人になるという見解が有利な点は、発露[訳注3]、へその緒のカット、第一呼吸あるいは産声というように、定義がわかりやすく一般的で疑う余地がないことです。生命の始まりはいつか、これには明確な合意がないため、胚が人になるのは誕生の瞬間だということにすれば、誰も文句はないだろう、と考える人たちもいます。

前述したように、ヒト受精胚の50%弱（人口流産を除く）は出産に至らないことが、生物学的な研究によって示されています。このうち、ほとんどの胚は妊娠第8週より前に流産します。生き残った受精卵も胚も、さらには胎児も、出産まで生き延びるという保証はないのです（Mantzouratou and Delhanty 2011）。ある大学教授（Sandel 2005）が大統領生命倫理評議会で、私たちの社会は胎児を人として尊重する準備ができていない、と発言しました。「仮に、自然の生殖に伴って起こる胚の喪失も乳児の死亡も精神的な影響はどちらも同じだとするならば、妊娠は、伝染病に相当する規模の公衆衛生の危機とみなされるべきものになってしまうでしょう。そうなれば、胚の自然喪失を減らすことが差し迫った道徳上の大義となり、中絶や体外受精や幹細胞研究どころではなくなってしまいます」

このような考えの科学者たちは、出産に至らない胚が多数あることを念頭に置いて、ヒトが人となる瞬間は出産のときであると考えるのです。

科学的な結論

発生生物学に関する現在の豊富な知見をもってしても、人の生命はいつ始まるのかということについて、科学者の間に一致した意見はないのです。受精、原腸形成、脳波獲得、自力生存のいずれの段階にもそれぞれの支持者がいます。それと同様に、胚が突然人になる瞬間など存在せず、人の生命がいつ始まるかといった問いはすべて、「入魂」という宗教的な観点から投げかけられたものであり、科学的に答えることはできないという見方を支持する人もいます。遺伝学者、テオドシウス・ドブジャンスキー（Dobzhansky 1976）の記述です。

> 多くの人が生命の始まりの瞬間を定めたいと願う気持ちはおそらく、超自然的実在と思しき魂が、もとは魂不在の生き物に降り給い、にわかにその生き物を人ならしめるのだという信仰に根ざすものであろう。変化は唐突に起きるものではなく、徐々に起きるものだということを現代の神学者に納得してもらいたいものだ。

こうした考え方はどれも、人の生命とは何かということに思いを巡らせる上で役立つことでしょう。さて、ここで宗教上の教えをいくつか検討してみましょう。やはりここでも意見の一致はありません。

訳注3　分娩時に、膣から赤ん坊の頭が見えたままの状態になること

ヒトが人になるのはいつか——宗教の見解

一個の人間の生命が始まる瞬間は、宗教上の原則によってもまたそれぞれ異なってきます。ひとつの宗教においてさえ、見解の微妙な違いがいくつもみられます。本項では主な教義の概要を述べていきます。

伝統的なユダヤ教の見解

人の生命の始まりのときについて、ユダヤ教の解釈の基になるものには、トーラー[訳注4]、タルムード律法[訳注5]、ラビ文書の3つがあります。とは言っても、現代ユダヤ教は一枚岩というには程遠く、古典的教本の解釈が異なる宗派も多数あります。

トーラーには、人の生命の始まりや妊娠中絶に関する直接の言及はありませんが、第三者の男性の暴力が身重の女性に及んだ結果生じた流産については非難しています。出エジプト記21章22～23節には次のような記述があります。男が身重の女を傷つけ、女は生き延びても胎児が失われたときは、加害者は被害者の家族に償いのため罰金を科せられる。しかし、男の暴力の結果女が死んだときは、加害者は「命をもって命を償う」べきであり、よって死刑に処することとする。ただし、罰金は科されない（Jakobovits 1973）。この一節は、従来、胎児殺しは人殺しに非ず、したがって人の生命の始まりは胎児期に非ず、という意味に解釈されてきました。

聖書の解釈に基づくタルムード律法もまた、この件に関して決着がついているとは言えません。1つの例として、赤ん坊は、月満ちて生まれるときにその頭が外に出てきて初めて、母親と同等の地位を授けられます。その時点で、もはや胎児は、母親の命を救うために犠牲となる——ユダヤ法の下で中絶が許される主な理由——ことはありません。これはつまり、胎児は、その頭の最も幅広い部分

（通常は目の位置）が産道から出てくる発露より前には、人としての法的権利をもたないということです。

ところがタルムードの別項には、胎児は40日を過ぎてようやく形成されるのであり、それ以前は「水のようなもの」である、と記されています。この考えは、実は中世のカトリック教会の見解と類似しており、アリストテレスが示した立場を受け継いだものです。アリストテレスは、魂には、植物の魂、動物の魂、思考の魂の3つのタイプがあるとしています。植物の魂は生物全般に共通し、生育性と繁殖性に関わるもの、動物の魂は動物に特異的であり、動きの原理となるもの、思考の魂は人間だけが獲得するもの。アリストテレスの考えでは、魂とは、体から分離したものではなく、体が発現させるものであるとしています。彼の考えに従えば、人が思考の魂を発生させるのは第40日頃、つまり眼が体の正面に位置し、体がより人間らしい外観になる時期ということになります[3]。

初期のキリスト教の見解

4つの福音書の中で語られているイエスの教えは、生命の始まりのときについて特に触れていません（「新生」については多くが語られていますが）。同様に、使徒パウロ――その書簡は福音書と併せてキリスト教の教義（新約聖書）の礎となっています――も、生命の始まりについて明確な説明はしていません。

キリスト教が古典世界において改宗者を得るにつれ、ギリシャ・ローマ文化の合理主義的で実用主

訳注4　ユダヤ教の聖典であるモーゼ五書、すなわち創世記、出エジプト記、レビ記、民数記、申命記をさす
訳注5　口伝律法

義的な哲学とキリスト教の霊的教義との間で軋轢が増していきました。キリスト教教義の創始者のひとりであるテルトゥリアヌス（Tertullian AD 197）は、女と結婚に関することとして避妊と中絶を糾弾しました。女、すなわち「悪魔への通用門」が原罪とキリストの死をもたらした。中絶は殺人である、と。

殺人は断固として許すべからざる行為であり、たとえ子宮内の胎児であっても殺してはならない……誕生の妨げは手っ取り早い殺人に他ならない。生まれた子の命を奪うのも、これから生まれようとしているものの命を破壊するのも同じことだ。人になりつつあるものは人なのだ。種の中にはすでに果実があるように。

これは、生命の始まりは受胎の瞬間であるという前提を表明したものとしては、最も初期のものの1つでしょう。その一方で、テルトゥリアヌスは、母親の命を守るために必要とあらば、中絶もやむなしとしていました（Buss 1967, Bonner 1985）。

ローマ・カトリック教会の見解

人の生命の始まりについて、ローマ・カトリック教会はその歴史の流れのなかでさまざまな見解を示してきました。その歴史の大半をとおして、ローマ・カトリック教会の思想家たちは、受胎と同時に入魂が行われると考えていました。ローマ・カトリックの教会博士――聖アウグスティヌス、聖アルベルトゥス・マグヌス、聖トマス・アクィナス――は、40日以降の中絶のみ殺人とするという点で一致していました。この40日というのは、アリストテレスの言によると、胎児が「形成される」ときです。１１４０年頃に修道士のグラティアヌスが権威ある教会法を編纂し、「胎児形成後の中絶のみ殺人とする」と結論付けました。胎児形成前の受胎産物（受精による生成物）は完全に入魂された人間とはみなされていなかったのです。聖トマス・アクィナス（１２２５～１２７４）の釈義によるカトリックの教義もまたアリストテレスの解釈を踏襲して、男の胎児は受胎後40日に入魂され、かたや女の胎児は80日に入魂されるとしました（Tribe 1990）。アクィナス（Aquinas c. 1260）の考えでは、これ以前に妊娠を終了させる――避妊のなかでも特に憂慮すべき形態――ことも罪でしたが、殺人ではありませんでした。アクィナスの師であり、聖人に認定された唯一の発生学者、アルベルトゥス・マグヌス（Albertus Magnus 1249）は、初めの１カ月に妊娠を終了させても、この時期にはまだ胎児が形成されていないため殺人とみなすことはできない、とはっきり書いています。

一方、アリストテレスの考えに異議を唱えるカトリックの指導者もいました。１５８８年、教皇シクストゥス５世は、妊娠の時期にかかわらず中絶あるいは避妊に対する罰として教会からの破門を命じました。けれども、後を引き継いだ教皇グレゴリウス14世はこれを改め、形を成す前の胚を中絶しても殺人ではない、という先の見解に戻しました。１７５８年、形成前の胚の魂がこのような形で子宮の中で死んでしまうことを恐れた高位聖職者のフランチェスコ・カンジャミーラ（Cangiamila 1758）は『Embryologia Sacra（神聖なる発生学）』を著し、その中で、注射器を用いた子宮内洗礼を奨励しました――この行為はおそらく、少なからぬ数の偶発的流産を引き起こしたことでしょう――。

けれども、アリストテレス的入魂説は、19世紀半ばに教皇ピウス９世（Pius IX 1869）によって、胚形成期のいずれの段階においても中絶を行えばその罰として破門するという宣言が再び出されるまで、概ねローマ・カトリック教会の公式見解としてとどまりました。この見解を支えていたのは、人の生命がいつ始まるのか正確にわからないからこそ、可能な限り早い時期、つまり受胎のときからその命を守るべきである、という考えでした。まだ入魂されていない可能性はあるが、胎児は「人を形成するよう方向づけられている。したがって、それを母胎外に排出することは先回りの殺人である」。後代のカトリック神学者が主張するところでは、人の思考の魂は受胎時に宿る。なぜならば魂の注入という行為は神聖なものでなければならないからだ。この論拠の起源はかなり昔に遡り、１６２０年、医者であったトマス・フィエヌスが、魂は受胎直後に存在せねばならぬ。身体の原料を準備するためにはそれが必要だ、と主張したことが始まりとなっています（DeMarco 1984）。

今日、ローマ・カトリック教会の教義は、生命の吹込みあるいは入魂は、受胎の瞬間に同時に起こるという考えを保持しています。これはテルトゥリアヌスとアウグスティヌスの見解が出発点になっていますが、このふたりは、母親の命が危ない場合は中絶もやむなしとしています。現代のローマ・カトリック教会は、「１人殺すより２人死ぬほうがまし」と断言しています。教書、『いのちの贈り物』（CDF 1987）は、「人は、受胎の瞬間から尊ばれ、人として扱われるべきものである。したがってその瞬間から、その人としての権利は認められねばならず、なかんずく無垢のものの生命についての権利は侵すべからざるものである」と明言しています。もっとも、一卵性双生児に関する見解と、その双子は１つの魂を共有するか否かについては、教会も頭を悩ませています。[4]

プロテスタントの見解

キリスト教プロテスタントの宗派は多く、奴隷制や同性愛、あるいは女性が聖職に就くことの可否などの問題については幅広く意見が分かれています。人の命の始まりについての見解が、プロテスタントの宗派間や同一宗派内の信徒たちの間で大きく異なるとしても不思議はないでしょう。アメリカ福音ルーテル教会はこういった意見の相違に非常に寛大で、信徒の多様な見解を受け入れています。

意見の相違が教会のコミュニティにとって問題となりうることは承知の上で、ルーテル教会は、こうした問題には情報に基づく対話が有益であり、そうした対話を通して個々人は、家族や子どもの役割について、また個人の自由とその制約についての見解を明確にすることができると見ています（ELCA 1991）。

アメリカ長老派教会（PMA 1992）は中絶を最終手段として認めています。彼らは、人の命がいつ始まるかにこだわるよりも社会環境を改善することに関心を寄せているように見えます。「キリスト教コミュニティは、中絶がいちばん手っ取り早い方法だと女性に思わせるような状況を憂慮し、それに対処しなければなりません。貧困、不公平な社会的現実、性差別、人種差別、不適切な援助関係などが、女性の自由な選択を実質的に妨げている可能性があります」。そして次のように続けます。長老派教会は中絶を擁護するのではなく、「難しい選択を迫られるなか、中絶を最も当たり障りのない解決策にしてしまう罪深い世の中の状況を認識しているのです」。

かたやプロテスタントの宗派には、権威ある聖書の教えを盾に取り、自らの信条に従って規範の変更を企てるものもあります。こうして南バプテスト連盟（Southern Baptist Convention 1999）が採択した決議第７「ヒト胚および幹細胞の研究に関して」は、「聖書の教えには、人は神の形をもち神に似るように作られたとある（「創世記」１章27節、９章６節）。よって保護されるべき人の命は受精のときに始まるのだ」と言明しています。

以上の３つの事例が示すように、プロテスタント教会には、人の生命の始まりに関して取り得る立場がすべて揃っています。

イスラム教の見解

イスラム教もまた、人の生命の始まりはいつか、中絶が許されるのはいつかについて公式の統一見解をもっていません。イスラム法では、初期のキリスト教が示した立場と同様に、アリストテレスの考えに基づいて、胚が魂を獲得するとされる受胎後40～120日あたりを過ぎてからの中絶は固く禁止するという見解を支持しています（Tribe 1990）。けれども、イスラム教の国々で中絶法に関して最近行われた調査（Shapiro 2014）では、その見解に対して多様な意見が認められました。調査した47か国のうち18か国が、妊娠によって母親の命が危ぶまれる場合を除いて中絶を禁止、10か国が求めに応じて中絶を許可していました。1964年、ヨルダンのイスラム教指導者は、胚が「未形成」——この指導者によると受胎から120日以内——であれば中絶を考えることは許されると宣言しました。1999年には、別の高位イスラム指導者が、コソボでレイプされたイスラム教徒の女性たちに、流産を誘発する薬物の服用を許可しました。それでもこの期に及んで、イスラム教の学者の中には、中絶が許されるのは父親あるいは夫の賛同が得られ、かつ女性の命が危険な場合、あるいはレイプされた場合のみとするべきだと言い張る者もいます（Buss 1967）。

東洋の宗教の見解

インドで数百万人規模の信奉者をもつヒンドゥー教は、不殺生あるいは非暴力の原理に土台を置く宗教です。非暴力の実践は、生まれ変わり——ひとつの魂が異なる肉体、ひいては異なる種に繰り返し宿ること——を信仰するヒンドゥー教に本来備わっているものです。現世において生じた業《カルマ》（人の選択と行動がもたらす究極の因果）次第で、来世において魂がより高い次元に上るか低い次元に落ちるかが決まるというものです。ヒンドゥー教の最終目的は、至福と悟りの境地に至り、魂がこの世の輪廻転生から解放されて創造主であるブラフマーと一体になることです。
ヒンドゥー教の教えでは、中絶はいつの時点であろうとも、悪の業《カルマ》を招いて魂の悟りを妨げる暴力行為であるとされています。ヴェーダ（ヒンドゥー教の古典的経典）には、中絶に対する軽蔑的な記述が散見され、「子宮内殺人」であるとか「誕生前の魂殺し」など、さまざまな呼び方をされています（Tribe 1990）。

ところが超音波の進歩で状況はがらりと変わりました。文化的にも経済的にも息子が好まれたことから、幾千もの女の胎児が選択的に中絶されるようになったのです。これに対し、多くのヒンドゥー教指導者や女性の権利の擁護者たちが性選択的中絶の禁止を支持しました（この問題については付録でさらに詳しく取り上げています）。

仏教では、五戒の冒頭に、いかなる生き物の殺傷も避けるべしとあります。仏教の根本原理が、命の形がどうあろうとその破壊に真っ向から反対しているため、たとえ母親の命を救うためであっても、中絶は仏教の理想とする自己犠牲（母親の）に背くことになります。中絶を行えば、その代償として女性は永久に輪廻転生に囚われることになると信じられています（Tribe 1990）。現ダライ・ラマ（Dalai Lama 1996）は、中絶を「有害」であるとして厳しく非難していますが、それでも「中絶は状況に応じて是非を決めるべきだ」と述べています。

科学とえせ科学

一個の人間としての生命はいつ始まるのでしょうか？　科学の世界に統一見解はありません。宗教にしても、それぞれの宗教内ですら複数の意見がある始末です。私たちは、自分自身に意味のある答えを見つけるのでしょう。いや、見つけるべきです。実際、多くの人が答えを出しています。ただし、自分の知識や経験、信仰、感情にしたがって自分のために出した答えが、他人にも当てはまると思い込む人たちがいます。こうした思い込みは、物事にはいつも多種多様の見方があり、絶えず新たな情報がもたらされ、そうして私たちは常に新たな知識や経験を踏まえながら、古い慣習を捉えなおしているのだという考えをはねつけてしまいます。

もうひとつ忘れてはいけないことは、「良心」に基づく行為は、中絶を是とすることにも非とすることにもなり得るということです。現在の論争では、多くの場合、良心に基づいて中絶を拒否する医者が取り上げられますが、同じく良心に基づいて中絶を行う医者がいることもまた事実なのです。良心に従うからこそ中絶を行うという医者はきわめて多く存在します。自己中絶や腕の悪い施術者による中絶が原因で死亡する女性たちを見てきた彼らは、中絶が女性の命を救い得るものであり、また人間の尊厳を守るものであると感じています。投獄されるリスクや殺害の脅し、延々と続く法廷審問、社会的不名誉などのリスクを冒してまでも、彼らは中絶を行うのです（Joffe 1995, Harris 2012, Shane and Wilson 2013）。

少なくとも私たちは、謙虚さと驚異をもってこの問題を扱わなければなりません。意見の相違は希望と危険の両方をはらんでいます。ルーテル教会（ELCA 1991）は言います。「私たちの意見の違いは根深く、また、対立を引き起こすリスクもあります。けれども同時にそれは、私たちの信仰とそれが社会生活に与える影響について、私たちを前向きな対話へと導いてくれる賜物でもあるのです」。

第6章　テクノロジカル・マザー

クララ・ピント-コレイア

奇跡は自然に反しておこるのではなく、自然として知られているところのものに反しておこるのである

――聖アウグスティヌス『神の国』

私たちは過去50年間に、母親になるための新たな方法をいくつも考え出してきました。けれども私たちは、今いったい何をしているのか、そしてこの先私たちが選ぶ道は世界をどのように形作っていくのか、こうしたことについて共に考えようとはしてきませんでした。第3章では、妊婦の体の内部で起こる胚の発生についてお話しました。今度は母親自身についてじっくりと考えていきましょう。

今日「母親」とは何を意味するのでしょう？　もちろん本書では社会的な意味の母親ではなく、生物学的な意味の母親について議論していきます。とは言え、1970年代から今日に至るまで、母という概念にますます驚くべき複雑性が加えられるにつれて、生物学的な母親という概念にもさまざまな考え方が生まれてきています。この情け容赦ない変化は悩ましくもありますが、かたや生殖補助医

療（ＡＲＴ）は次々と新たな生殖法を可能にしています。20世紀の末までは、赤ん坊の生まれ方は何ひとつ変わらずにきました。ところが現在は、ＡＲＴが雨後の筍のごとく数を増やし、最高の成果を挙げつつ、生殖の何たるかに混乱を招き、わずかな人たちには希望を抱かせ、大多数の人たちには戸惑いを与えています。社会問題に関心のある人にとって、こうした変化についていくのは相変わらず難題です。

代理出産

聖書にはさまざまな不妊カップルの物語が出てきますが、次もその話の１つです。創世記16章第１節と第２節に次のくだりがあります。「アブラムの妻サライは、彼に子どもを産まなかった。彼女にはエジプト人の女奴隷がいて、その名をハガルといった。サライはアブラムに言った。『ご存知のように、主は私が子どもを産めないようにしておられます。どうぞ、私の女奴隷のところにおはいりください。たぶん彼女によって、私は子どもの母になれるでしょう』。アブラムはサライの言うことを聞き[訳注1]入れた[訳注2]」。

もしハガルが何千年か後に同じことを求められていたら、代理母の役目を果たした報酬として、かなりまとまった金額を受け取っていたことは間違いないでしょう。１９８０年12月、アメリカで初めて、エリザベス・ケイン（仮名）という女性が、不妊カップルに引き取られる予定の子どもを人工授精で合法的に出産し、５０００ドル（55万円）を受け取りました（Kane 1998）。すでに１９８７年には、カリフォルニアからアラスカにいたるまで、医師と弁護士、セラピスト、さらに保険の専門家までそろえた代理母クリニックが、平均３万ドル（３３０万円）の費用でサービスを提供していました。

果たしてこの額の何割が代理母に渡されたのかはわかっていません。

1999年から2013年までに、1万8400人の子どもが代理母（政府のウェブサイトでは「妊娠キャリア（gestational carriers）」と呼ばれることが多い［CDC 2016］）から生まれたと推定されています。すべての国が自国の不妊症の統計データとその深刻な課題を公表するわけではないため、代理出産の技術が他国にどれほど急速に広まっていったかはわかりません。ただ確実に言えることは、1990年代には、多くの地域で放送されるブラジルのメロドラマに『Rental Belly（借り腹）』というタイトルが付けられるほどに、瞬く間に代理出産が世界中でもてはやされるようになったということです。借り腹という用語とそのコンセプトはすっかり世間に定着し、2015年に、サッカー界のスター、ポルトガル人のクリスティアーノ・ロナウド（McConnell 2010）の5歳になる謎の息子、クリスティアニーニョが、ブラジル人の借り腹に宿った子だという憶測が流れたときも、世間はそれほど驚きませんでした。メロドラマから科学を教わるのはなるほど危険な考えですが、かと言って、たちまち大ヒットするこうしたメロドラマの悪趣味な筋書きが根も葉もないでたらめかというと、そういうわけでもないのです。

初期の懸念

多くの先進国で代理母が禁止されている理由を理解するためには、その初期の歴史にあった不快な出来事を少々思い出す必要があります。代理出産は、IVFを実施するために開発された人工的なホ

訳注1　アブラムとサライは後のアブラハムとサラ
訳注2　『新改訳聖書』（新改訳聖書刊行会訳、日本聖書刊行会、1970年）より引用

ルモンサイクルの調整法をそのまま使えたことと、ＩＶＦよりも実施が簡単だったことから、体外受精（ＩＶＦ）よりも早くから存在していました。医者たちが代理出産の問題について、たとえば代理母が妊娠合併症を発症した場合にはどう対処すべきかなどを検討し始めた頃は、まだ代理出産は比較的珍しいものでした。出産に新規参入してきたこの第三者に羊水検査を受けさせて胎児異常のモニタリングをするべきか？　その後はどうする？　万が一胎児奇形の確実な証拠があった場合、カップルは代理母に中絶を求められるのか？　あるいは奇形の子どもが生まれたらどうする？　案の定、仮定の話は早くも現実のものとなりました。１９７７年、ミシガン州のカップルが、見たところ信頼のおけそうなテネシー州の女性と代理出産の契約を結びましたが、この女性が実はアルコール依存症だったことが判明したのです。１９７８年、女性は胎児性アルコール症候群、すなわち知的発達障害が予想されるアルコール誘発性先天異常の子どもを出産しました。また１９８３年1月にはミシガン州の代理母が、水頭症で重度の知的障害が予想される子どもを出産しました。当事者たちがどう決着をつけたのか、こうした事例では知られていません――仮に当事者全員の意見が一致していたとしても、裁判所が違った判断を下していた可能性はあります（Volpe 1987）。

事態のさらなる深刻化が危ぶまれていたところに、それは起こりました。１９８５年、ある不妊の夫婦がひとりの女性に８０００ドル（88万円）余りを支払い、自分たちの子どもの代理出産を依頼しました。夫婦の妻の卵自体はいたって健康そうでしたが、妻自身には受胎能力がありませんでした。女の子が生まれ、すぐに子どもの血液検査が行われて明らかになったことには、なんとその女児の父親は、子どものない夫婦側の夫ではなく、代理母の夫だったのです。それでも夫婦は、生物学的には代理母夫婦の赤ん坊をとりあえず引き取ることに決めたのでした。

扉は開かれたまま。果たして次には何が飛び出すのか誰にもわかりませんでした。１９８６年、当時の西ドイツから突然降って湧いた話題に誰もが唖然とし、マスコミが殺到しました。金持ち夫婦のために我が身を犠牲にして、自分の卵と夫婦の夫の精子で赤ん坊を身ごもった売春婦が、男児を出産したあとになって子どもの引き渡しを拒否したのです。自分の体から生まれた子は自分の子だと主張して。その後彼女は裁判で勝ちました。疑わしきは出産した女性を母親に、と法律に明記されていたからです。病院で赤ん坊を腕に抱く厚化粧の新米ママの写真は方々で取り上げられ、人々の印象に強く残りました。代理母として雇われた売春婦たちの話がますます取り沙汰される一方で、フィリピン発の「借り腹」奴隷の売買が存在するらしいという噂が広がりました。もっとも、この噂の真偽のほどはわかりません。

ボルペは、内部事情に通じた者の鋭い洞察力で、ミレニアムの終わりに現れた問題の、その初期の苦悩を誰よりも適切にまとめています（Volpe 1987）。

代理出産は技術的には実施が可能です。だからと言って、道徳的に正当化できるものでしょうか？……昔から、子を宿すという行為は私事であり、こういったものの露骨な商業化は、人の道徳性と美的感性に対する侮辱に他なりません……科学者自身も、代理出産が新たな医学の進歩ではなく、むしろ契約によって母であることを決めるという商業活動であることを認めています。唯一「新たな」開発といえば、金銭と引き換えに人間保育器になること、そして出産後には生みの親としての権利を放棄すること、これを進んで引き受けてくれる女性たちを募るために、手数料を払って法律の専門家を雇ったことくらいです。

セックスを売るのも生殖を売るのも同じこと、という理屈から代理出産と売春を一括りにすることについては、倫理学者、フェミニスト、医者、その他大勢が、１９９５年まで激しい議論を繰り広げていました。この件に関して一般的な合意に至るのは依然として不可能に等しく、一部の国では今もなお代理出産を禁じています（van Niekerk and van Zyl 1995）。なるほど、初期の頃に比べて法の整備は進み、代理母が専門クリニックに登録する際に署名を求められる法的な書類全般についても同様に整えられてきています――とは言え、常に利益が最優先されるとあって、代理出産の初期には、次のような主張が少なくありませんでした。「母性は今や女性売春の新機軸になりつつある。そしてこれには、子宮を実験に利用して生殖全般を支配したいという科学者たちも一枚噛んでいるのだ」（Dworkin 1983）。当初からこうした見解を支えていると思われたのは、代理母の登録をした女性の多くが、受け取る金額にかかわらず妊娠中にお腹の子と強い絆で結ばれ、出産のすぐ後にはその絆がなおさら強くなってしまうという事実です。これは今でもよく言われることです（Lorenceau et al. 2015, Papaligoura et al. 2015）。

そこに、こうした劇的な状況を絵にかいたような出来事が起こりました。ベビーM事件です。代理母のメアリー・ベス・ホワイトヘッドは、代理出産契約を結び自らの卵と子宮を使って出産した子どもの引き渡しを拒否しました（Whitehead and Schwartz-Nobel 1989）。世間では、母となったことで目覚めた母性本能が優先するとして、ホワイトヘッドの肩をもつ人もいれば、契約を破ったホワイトヘッドは信用のおけない人間だとして、彼女を雇った金持ち夫婦の味方をする人もいました。けれどもこの件では、夫婦の夫が果たした役割が決め手になるというのがおおかたの意見でした。代理母を雇ったのはエリザベス・スターンという女性でした。子どものいないこの女性が実は不妊症ではなく、妊娠で悪化するおそれのある多発性硬化症を患っていたことが世間に知れ渡ると、口さがない人たちもおとなしくなりました。そしてこの話は非常に複雑さを増していきました。どうやら、すべての事態が1つの規則に収まることはなさそうです。どれも似たような話なら助かりますが、そうは問屋が卸しません。人知を超えた力が私たちにもたらすものは、興味深くて複雑で、過去に例を見ない出来事ばかりなのです。

欧米の代理出産における現在の風潮

その後、一部の国では代理出産が合法化され、なかにはイギリスのように代理母とその子どもの幸せのために包括的な福祉システムを構築した国さえあります。一見すると、代理母たちはこうした施策のおかげで、自分たちが他人にもたらした幸福を誇りに思い、代理母の実の子どもたちも、総じて自分の母親がこれ以上ない寛大なやり方で同輩たちの役に立ったことを誇りに思っているようです。

ところがこのバラ色の図式には別の側面がありました。ひどく悲しい側面です。代理母どうしがオンライン上で互いをサポートする、最大規模のウェブサイトが立ち上げられると(www.surromomsonline.com)、代理母たちはその思いや感情を吐露することができるようになりました。たとえば代理母が何らかの理由で妊娠に失敗して健康な赤ん坊を産めないとしたら、それは彼女たちにとって大きな衝撃です。私たちはややもすると代理母を雇うカップルのことだけを考えがちですが、流産や死産は、代理母自身にとっても非常につらい経験となりうるのです。

また、他のIVF患者と同様に、代理母も最大の成果を挙げるためにあらゆること（複数個の受精卵移植、受精後早期に行う妊娠のモニタリングや検査など）を試し、それによってますます高まる成功への期待が、妊娠合併症や流産の苦しみをいっそう大きくするようです(Berend 2010)。けれども「単なる」代理母にすぎない彼女たちが、なぜそこまで気にかけるのでしょう？　それは、命を贈るという考えなり、他人の充足感と幸せを達成する仲介者であるという考えなり、あるいは長い間黙して悲嘆に暮れていた夫婦の空っぽのゆりかごを満たしてあげたいという考えなりが、今となっては心に深く根ざした思いとなり、時にはノイローゼに陥るほどの強迫観念となって迫ってくるからです。代理母の胸の痛むような発言をネット上で読むと、胚を1つ失うたびに彼女たちが味わう苦痛と悲しみの深さに驚かされてしまいます。その胚を宿すのは自分自身のためではないというのに。それでも見たところ、世間には彼女たちに支援の手を差しのべる人はいないようです。不妊治療を受けるカップルにはたいていの場合セラピストがついています。代理母はどうでしょう？　代理出産が健全な社会機構の一部になっていくとすれば、やるべきことはまだたくさんあります。アメリカだけでも妊娠キャリアの30％以上は、白人富裕層のカップルにサービスを提供する貧しい黒人女性です（Wilson 2014）。代理母に頼るカップルには、彼らの胚を宿してくれる当の女性よりもはるかにたくさんの支援が用意されている場合がほとんどです。

母親と胎児の対話

こうした事例をどれひとつ取ってみても、たいていのカップルは自分たちの遺伝子を気にするばかりで、その遺伝子をもつ胎児が、自らを取り巻く秘密の世界と必然的に相互作用することについては、完全に見過ごしているようです。秘密の世界というのは代理母の世界——彼女が何を食べ、何を飲み、何を吸い、何に幸せを感じ、そしてもちろん何にストレスを感じるか——です。

代理母出産は登場してから数十年になりますが、以来ずっと多くのゴシップと批判の種を提供しつづけてきました（Steiner 2013）。それでもいまだにどういうわけか、生物医学上の実施要項では、それはほとんど追加的な手段とみなされ、培養器内で細胞を一定期間増殖させるのと大差ない扱いのままです。けれどもこのような見方を続けていると、誰もがある程度までは知っていること——出生前の環境が赤ん坊の発育に重要な影響を与えること、つまり遺伝子だけですべてを語ることができるわけではないこと——について重大な見逃しをすることになります。言わずと知れた疑問がたちどころに湧いてきます。たとえば妊婦は、喫煙や飲酒、ドラッグの使用、市販薬の多用は当然してはいけないことになっています。この中のどれか1つにでも手を出せば、胎児の発育環境に影響を与え、赤ん坊に深刻な害を及ぼすことになります。さて、仮に代理母がこうしたもののすべてに手を出したらどうなるでしょうか？　彼女の食生活が恐ろしく不健康だったら？　何か事情があって刑務所行きになったり、精神的におかしくなるほどストレスがたまったりしたら？　パートナーが彼女を殴ってしまったら？　当然ながら、こうした行為はすべて、将来個体として生まれてくるものに影響を与えるおそれがあります。けれども、だからといってこうした不幸を防ぐ手立てがありますか？　代理母を四六時中監視下に置きますか？　それとも隠遁生活を送る修道女のように修道院に閉じ込めて、彼女たちを悲惨な出来事から守りましょうか？

生態進化発生学と呼ばれる新分野がありますが、これは生命体の発生とそれを取り巻く環境との関係に注目する学問です（Gilbert and Epel 2015）。この新たな領域の一部は、成人発症型疾患の発生起源とかかわりがあります。そこから見えてくるのはまさに、遺伝子だけが成体の特性を決める因子ではなさそうだということです。遺伝子以外の因子という運任せのようなものには母体環境が大きな役割を果たしています。1980年代にはデビッド・バーカーらが、女性が妊娠中に摂取したカロリー量は胎児の代謝に影響を及ぼす可能性がある、という疫学のエビデンスを示しました（Barker 1994）。それどころか代謝の変化は成人後も続きます。子宮の中で栄養不足の状態だった赤ん坊は、出生体重が正常に比べて低い傾向にあり、成人してからは心臓発作あるいは脳卒中のリスクが非常に高くなります。この現象はマウスとラットの観察で確認されています。さらにこの現象の分子基盤も明らかにされています。低カロリー栄養下の胎児は、生まれた後の環境もおそらく低カロリーだろうという情報を受け取ります (Gilbert and Epel 2015, Burdge et al. 2006)。そこで、すばやく栄養を利用するための酵素をコードする遺伝子が抑制され、逆に栄養を貯蔵するための酵素をコードする遺伝子が活性化されます。進化という観点から見ると、こうしたメカニズムは実に筋の通ったものであり、食料の乏しい環境に生まれた赤ん坊には実際、不思議なくらい上手く機能しています。けれどもマウスでは、胎児が成長してエサが豊富な環境に生まれても、貯蔵遺伝子は活性化したままです。その結果、マウスは肥満になり、糖尿病と心臓発作を発症しやすくなります。これはヒトでは、「ミスマッチ仮説」と呼ばれています (Gluckman and Hanson 2007)。

代理母が胎児をどう扱うかに関心が集まるのは、こうした理由からです。赤ん坊の目や皮膚の色や顔の作りが、胚を提供した両親に似ることは簡単に想像がつきますが、他にも赤ん坊は、妊娠中の代理母に刷り込まれたあらゆる種類のメッセージを受け取ることになり、それが個性や健康に影響を与えることもあるのです。これらのメッセージは子どもの一生を通じて現れてきます。遺伝子がすべてではありません。遺伝子の発現は、甘く切なく美しい進化の過程で徐々に起こるものなのです。本書の最終章でさらに詳しく触れますから心しておいてください。

卵子提供

初期の代理出産は他の女性のお腹を借りて子どもを作ることでした。１９８０年代初頭、私たちは他の女性の卵子を使って子どもを作る方法を手に入れました。卵子を提供する女性は、代理母である必要も、代理母に報酬を支払うカップルの妻である必要もありませんでした。若くて生殖力のある卵子提供者を利用する可能性が見えてきたのは1983年のことです。化学物質の影響や、自然の成り行きで卵子を失った女性に役立てるためのものでした。こうした女性たちは、年齢的な理由、癌治療や骨盤手術を受けたこと、もしくはほかの合併症が原因で最初に不妊治療クリニックを訪れたときには、すでに排卵の機能を失っていました。彼女たちは卵子ドナーを見つけることができたのでしょうか？

当初から、「ドナー」という言葉がほんの婉曲表現にすぎなかったことはわかりきっていました。今ではおなじみの「ドナー」が、本当に「無償提供《ドネート》」するにしても、実は売るにしても、一般に、ドナーの卵子について触れられることはありません。代理出産を実施する医者が、「ドナーの提供品」に対する支払いをあいまいにする傾向にあったのと同じことです。[1]「匿名のドナー」という観念について言えば、匿名性維持の原則からドナーの詳細を載せたカラフルなカタログへと変貌するのにさして時間はかかりませんでした。カタログには、出生地と生年月日、趣味、学歴、興味のあることなど、「ドナー」に関するありとあらゆるヒントが掲載されていました——まさしく先に現れた精子「提供」に対して起こったことそのままです。このような事案はいかに規制すべきか（あるいは規制すべきでないか）。またもや世界中の弁護士、倫理学者、神学者、科学者たちは途方に暮れ、いくばくかの合意にこぎつけることさえできませんでした。すでに1999年の調査では、アメリカの某クリニックがドナーに支払っていた額が、過排卵サイクル1回につき2500ドル（27万5000円）——当時のカップルが卵子提供によるIVFに対して支払っていた額から見れば微々たるもの——であったことが実名と共に報告されています（Angier 1999a）。このクリニックの「ドナー」たちも例に漏れず抜群の生殖実績を誇り、求められたあらゆる検査に合格して、病気持ちでないことを証明した若い女性たちでした。[2]

閉経後の妊娠

2006年に流れたある女性のニュースを聞いて、大半の人は何かがおかしいと感じたことでしょう。糖尿病を患い、生まれつき盲目で、しかもすでに11人の子の母であり、20人の孫と3人のひ孫のいる閉経後の女性が、62歳でIVFを介して別の女性の卵子と夫の精子から男児を出産したというのですから（Goldenberg 2006）。こう書いてあれば、閉経後に母になるなど到底正気の沙汰とは思えないでしょう。ところが、40歳を過ぎての出産という概念は、医学の勝利でも女性解放戦線で勝ち取った勝利でもなく、社会的問題の根源であるとする記述は、専門書以外ではほとんど目にすることがないのです。

単純化されすぎた複雑なストーリー

生物医学のこうした最新の可能性には、なるほど心惹かれるものがあります。正直なところ――罪のないものに最初の石を投げさせよ[訳注2]――誰しもその誘惑にかられたことはあるでしょう。一日中きつい仕事をこなしながら子育てをしてきた人の心に、夢物語のようにこうした選択肢がたびたび浮かんできたとしても、それは無理もないことでしょう。考えてもみてください。四十路を過ぎた女性有名人たちが、生まれたての赤ん坊を抱いて得意げにポーズを決める姿が次々と高級雑誌やテレビコマーシャルに出てくるのですよ。しかもあっという間に出産前の見事な体形を取り戻して。ARTをいくつか組み合わせるという方法は、この21世紀に、美貌を維持することも自分自身の卵子から子どもを作ることもどちらも叶えたい女性、「ヤミー・マミーズ」という今の流行りを作り出すことになりました。どうすれば高齢でもそこまで簡単に母になれるのか、一般の人にはこれがうやむやのまま、流行は１９９０年代後半から始まっていました。ジュリア・ロバーツは38歳で双子を出産、ジェーン・シーモアは44歳で同じく双子を、スーザン・サランドンは46歳で赤ん坊を１人、ジーナ・デイヴィスは47歳で双子を、ホリー・ハンターも47歳で双子を出産しました。その頃にはもう一般のアメリカ人も、こうしたことは日常茶飯事だと考えるようになっていました。そう考えて当然ですよね？　これはただの芸能ニュースで、科学的なものではなかったのですから。四十過ぎの新米ママが子作りに使った技術の能書きを垂れる姿など、誰も期待はしていません。むしろ世間は、この有名人ママたちを新たな道の開拓者、つまり、まずは仕事で成功を手に入れ、その次には長らく棚上げにしてきた子をもつ喜びを手に入れた人たち、したがって、仕事を取るか家庭を取るかという20世紀を象徴する疎ましいジレンマをついに解決した人たちとして捉えたのでした。

　自身の出産方法について、セレブの誰もが口を閉ざしていたわけではありません。けれども、口を開いてくれた人たちの説明は、必ずしも彼女たちが実際にどんな方法を取ったのかという一般の疑問に答えるものではありませんでした。もちろん彼女たちは良かれと思って語ってくれたのですが。２００３年、『グッド・モーニング・アメリカ』のニュースキャスターだったジョアン・ランデンは、52歳で代理母を使ったと公表してややこしい前例を残してしまいました。ランデンは、一般的に生殖力があるとされる時期に一度家庭をもっていますが、その後年下の男性と再婚して、もう一度すべてをやり直すことに決めたそうです。まず52歳で双子を「授かり」、２年後に再び双子を「授かり」ました。ランデンは同年代の女性たちに彼女と同じことをするよう熱心に勧めました。けれども——こ

訳注２　新約聖書第８章７節より。姦淫の罪を犯した女をイエスに裁かせようと連れてきたパリサイ人に向かいイエスが発した言葉

れこそ同年代の女性たちを混乱させたと思しきポイントですが――、ランデンは卵子ドナーを使ったかどうかは決して明かしませんでした（もっとも、50歳なら卵子ドナーに頼った可能性はきわめて高いでしょう。さもなければ、摩訶不思議な奇跡が2度も起こったことになりますから）。その後、ニコール・キッドマンやサラ・ジェシカ・パーカーといった40代後半の有名人たちも代理母の利用を包み隠さず話すようになり、代理出産はますます身近なものに感じられる（あるいは見える）ようになっていきました。

高齢妊娠の医学的リスク

常に注目の的になる女性有名人が、微妙な私生活についての詳細をできるだけ伏せておこうとしても、それはもちろん責めるべきことではありません。個人の私生活に関して言えば、プライバシーは侵すべからざる権利であり、尊重されるべきものです。今の状況から生じる本当の問題、それは、同じ女性でありながらいつまでも若々しく自信に満ちた有名人たちの人生物語を読んだときに、多くの女性がある思い込みをしてしまうことなのです。聞きたくもないのにニュースから流れてくる幸せな赤ちゃん物語の数々にさらされて、今では、頭の切れる大学生でさえ、40歳を過ぎてもわけなく妊娠できると高をくくっています。けれども、まさにこの希望に満ちた若い女性たち、一目で恋に落ちた相手と生涯を伴にすることを固く信じ、最良の家庭を築くために早くも妊娠の計画を立てようとしているこの女性たちのために、赤ん坊を後回しにすることにはリスクと難点があることを周知させるべきなのです。ミレニアル世代の女性たちは、あらゆる面で最高の物を子どもに与えられるように、まずは自らの生活を物質的に充実させて、そのあとに子育てすることを夢に描いているのかもしれません。けれども夢は夢でしかありません――ドイツ語では夢をトラウム（Traum）と言います。私の若くて素敵な教え子たちが、大人の自分に思い描いた計画を挫かれてトラウマを抱える姿など見たくありません。事態は緊迫しています。

医者は依然として、40歳を過ぎた妊娠を良しとしていません。２０１５年には、「妊孕性の評価とカウンセリングを求める35～43歳の同棲中または独身で子どものいない女性を対象とした、育児の先送りに関する家族の意向と個人の意見」という長いタイトルを冠した論文などにより、妊娠を先延ばしにする傾向が明らかになりました。またこうしたタイトルからは、妊娠の先延ばしが長ければ長いほど成果が出にくくなることを医師が認識していることもうかがえます。

第一に、医師には高齢妊娠が自然に逆らう重大な賭けだとわかっています（Roy et al. 2014）。「歳を取るにつれて女性の卵巣の卵放出能は衰え、残された卵は数も少なく健康度も低下して、流産しやすくなります」。母親にとっては糖尿病や高血圧、子宮関連の癌という付随的なリスクもあります。

けれども高齢妊娠に伴う最も顕著なリスクの１つは、母親の年齢が原因で赤ん坊に染色体異常が発生することです。同じ卵母細胞が女性の卵巣に40年以上も存在しつづけることを思い出してください。染色体どうしをまとめている接着タンパク質が新たに置き換わることはなく、40年物のタンパク質なら誰のものでもそうであるように、そのタンパク質もほつれてしまうことがあるのです。染色体異常のある胎児のほとんどは死んでしまいます。それ以外の胎児には生殖器異常が起こります（不妊など）。ダウン症候群（21番染色体コピーが1本多いことに起因する）は、胎児生存の可能な数少ない染色体異常の１つです。これは高齢女性にきわめて高頻度に発生する可能性があるため、２０００年代初期には、40歳以上の女性に対するＩＶＦの実施を拒否するクリニックもありました。そのようなわけで、雑誌の表紙を飾るハッピーなセレブたちにも、慎重な態度を取らざるを得ないもっともな理由がきっとあったのでしょう。けれども、結局はそうした態度から彼女たちは、赤ん坊が生まれてきたプロセスの全容――代理母や提供卵子を利用したこと――について口を閉ざすことになったのです。代理母だの提供卵子だの、こういった話にはすっかり嫌気がさしてしまったかもしれませんね。ところが私たちは、まだ本当の意味で自然のお株を奪ったわけではないのです――まだ今のところは。

卵子の凍結保存

おそらく先の発言については、もっと意味深長に、そしてもっと今風に言うべきですね。少なくとも受精と胚発生に関する限り、数年前までの私たちは、自然のお株を奪うことなど到底不可能――少なくともその時点では――と信じていました。ところが、かつての自然生殖の限界に挑む新たな次の一手が、またもやすぐに始まることとなりました。そして、とうに分厚いARTのカタログに追加された、この生物医学上の一見すると善意の措置は、またぞろ社会情緒的側面に大きな混乱を招く原因となったのです。

近頃成功した卵の冷凍保存――実際は「卵子の凍結保存」ですが、「卵の冷凍保存」のほうがずっと堅苦しさがないでしょう――は、精子と受精胚だけが凍結可能だった以前に比べれば、確かに見事なブレークスルーです。おそらく非常に壊れやすいその性質のせいで、卵子を一度凍結したあとにまた融解するという処理は不可能な状況が続きました。その後1972年に成果が得られたものの、2000年代初頭になるまでその成果が再現されることはありませんでした。この処理は主に3つの特別なグループの女性のためのものであり、治療面においても精神面においても、一般に出回っている他のタイプのARTの代替策となるように考えられました。

卵子凍結保存の恩恵にあずかる主な集団の中で、いちばんに挙げられるのは、癌と診断された女性のうち、化学療法や放射線療法を開始する前の人たちでした。前述したように、化学療法や放射線療法は未受精卵にとって有害であり、たとえ治療後に生細胞が残ったとしても、その数はごくわずかです。アメリカでは毎年5万人に及ぶ妊娠可能年齢の女性が癌と診断されます。仮にあなたがその中のひとりだとしたら、生殖用の材料が永久に失われることのないように、卵子の採取と凍結保存を当てにしたいとは思いませんか？　卵子を凍結保存しておけば、癌を患う女性も自身の生殖のために予備を取っておくことが可能になり、将来ＡＲＴの治療を介して子どもをもつことができるのです。

二番目に挙げられるのは、まだ適当なパートナーがいない、あるいは他にも私的な理由や医学的な理由から、子どもを作る可能性をあとに取っておきたいという女性たちでした。たとえば、早期閉経の家族歴をもつ女性は、妊孕性の温存に強い関心を示すことが多く、たとえ若くして閉経が訪れても、卵子を凍結保存しておけば、彼女たちには貴重な資源の蓄えが残ることになります。

三番目は、受精胚の凍結は道徳的に許されないと考える女性たちです。同じ考えの医者も含めて、彼女たちにもようやく許容できる選択肢となったのがこの技術です。精子の凍結と同じく、卵子の凍結も道徳的な問題を解決する選択肢になります。この技術で凍結された細胞は、女性が初潮から閉経まで月経のたびに毎月排出する計数百個もの卵子と何ら違いはありません。いずれの月経サイクルを取ってみても卵子は受精されなければ死んでしまいます。死んでしまう卵子のほうが多いのは言うまでもありません。したがって、ＩＶＦのプロセスに必要なだけの卵子を受精させ、使用しなかった分を凍結できるようになったことは、生物倫理的立場から見ても、余剰胚凍結に反対する人たちにとって、脅威とはならない肯定的な解決策と言えます。

卵子の凍結保存は高価な技術であり、さらに、骨盤痛や腹痛に加えて卵巣の過刺激に伴うあらゆる危険をもたらします（この問題の詳細については付録を参照のこと）。それにもかかわらず、なぜこの技術は、医学的にはそれを必要としない人たちからも求められるのでしょうか?

ヤッピーの「凍結卵子」物語

時間の経過とともに見えてくるのは、多くの若い女性が健康上の理由もなく、自分にはこの技術が絶対に必要だと思い込んでいるという実情です。そしてそれが狂乱の始まりでした。一見目立たないようで実は世間をあっと言わせる出来事が突然降って湧いたのは2014年のことです。米国では、ほとんどの民間保険会社が不妊治療とARTに関連する費用の全額あるいは大部分を保険対象外としていましたが、そこに、フェイスブックとアップルが、従業員の総合的な福利厚生に卵子の凍結保存を含めると発表したのです (Zoll 2014)。この発想に一般大衆は大いに盛り上がり、巷ではすぐにおおよそ次のような衝撃的な話が語られるようになりました。フェイスブックやアップルと雇用契約を結べば、ホルモン治療の一括セットに申し込むことができるようになり、凍結タンクに卵子を保存して、こちらの都合に合わせていつでもそれを使えるようになるらしい——願わくば、卵子の使用は40代になってから。そうすれば、複雑きわまりない上に情緒不安定をもたらし、手間を取られる妊娠、出産、そして (度胸があれば) 産休、さらにそのあとにやってくる、仕事の邪魔はするわ、物事の優先順位は乱すわ、おまけに年がら年中世話のやける子どもを育てるという困難と試練に満ちた年月、こうした一連の負担を、エネルギッシュでクリエイティブな20代と30代の間は背負わずに済むのです。つまり、乱暴な言い方をすると、企業国家アメリカがあなたを最大限に活用し、あなたも企業国家アメリカを最大限に利用できる、というわけなのです。

この話に味方するかのような友好的な措置として、2013年初頭に米国生殖医学会 (ASRM) は、卵子の凍結保存を試験的な治療という位置づけから外しました。それによりこの処置は、それを必要とする人はもちろん、治療費用を進んで払おうとする人なら誰にでも実施が可能になりました。ただ興味深いのは、この新たな承認の対象となっていたのは、医学的な理由から卵子を凍結保存する人たちだったということです。ＡＳＲＭは次のような声明を出しています。「健康な女性において単に生殖性の老化を回避するという目的で卵母細胞の凍結保存［卵子凍結保存］を実施することについては、それを推奨するに足るデータ、すなわちその使用目的に対する卵子凍結保存法の安全性、有効性、倫理性、情緒的リスク、費用対効果を裏付けるデータは存在しない」(Practice Committees of the ASRM and the Society for Assisted Reproductive Technology［ASRM実務委員会及び生殖補助医療学会］２０１３)。そしてＡＳＲＭは、卵子凍結保存法の医療目的での使用の禁止を撤廃するとした同じ報告書に、「この技術を、出産の先送りを目的として商品化することは女性に誤った希望を与え、出産の先延ばしを助長することになりかねない」と書いています。事実、卵子凍結保存法を支持するデータは35歳以下の女性から得たものでした。

そうは言っても、いったい誰が耳を貸したでしょうか？　医学界の権威からの警告にもかかわらず、ＡＲＴ業界の最新の流行に対して経済界は明らかに前向きな反応を示しました。２０１５年の夏には、クリニックでの卵子凍結保存にかかる費用が当初の1万ドル（１１０万円）から値下がりし、フェイスブックとアップルの発表後にはとりわけ値下げが顕著になりました。

ニュースはますます珍奇なものになっていきました。瞬く間に新聞からブログへと場所を移していった卵子凍結物語は、ソーシャル・ネットワークでさらに火がつき、この新手の産業とその利用者に対して、実に奇怪なイメージが作りあげられていったのです。「卵子凍結パーティー」と銘打った説明会が、最新流行の洒落たホテルを会場に開催され始めました。女性は今や、お酒も男もたっぷりのカリブ海の休暇を存分に楽しむために、数十年分の青春をお金で買えるようになったのだ、などと言われるようになりました。物語は続きます。くつろいだ時間を過ごしながら、時にはパーティーを楽しみ、ギャーギャーうるさい子どもたちのことはずっと後回し。その間は永遠の伴侶を見つけるという重圧から解放され、機能スーツを身に着けて颯爽と仕事場に姿を現し出世の階段を上っていく。この筋書きに早くもメロドラマが目を付けていました。

ＡＲＴきっての奇怪きわまりないこの作り話が始まった当初から驚きだったのは、そもそもヒト凍結卵はどれだけ長く生存能あるいは受精能を保持していられるのか、そのことについては誰も知らないという事実が見過ごされたまま、このニュースが広まっていったことです。データも適切とは思えません。若くて健康な女性（38歳未満）でさえ、凍結卵で将来赤ん坊が生まれる可能性は2～12％ほどと推定されています。米国生殖医学会（American Society for Reproductive Medicine 2014）によれば、推定失敗率は90％とのことです。この推定がさほど外れていないとすると、卵子を冷凍保存する顧客のほとんどが、どの時点で子どもを作ることに決めようとも、将来は子どものいない状態に甘んじることになります。卵子を凍結保存した顧客のうち、どれだけの人がこの重大な欠点についてははっきりした説明を受けたのかは誰にもわかりません。卵子凍結保存法は、もともとは医学上や宗教上の理由による利用が優先されていましたが、ここ数年はむしろ若い女性に優先権が移ったかのように、彼女たちに向けた露骨な勧誘が行われているようです。二兎を追う者は必ず二兎を得る――得るべきである――と。

主流になる卵子凍結保存

大抵の人は広告を信用します。たぶんそれは、広告に心地よい説得力があるからでしょう。卵子の凍結保存に関しては、女性たちの優先事項の違いから、社会的に明確な違いが生じました。この技術の利用者にその利用の動機を尋ねる初のアンケートがニューヨークで実施されたとき、卵子を凍結した主な理由に、娯楽やキャリア優先のための育児先送りを挙げた人は、インタビューされた女性のうちのごく少数にとどまっていました。けれども2014年、ネット上に流れた卵子凍結関連のあらゆる話が知れ渡ると、情報は見事なまでに一気に拡散し、その技術は、働く女性たちにとってまたとない僥倖となって、徐々に流行っていったようです。2014年の後半に『コスモポリタン』誌に掲載された、34歳未満の女性560人以上を対象にしたアンケートでは、半数以上が卵子の凍結保存を検討すると回答しました。その理由として、パートナーを見つけなければという差し迫った重圧から解放されることに加えて、子どもを作る前にできる限り楽しむため、あるいは若いうちは赤ん坊にキャリアを邪魔されたくないからといったことが挙げられました。また、こうした若い女性たちが属する社会の生態系は、見たところではこの選択肢を当たり前のことと捉えているようでした。2014年の春、『ブルームバーグ・ビジネスウィーク』誌の表紙を飾った見出しは次のようなものでした。「赤ん坊は後回し？　卵子の凍結保存であなたのキャリアは解放されますか？」迷わずイエスと答えて何千ドルもする運試しにあえてお金をつぎ込む女性が、時とともに増加の一途をたどっています。彼女たちの答えはイエス以外にありません。アビー・ラビノウィッツ（Rabinowitz 2015）が複数のクリニックを調査した結果、卵子凍結保存の現行料金はおよそ4万ドル（440万円）でした。研究機関の会合に出席した専門家に言わせると「広告は人から金を巻き上げるための巧妙な手口」なのです。

卵子凍結が主流になったもう1つの理由は、米ホームコメディで取り上げられたことです。ABCの『モダン・ファミリー』では、2015年の放送回に、女性弁護士に絡んで卵子凍結が登場します。女性のオフィスの壁に飾られているミシェル・オバマやマヤ・アンジェロウと一緒に写った写真が、その女性が弁護士としてどれほど大きな成功を手にしたかを物語っています。新しいパートナーに向かって彼女の言うことには、確かに仕事の面では人生の成功者かもしれないけれど、6カ月もデートをしていないの。そしてうっとりした顔でこう言うのです。「日曜にはときどき私の凍結卵ちゃんに会いに、車で出かけるの」。さてこのゴージャスな女性は何を着ていたでしょう？　お決まりのイメージそのままです。強烈なターコイズ色のビジネススーツに、必須アイテムのハイヒールはスーツとマッチしています。素敵な女性だったことは確かです。それでも彼女が再び番組に登場することはありませんでした。果たして、この女性の選択がもたらし得るリスクの全体像が視聴者に少しでも伝わったのかどうか、首をかしげたくなります――それとも、ひょっとするとこれもまた、視聴者を説得する別の手口だったのでしょうか？　どなたかご存じ？

利益について

卵子の凍結法が実際にはどれほどの成功を収めたのか評価することは不可能です。というのも、各クリニックが独自の基準で出してくる数値が常に変わるからです。卵子凍結関連の研究所に資金援助する企業は、ＩＶＦ市場にはもう成長の余地がなかったことから、卵子の凍結保存ビジネスに新たな収益源を求めたことを率直に認めています (Spar 2006, Rabinowitz 2015)。やはり明確なターゲットは、大学院卒、若くて仕事熱心、知的で主に独身、同性の遊び仲間数人と頻繁に気晴らしを求め、一般的に自分の容姿を重要視する女性たちです。今や「卵子凍結パーティー」の時代です（BOX 6・1）。

BOX 6・1：『セックス・アンド・ザ・シティ』が卵子凍結保存と出会う

2015年、卵子凍結保存の顧客候補で、『ノーチラス』誌に記事を書く知的な女性 (Rabinowitz 2015) が、卵子凍結業界と個人的に接触したときのことを印象的な文章で次のように記しています。

昨秋、卵子凍結カクテルアワーに参加したときのことです。ソーホーのきらびやかなホテル一階のバーは、ハイヒールにしゃれたビジネス服という出で立ちの女性であふれていました。クラブ・ミュージックのビートが響き、カメラのフラッシュが光る中、私は、三脚の向きを大勢の客に合わせていたビデオカメラマンに危うくぶつかるところでした。その夕べの会を主催した……は新興企業で、進歩的な考え方をする都会派キャリアウーマンに妊娠保険と称して、卵子凍結保存の融資を行っていました。

彼女自身も一度、卵子を凍結したことがありましたが、二度とそれは繰り返さないと固く誓っていました。理由は、あるクリニックの院長が彼女に思慮深く語ったとおりです。「保険契約とは家が火事で焼け落ちたら保険金を払うというものです」。ですから、「卵子の凍結保存は保険契約ではありません。宝くじです」。ところがこの著者は、ひとりで地下鉄に乗って家に帰る途中、パーティーで渡されたピカピカの小物が入った袋を眺めるうちに、「もう一度卵子を凍結してみようか、と考えている自分に気づいたのです。『セックスとニューヨーク』へ繰り出す女の子の夜遊び風に演出されたバイオ医学の販促活動のせいで」

マンハッタンの気取ったホテルで開催されたパーティーのテーマは「楽しもう、妊娠しよう、さぁ凍結しよう」（Johnston and Zoll 2014, Lampert 2015）。次はこのパーティーの地下鉄広告です。「42歳のエマへ30歳のエマより。今はまだ赤ん坊を産むつもりがないなら、卵子を凍結保存して。自分に時間という贈り物をあげてね」。一体全体こうしたストーリーでは何が起こっているのでしょう？　魔法がかけられているせいです。

批判するのは簡単です。理解するのははるかに困難です。理解するには個人と集団の努力が必要ですが、それは市民としての義務ともいえるほどに、ますます必要になっています。今でも、アメリカで指導的立場にある生殖研究者たちは、何年か経ってから使うつもりで卵子を凍結保存している若い女性のほとんどはその卵子を使えないと考えています。これは大変な事態を引き起こしかねません。女性たちは、思う存分男性と対等に生き、そしてそのあとに、家庭をもつのにふさわしいタイミングが訪れたときには母性愛あふれる母親になるという、素晴らしい生き方を約束されているのです。もしそれが実現しないとしたらどうなりますか?「妊孕性の衰えは30歳から始まり、40歳になる頃には妊娠の可能性は激減する」(Roy 2014)ということを肝に銘じておいてください。子作りに意欲的な40歳の女性がもはや妊娠できないとなれば、今度は代理母や卵子ドナーという手があります。ただし、試験管で育った受精胚にしても、他の妊娠と同じように、首尾よく子宮に巣ごもりできるかどうか、あるいは妊娠第一期を生き延びられるかどうかを確かめなければなりません――そしてこれはすでに述べたように、現実世界では、望めばすぐに実現するようなことではないのです。

社会の集団的責任

この地球上で最も幸福な国としてランクされる国は、毎年デンマークだそうです(1973年以来1位の座を占めています)が、これは強固な福祉国家に属しているという国民の安心感からくる幸福感だと思えば筋が通る、そう考える人もいるでしょう。デンマーク人に聞けばきっとうなずくに相違ありません。さて、デンマークのような福祉国家とは、両親が共に取得できる一年間の有給産休、丸一カ月の有給休暇、子どもが世帯を外れるまで支給される寛大な給付金、幼児期から積極的に導入される きわめて質の高い教育システム、こういったものが揃った国のことです——こうしたシステムは、この国の多額の税金が投入される重要な事柄の一部です。こういった支援があれば、ある程度の年齢まで子どもをもつ時期を遅らせる必要などないと思いたくなりますが、デンマーク人の友人は間髪入れずに「そうじゃないのよね」と否定します。「私の娘は38歳になるけれど、まだ子どもがいないのよ。娘だって国のそういったサービスは全部受けられるけど、多国籍企業に勤めていて、家に帰っても夜遅くまで仕事をしなくちゃいけないし、もちろん出張も年中あって。大変なプレッシャーよ。仕事がそんなだから恐ろしくて子どもどころじゃないの。そこら中にある西洋型社会と同じだと思うわよ」

こうしたさまざまな要素からわかることは、すでに利用されている技術の大半は今後も利用されつづけ、その流れは逆行しそうにないということです。そうした考えを好むと好まざるにかかわらず、閉経後のママや代理出産、卵子ドナー、卵子凍結といった問題に対処するのは早ければ早いほど良いのです。私たちの文化がどこへ向かおうとしているのか、本当にそこへ向かう必要があるのか、少なくとも自問してみるべきです。たとえば私の世代では、30歳のシングルマザーで、私のようにフルタイム勤務をしていた女性の多くが、困難に屈しないように、幸せでいられるように、責任の重い仕事に出かける前も帰宅後も、手のかかる子どもの面倒を精いっぱい見られるようにと、白い粉末を鼻から吸い込んでいたのです。なぜそんなことをするのか、理由は容易に察しがつきました。それで今は？　いざとなったら50代後半の閉経を迎えたママたちでも、よちよち歩きであちこち動き回る三つ子を世話する忍耐を発揮するのでしょうか？　ましてや60代後半になって10代の疼きや苦悩に付き合っていくだけのエネルギーをもちあわせているとでも？——そもそも、このママたちがその歳になるまでみんなぴんぴんしているものと決めてかかること自体、とぼけた話ではありませんか。本当に医学はいますぐにでも、私たちがこれまでにも増してずっと長生きできるように、エネルギッシュで気持ちも若く保っていられるようにしてくれるのでしょうか──それとも私たちには、孤児や薬物中毒の母親をもつ子どもが溢れる世の中に対する覚悟ができているのでしょうか？ それもこれも、単にすべてが技術的には可能だからという理由だけで。

「生物学上の子ども」というジレンマ

ARTの拡大について検討してきましたが、最も明白な問題についてはまだ取り上げていません。家族の歴史にまつわる旅の難所中の難所に直面することになりそうですが、そろそろ取りかかるとしましょう。それにしても自ずと疑問が湧いてきます。いったいなぜ人は、あらゆる苦難や犠牲、欠陥、そして幾度となく打ち砕かれる希望に身を投じてまで、あくまでも遺伝的な類似性にこだわった子どもを手に入れようとするのでしょう？ ARTで生まれる赤ん坊は何らかの形で親と異なる場合が多いということを私たちは繰り返し確認してきました。卵子や精子の提供を受けた場合、子どもは遺伝的にそれほど似ているとは言えなくなります。代理母を使ったとすれば、子宮内の環境を通じたメッセージを生物学的な親から子どもへ伝えることはできません。世間には生物学的遺産に対して、どういうわけか奇妙でお金のかかる強い執着があり、それは夢物語を中心にして成り立っています。今ではすっかり遺伝ノイローゼです。

そこで、こうしたお金もかかれば不安も尽きないやり方はやめて、単に養子を迎えるなどして人生を歩んでいくのはどうでしょう？ アメリカ人の夫婦は昔ほど養子を取らなくなっています（Wilson

2014）が、これから親になろうとする人たちがよく言うのは、養子縁組にはリスクが多いということです。生物学上の両親は子どもが生まれると気が変わり、子どもを手放さない可能性もある。その上、母親が社会経済的に低階層の出であることが多く、飲酒や薬物摂取の可能性が高いからだと。またアメリカ人の夫婦が言うには、養子縁組斡旋業者が手数料を取るため、養子縁組の手続きは高くつくこともあるし、海外から子どもを連れてくるには多額の費用と時間がかかる云々。いったい誰が誰を救うのか、考え方が逆転してしまったかのようです。アメリカでは養子縁組はもはや子どもの救済ではなくなり、家庭を台無しにするかもしれない邪悪な遺伝子や好ましくない過去のせいで夫婦に破滅をもたらすおそれのあるものになってしまったようです。一方で、生物学上の子どもは、かつて社会的構成概念であったものに対して根本から形勢を逆転してくれる、夫婦の唯一の救いとなり得るのです（Wilson 2014）。

養子だったビル・クリントンやエレノア・ルーズベルト、ジェラルド・フォード、ウィリー・ネルソン、ネルソン・マンデラ、そしてスティーブ・ジョブズが大きな成功を収めたことは誰でも知っています。とは言え、養子縁組を1つの選択肢として、ましてや賢い選択肢としてほのめかすことなど、余計なお世話で独断的と受け止められかねません。養子縁組は、確かに一部の人たちにとって費用負担の大きい選択肢であることに変わりはありませんが、通常はＩＶＦより安く、とりわけ、高齢女性に典型的な複数回に及ぶホルモン治療の費用よりは負担が軽いのです。その上、この点は指摘しても差し支えないと思いますが、「実の」子どもを作りたいだけなのだと言って譲らない人がいると、ますます複雑化していく一連の技術の組み合わせが、それに応じた複雑な生物学的混乱を招くおそれがあるのです。圧倒的な人口過剰により資源が脅かされている世界で、養子縁組は理にかなっているうえに道徳的な行為であると思われます。けれども私たちはハイテクこそが進歩だと考えがちです。ゲノムの大切さは子育てに対する親の姿勢に勝るもの、養子縁組には利するところなし、と思われているようです。遺伝ノイローゼは脳内の事象であると同時に社会の現象でもあるのです。

第4部

生物学を介して人の在り方を改善する

現実と幻想

是が非でも遺伝子の似通った子どもが欲しいとなれば、クローニングしかないでしょう。これなら親と同一の核遺伝子をもつ子どもが生まれることになるでしょうから。この章で取り上げるのはクローニングの科学とクローニングの夢物語です。スコットとクララはどちらとも、体細胞核移植の開発を行う研究室で働き、哺乳類の卵を操作して別の細胞の核を移入したという経験の持ち主です。

どんな技術にも歴史があります。スコットが語る第7章では、動物のクローニング技術について見ていきます。また、ES細胞を用いたクローニングを治療に利用できることが明らかになって以来、そのクローニング技術がどのように変化していったのかを見ていきます。ES細胞の入手には難しさがありました（道徳的な懸念を示す人も大勢います）。それに加えて、新技術——人工多能性幹細胞（iPS細胞）——によって、研究者たちは体のほとんどの細胞を多能性幹細胞に変換できるようになり、こうした細胞を操作することで人の能力を強化できるようになってしまうのではないか、という新たな懸念が生じることになりました。

うら若き女性が哺乳類のクローン作製の先駆けとなる研究室で働く日常とはどんなものだったのでしょう？　そこでクローンの研究をしていた人たちの動機とは？　そもそもなぜ動物のクローンを作製したいと思ったのか？　健康な哺乳類クローンの作製に失敗を重ねたことが幹細胞技術と臍帯血幹細胞の保存につながったいきさつとは？　第8章で述べられるのはクララ本人の話です。哺乳類のクローン作製技術の黎明期にあたるこの時期にその渦中にあった研究室にいたときの様子や、羊のドリーが誕生した後の劇的な状況の変化について語ってもらいます。

第7章　動物、細胞、遺伝子のクローニング

クローニングはどこから来て、この先どこへ行くつもりだろう？

スコット・ギルバート

この物語はちょっとごちゃごちゃしているように見えるかもしれない。でもそれは生命自身がそうだからであり、科学も生命の一部分であるからにほかならない。

——イアン・ウィルマット（ドリーの作製チーム主任）、2000年[訳注1]

自己複製の新たな方法にクローンの作製というものがあります。生まれてくるのは同一の遺伝子をもった子どもということになるでしょう。あなたの細胞核遺伝子のたった半分ではなく、完全なセットをもった子どもです（わずかなミトコンドリア遺伝子が異なるだけです）。とは言っても、これは

訳注1　『第二の創造　クローン羊ドリーと生命操作の時代』（イアン・ウィルマット／キース・キャンベル／コリン・タッジ著、牧野俊一訳、岩波書店、2002年）より引用

凍結卵子や代理子宮といった類の新しい方法と比べても、はるかにサイエンス・フィクション性の高い話です。けれどもクローニングは、幹細胞移植や遺伝子編集など、いくつかの新技術をもたらしました。こうした技術が、人であることや自然とは何かについての私たちの考え方に大きな影響を与えることは間違いありません。「クローン（clone）」という言葉は、挿し木や小枝を意味するギリシャ語の *klon* に由来します。元の植物のたった一部から一個の完全な形をした植物が育つ場合がありますが、たとえば、リンゴの木は通常は幹の接ぎ木から育てます。またイチゴでは、つるのほんの小さな一部分から畑いっぱいのイチゴが育つこともあります。

動物クローニングの科学は2つの原則がもとになっています。1つは、発生途上である胚あるいは成人の細胞核は、すべて同一の遺伝子（すなわち受精時に成立したゲノム）をもっている点です。2つめは、卵に「細工」を施すことで、精子の進入とは違う方法で正常の細胞分裂と発生の過程を導くことができる点です。第3章で確認したように、受精は遺伝物質の移動と発生の活性化という2つのプロセスを行います。クローニングを成功させるには、この2つのプロセスを人工的に行わなければなりません。

初期の脊椎動物クローニング実験：カエルを使った冒険

クローニングの発想は、体の細胞のゲノムはすべて同一であるという、初期の実験で得られたエビデンスをもとに始まりました。[1] 1950年代にロバート・ブリッグスとトーマス・キング（Briggs and King 1952）の研究室が、カエルの初期胚細胞から採取した核を、人工的に活性化した卵の細胞質に移植すると、その新たに移植された核が、完全なオタマジャクシの発生を導くことを実証しました。

一方で、完全に分化した成熟細胞（発生途上の胚の細胞ではなく）から採取した核では、全能性獲得は制限されるということが明らかになりました──完全なオタマジャクシは得られなかったのです。ジョン・ガードンの研究室（Gurdon 1962）は成熟細胞から得た核で完全なオタマジャクシを得ることに成功しましたが、数々のサイエンス・フィクション系の書籍や雑誌記事に反して、成体動物の分化細胞から採取した核を用いて新たな成体動物が得られることはありませんでした──１９９７年に羊のドリーが登場するまでは。

哺乳類のクローニング

１９９７年初頭、スコットランドのエジンバラにあるロスリン研究所のイアン・ウィルマットは、１９９６年に代理母羊から生まれたドーセット種の雌羊、ドリーが、実は成体の雌羊に由来する成熟細胞の核から作製されたクローンであることを発表し、世界に衝撃を与えました（Wilmut et al. 1997）。これは、成熟細胞の核を用いた成体脊椎動物のクローン作製として初の成功例となったのです。これは、大方の発生学者の予想では、万が一実現の可能性が証明されたとしても、それが本当に現実のものとなるにはまだ数年はかかるだろうとされていた出来事でした。

ウィルマットらはどのようにして「不可能を可能にした」のでしょうか？　まずウィルマットらは、６歳の妊娠羊（フィン・ドーセット種）の乳腺（乳房）から採取した細胞を培養皿の中で増殖させました。増殖培地は、細胞の染色体の状態が排卵時の卵の染色体と同じ状態になるように調製されていました。次に別種（スコティッシュ・ブラックフェイス種）の雌羊から成熟中の卵細胞を得て、その核を除去しました。そして乳腺細胞と除核した卵細胞（核を除いた未受精卵）を互いにぎゅっと押しつけ、電気パルスを送って融合させました。電気パルスが細胞膜の不安定化を引き起こし、細胞どうしの融合が可能になったのです。さらにこの電気パルスは再構築卵を活性化して発生の開始を促しました。細胞は分裂し、それによって形成された核移植胚は、最終的にスコティッシュ・ブラックフェイス種の偽妊娠羊の子宮に移植されました。

　この実験期間中に作製された４３４個の体細胞融合再構築卵細胞のうち、たった１つが成体になるまで生き残りました。ドリーです。ＤＮＡ解析により、ドリーの細胞核は確かにドナー核を採取したドーセット種の羊由来のものであることが確認されました。発生に必要な遺伝子に欠失や何らかの変異があると、遺伝子はは機能しなくなりますが、そういったものは一切認められませんでした。また、ドリーが完全な生殖機能をもった成体であることは、ウェルシュ・マウンテン種の雄羊と正常に交尾して仔羊を出産したことにより実証されました。

　けれどもドリーは、すこぶる健康な羊だったわけではありません。ドリーが早死にしたのは、もとになった細胞核が成体由来であったためだと言われています。「生まれたときから年を取っていた」というわけです。１９９７年以降、世界中の研究室が羊、牛、ウサギ、マウス、猫、およびその他の哺乳類の確実なクローニングに成功しましたが、そうしたクローン動物のほとんどは、すべての器官が適切に形成されているように見えても、その多くが早い時期に消耗性疾患を発症しました[監訳者注1]。

哺乳類のクローニングは何のため？

　哺乳類のクローニングを研究していた科学者たちには、それを医学と商売の両方に応用しようという目論見がありました。よくよく考えてみると、哺乳類のクローニング技術の数々が、大学ではなく、まずは製薬企業によって展開されていったことには、なるほどもっともな理由がありました。クローニングは、受精時の細胞核と細胞質との関係を研究する発生生物学者や、老化（と、それに伴う核の能力の喪失）の研究者にとっては興味深いテーマです。けれども哺乳類のクローンは、**タンパク質製剤（protein pharmaceuticals）**とかかわっている人々には特別の関心事なのです。

重要なタンパク質製剤には、インスリン（糖尿病治療用）や血液凝固因子（血友病治療用）があります。こうした薬剤は生化学的に製造するのが難しく、また当初は高価でした。なかには動物から得られる薬剤もありますが（たとえばインスリンは従来ブタから得ていました）、拒絶反応の問題があり、患者は通常、動物由来のタンパク質よりもヒトタンパク質に対してはるかに高い寛容性を示します。では、私たちが必要とする特定のヒトタンパク質を大量に獲得するにはどうしたらよいでしょうか？

タンパク質製剤を製造する最も効率的な方法の1つに、手に入れたいタンパク質をコードするヒト遺伝子を、羊やヤギ、牛の卵細胞ＤＮＡに導入するというものがあります。こうして導入された遺伝子が**導入遺伝子（transgene）**であり、遺伝子を導入された動物はトランスジェニック動物と呼ばれます。トランスジェニックの雌羊あるいは雌牛は、ヒトタンパク質の遺伝子を含有すると考えられるだけでなく、その遺伝子を乳房組織に発現させることによって、必要なタンパク質をその乳汁に分泌することができると考えられています（Melo et al. 2007）。

トランスジェニックの羊、牛、あるいはヤギの作製は、いたって非効率的な企てです。遺伝子導入を施した受精卵のうち、成体のトランスジェニック動物へと成熟していくのは、わずか20％ほどです。

監訳者注1　ハワイ大学の柳町隆造研究室で生まれた世界初のクローンマウス"Cumulina"は、2年7カ月生存した「長寿マウス」であった。

そしてこの成体のトランスジェニック動物のうち、実際にヒト遺伝子を発現するのは、わずか5％ほどなのです。さらにこのヒト遺伝子を発現しているトランスジェニック動物の中で、雌は半数だけです。このうち乳汁に高レベルのタンパク質を分泌している動物の割合はごくわずかになります。その上、動物たちが乳汁を産生するようになるまでには数年を要することが多く、数年間乳汁を産生した後には死んでしまうのです。ついでに言うと、初代のトランスジェニック動物に比べると、一般にその子どもはヒトタンパク質の分泌があまり得意ではありません（Meade 1997）。

クローニングによって、製薬企業は「トランスジェニック動物のエリート」の「複製」を山ほど作製できるようになるでしょう。こうしたトランスジェニック動物のクローンは、その乳汁中に大量のヒトタンパク質を産生するはずです。このような技術は医学的価値が大きく、多くの患者の命を左右するヒトタンパク質製剤がかなり安く手に入るようになるかもしれません。クローニングに対する経済的インセンティブもまた大きかったのです。こうした背景から、ロスリン研究所はドリー誕生の発表からほどなくして、ポリーと名付けたクローン羊の誕生を公表しました（Schnieke et al. 1997, Pollack 2009）。ポリーは成体のトランスジェニック羊の細胞から作製されたクローンであり、その細胞にはヒト血液凝固第Ⅸ因子をコードする遺伝子、つまり先天性血友病では機能不全に陥っている遺伝子が含まれていました。

クローン動物が健康問題を抱える理由は？

クローン動物の多くは、肥満や肝不全、脳奇形、呼吸窮迫症、循環器、免疫系の機能不全を患っています。出生までこぎつけるクローン動物がなぜ極端に少ないのかという疑問と、出生まで生き延びても深刻な健康問題を抱えることが多いのはなぜかという疑問には関連があると考えられます(Burgstaller and Brem 2016)。まず、クローン動物は通常より早く老化する場合があります。つまり、生まれたクローンの細胞が、クローン作製に用いられた成体動物の年齢を反映するという推測です。次に、核ドナーとして利用された成熟分化細胞のＤＮＡが高度に化学的修飾されているため、初期胚の細胞状態のような、過度に化学的修飾がされていないＤＮＡの状態に戻すことがきわめて困難であるという理由も考えられます。種々の細胞タイプがすべて同一の遺伝子セットをもっているとはいえ、あらゆる細胞の中のあらゆる遺伝子が活性を示す（つまりタンパク質を産生する）――そんなことになったら分子は大混乱です――わけでないことは明白です。

詳細研究の対象となっているＤＮＡ修飾の主なタイプはメチル化です。メチル化では、メチル基――１個の炭素原子と３個の水素原子から成る小さな生化学的原子団（$-CH_3$）――がＤＮＡ分子に付加され、遺伝子の活性化を抑えます。さまざまな種類の細胞のさまざまなＤＮＡ領域がメチル化されます。たとえば赤血球の前駆細胞では、グロビン遺伝子はメチル化されていません（活性を示す）が、インスリンをコードする遺伝子はメチル化されています（不活性）。ところがインスリンを分泌する膵細胞では、その遺伝子のメチル化は保留されています。

クローン動物ではメチル化のパターンに異常があることを複数の研究グループが明らかにしました(Boiani et al. 2002, Jaenisch and Wilmut 2001)。遺伝子の多くは、未分化状態への「初期化」（**エピジェネティック・リプログラミング**(**epigenetic reprogramming**)と呼ばれるプロセス）が可能ですが、分化型メチル化パターンを保持する遺伝子もあるようです。不完全なメチル化パターンは異常な遺伝子の活性化（言い換えると異常なタンパク質の産生）をもたらします。クローン胚の生存率が低く、生き残ったクローンも健康上の問題に悩まされる理由はこれで説明がつきそうです。この現象は科学者に興味深いひとつの問題を提起します。細胞の分化を逆行させることはできるのか、もしできるとすればどのような方法によるのか。実際、癌はDNAのメチル化異常と関連があると確信する研究者もいます。こうしてクローニングの研究は、癌細胞がどのように発生、増殖していくのかについての新たな洞察を与えてくれることもあるかもしれません。

要するに、クローニングは大して有効な技術とは言えず、健康な子孫をもたらすこともあまりないのです。

幹細胞の生物学

つづいてES細胞の話です。第5章で確認したように、初期胚の細胞はすべて、体のあらゆる種類の細胞と胎盤を形成する能力をもちます。これらの細胞——ヒト胚の最初の8細胞のような——は**全能性（totipotent）**細胞です。ひとたび胚盤胞が形成されると、外側の細胞は胎盤の前駆体細胞となり、内部細胞塊は胚の全細胞を作り出す能力をもつことになります。この内部塊の細胞は、現在では**多能性（pluripotent）**をもつ細胞群とされています。この多能性の細胞群を胚から採取して研究室で培養したものが**ES細胞**と呼ばれるものです。

幹細胞にはきわめて重要な特性が2つあります。

1 無限の分裂能をもつ。
2 自分と同じ幹細胞と、異なる細胞に分化する細胞とを生み出す能力をもつ。

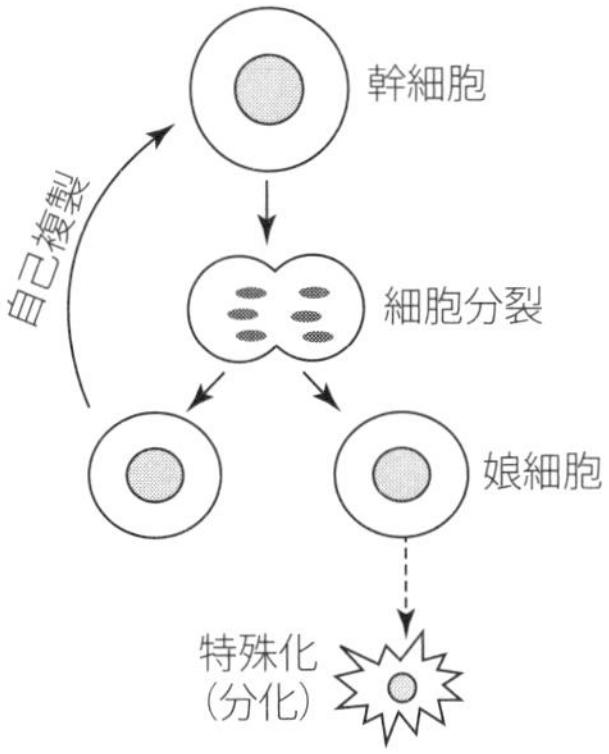

図 7.1　幹細胞

幹細胞の分裂の特徴は、１つは幹細胞として残る娘細胞に、もう１つは異なる細胞へと分化できる娘細胞となるように分裂することです。このようにして、常に幹細胞が増殖できるようになっているのです。幹細胞として残る娘細胞は通常、他の細胞が幹細胞を取り囲んで形成する「ニッチ」に結合して存在し、分化する娘細胞はニッチの外に出ていきます。

ご覧のとおり幹細胞は、異なる細胞に分化する細胞に加えて幹細胞そのものも生成するのです（**図7・1**）。これは大変重要なことです。なぜなら、これにより幹細胞の数は比較的一定に保たれ、したがって、異なる細胞に分化する細胞を継続的に生成できることになるからです（Martin 1981, Gilbert and Barresi 2016）。

ＥＳ細胞は継続的に自己複製する細胞です。概して、ＥＳ細胞が分裂すると、１個の細胞はＥＳ細胞のまま存在し、もう一方の娘細胞は身体のあらゆる細胞になることができますが、どの細胞になるかは娘細胞が出会う細胞次第で決まります。前述したように、ＥＳ細胞は胚の組織すべてを形成することのできる細胞であり、まだ認識可能な構造をもたない初期胚の内部細胞塊に由来します。ＥＳ細胞は、リング状になった２５０個にも満たない数の細胞に由来します。

成体幹細胞というものもあります。たとえば、私たちの骨髄には造血幹細胞があり、この細胞によって人から人への骨髄移植が可能になります。この造血幹細胞は**多分化能性（multipotent）**です。全能性細胞は胚と胎児由来の胎盤（胎盤の半分は母体が形成します）を形成し、多能性細胞は胚のあらゆる細胞（胎盤を形成することはできません）を形成することができますが、多分化能性細胞は、限られた細胞系譜内で複数の細胞タイプの形成が可能になります。たとえば骨髄の造血幹細胞は赤血球、白血球および免疫系のリンパ球を形成することが可能です。興味深いことに、造血幹細胞は胎児と母体をつなぐ臍帯にも存在します。臍帯血や臍帯マトリックスには、造血幹細胞が豊富に含まれており、また、筋肉や骨、結合組織の形成能をもつ別の種類の多分化能性幹細胞も含まれていると考えられます[2]。

幹細胞は医学にとって計り知れないほどの重要性を秘めています。多能性ES細胞、つまり成体のあらゆる細胞を生成することができる細胞の将来性は、今、医学界の想像力をかき立てています。身体のどのタイプの正常細胞をも生成可能な細胞を調達できることを想像してみてください。たとえば、中枢神経変性疾患（アルツハイマー病やパーキンソン病など）あるいは脊髄損傷の患者には新しい神経細胞を、糖尿病患者には新しい膵β細胞を、貧血の患者には新しい血液細胞を、ヒトES細胞を利用して作製するといったことが挙げられます。心臓の悪い人は、損傷した組織を幹細胞由来の心筋細胞で置き換えることができるかもしれません。免疫不全を患う人は、機能不全の免疫系を補完できるようになるかもしれません。

ヒトES細胞の主な入手先は2つあります。ヒト胚の内部細胞塊由来が1つ。この細胞は、不妊治療過程で治療に用いられなくなった受精胚から入手するのが一般的です。というのは、IVFを行う場合は、実際に移植する数よりもかなり多くの受精胚を発生させるからです。流産胎児由来の配偶子前駆細胞（精子と卵子を形成する）からES細胞を生成する方法が2つめです。いずれの場合もES

細胞は多能性を示します。

ＥＳ細胞治療はすでにマウスで奏効しています。マウスＥＳ細胞をある条件下で培養し、インスリンを分泌する膵細胞、筋肉細胞、グリア細胞、神経細胞の生成が可能な系統特異的幹細胞を形成させるのです。たとえば、マウスＥＳ細胞を特定のタンパク質2種類を含む培養皿に入れると、ＥＳ細胞はグリア細胞に分化しました。グリア細胞は、神経系を支持し神経細胞を維持するほか、記憶の貯蔵に重要な役割を果たすと考えられています。同じＥＳ細胞でも、別の化学物質の混合物を含む培地で培養すると、今度は神経細胞になりました。最も重要なことは、このグリア細胞と神経細胞が機能性を示したということです。罹患マウスの脳に導入されたこれらの細胞は、グリア機能と神経機能を修復することができたのです。事実、マウスＥＳ細胞由来の神経細胞は、マウスにおいてパーキンソン病類似疾患の症状を顕著に軽減したことが認められたのです[監訳者注2] (Brüstle et al. 1999, McDonald et al. 1999)。

ヒトＥＳ細胞が、その増殖条件に関してマウスＥＳ細胞といくらか異なる点があるとしても、ほとんどの面では互いにとてもよく似ています。マウスＥＳ細胞と同様に、ヒトＥＳ細胞も特異的な発生過程に向かわせることができます。たとえば、研究者らはヒトＥＳ細胞を成体造血 (hematopoietic) 幹細胞へと導くことができるようになっていますが、さらにこの造血幹細胞はさまざまなタイプの血球へと分化する能力をもっています。

監訳者注2　2010年には、ヒトＥＳ細胞による再生医療が脊髄損傷に対して初めて実施され、現在まで網膜変性疾患、心筋梗塞、1型糖尿病、パーキンソン病、先天性肝疾患など多数行われている。

人工多能性幹細胞

実験マウスとヒトとの大きな違いは、実験マウスが近交系で遺伝的に同一であることです。もちろんヒトは違います。これが何を意味するかと言うと、ヒトES細胞は分化するにつれて数種類のタンパク質を相当量発現して、それが免疫拒絶を引き起こすおそれがあるということです。では特定の患者に適合するES細胞はどうすれば得られるでしょうか？　ブレークスルーは2006年に訪れました。正常マウスのES細胞で活性を示すある種の遺伝子があり、これらの遺伝子を正常成体マウスの線維芽細胞（切り傷を修復する皮膚の細胞タイプ）内で活性化させると、線維芽細胞がES細胞と同等の状態に変化するということを、高橋和利と山中伸弥（Takahashi and Yamanaka 2006）が明らかにしたのです。1年後、高橋と山中に加えて他の研究者（Takahashi et al. 2007, Yu et al. 2007）も、これらの遺伝子がヒト線維芽細胞をES細胞と同等の細胞に変化させることを証明しました。このような細胞を**人工多能性幹細胞（iPS細胞、induced pluripotent stem cells）**と呼びます。この細胞は、マウスにおいては胚のあらゆるタイプの細胞を産生できます。その上、正常マウス胚から本来の胚性細胞を取り除いてiPS細胞に置き換えると、iPS細胞から1個の完全な胚が発生することが明らかになったのです。このことは胚が、iPS細胞に変化させられた単一の成熟細胞に由来することを意味します。また、どうやらiPS細胞は「若い」状態にとどまっているらしいのです。というのも、iPS細胞と本物のES細胞、DNAメチル化のパターンが酷似しているからです。

iPS細胞由来の造血幹細胞がマウスの突然変異表現型を修正する能力を示したことによって、iPS細胞治療の将来性が立証されました（Hanna et al. 2007）。この研究では、多能性を誘導する遺伝子を活性化することにより、鎌状赤血球へモグロビンをもつマウスに由来する皮膚線維芽細胞をiP

S細胞へと変化させ、次いでその細胞に正常なグロビン遺伝子を含むＤＮＡを与えました。次に遺伝子修正を施したこれらのｉＰＳ細胞を、成体造血幹細胞の産生を促す培地で培養し、この成体幹細胞を鎌状赤血球貧血のマウスに注入しました。治療から２カ月以内に貧血は治癒しました。現在、ヒトを対象にこのタイプの治療的技術が研究されています（図7・2）。

山中は多能性幹細胞作製の先駆的研究者としてノーベル賞を受賞しました。山中チームの技術は生殖と再生にとっての有望な手法となるでしょう。脊髄損傷、肝不全、心不全、そしてアルツハイマー病やパーキンソン病といった神経変性疾患が、幹細胞によって治療できるようになるのもそれほど遠い将来のことではないかもしれません。

２０１４年、２つの研究室（Pagliuca et al. 2014, Rezania et al. 2014）が、こうした治療への期待を一歩前進させました。膵臓の発生過程に認められた化合物にマウスｉＰＳ細胞を曝露すると、その化合物によって、ｉＰＳ細胞がインスリン分泌膵細胞に分化することが示されたのです。このインスリン分泌細胞を糖尿病マウスに導入すると、マウスの糖尿病は治癒しました。こうした細胞が糖尿病の新たな治療法を生み出す可能性が出てきたのです。

ｉＰＳ細胞に関しては倫理的な問題がいくつかあります。問題の１つは老化に関するものです（Gilbert et al. 2005）。ｉＰＳ細胞は死を遅らせることができるでしょうか？　もし、体の老化細胞をｉＰＳ細胞から形成された器官と継続的に交換できるとしたら、死ぬ運命を先に延ばせるのでしょうか？　１５０歳まで生きることが許されてよいと思いますか？　仮に、一部の人たちだけが１００歳過ぎまで健康に生きられる長寿療法を手に入れられるとしたら、どんな結果をもたらすことになるでしょう？１００歳を超えた人にこの技術を適用することは妥当でしょうか？　相対的に現役世代が少なく、１００歳代の引退世代が大半を占める国での暮らしには、どういった財政上の影響があるのでしょう？

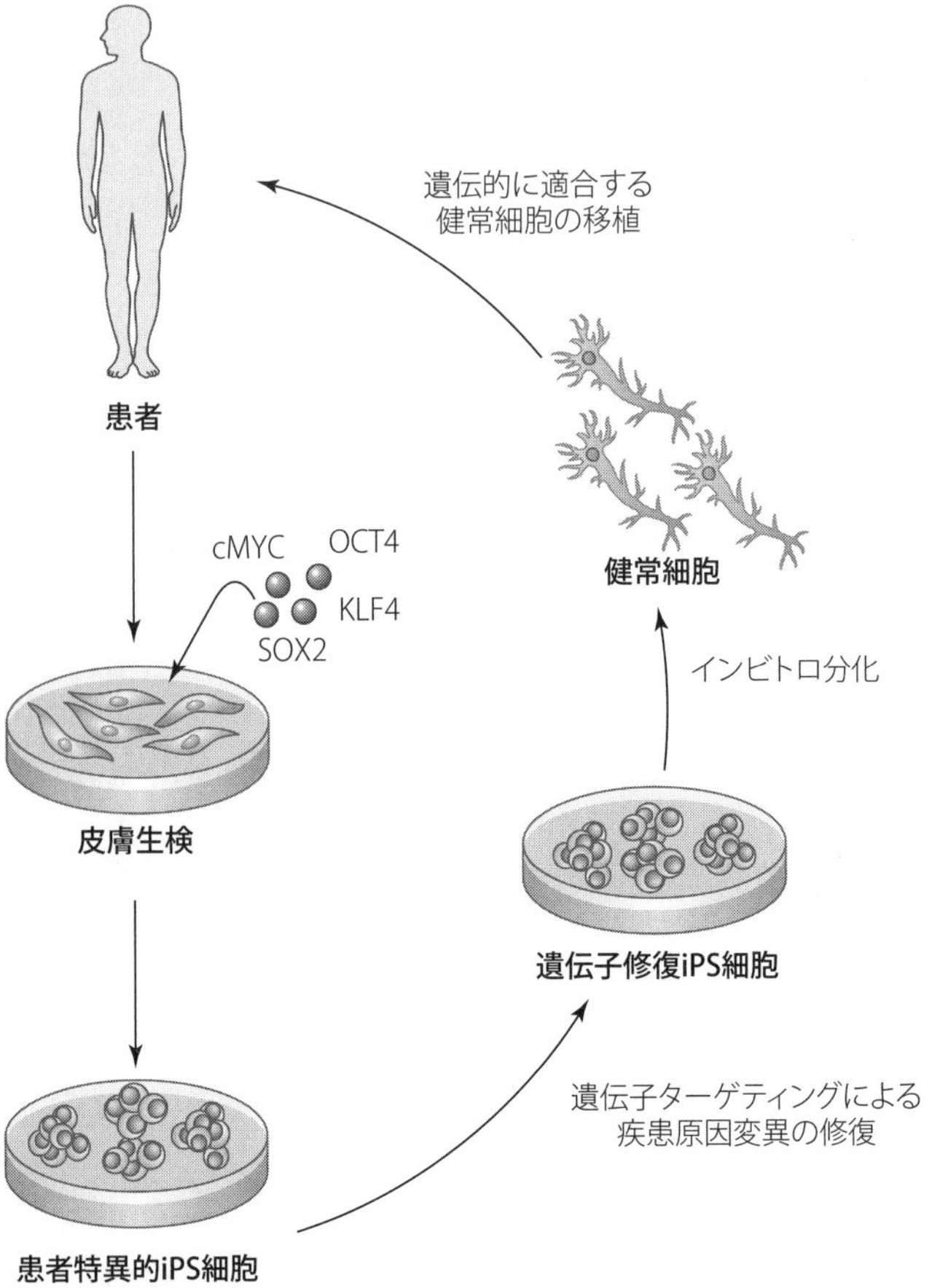

図 7.2　人工多能性幹細胞とその疾患治療方法の可能性

患者から採取した皮膚検体の細胞を、細胞を多能性へと誘導する因子を産生するウイルスで処理します。これが患者特異的な人工多能性幹細胞（iPS 細胞）になり、特定の細胞タイプへと分化するよう処理することが可能になります。この治療法により、損傷あるいは機能変性した細胞を取り換えます。または、iPS 細胞の遺伝子を編集して患者に戻すことも考えられます。この手法は遺伝子損傷の修復にも利用できるかもしれません。

健康長寿を謳歌する人たちはいつ退職し、その生活はどう支えられていくのでしょう?

他にも道徳的な問題として、生殖細胞――精子と卵子――をiPS細胞から作製するという新たな可能性が挙げられます（Cohen et al. 2017）。実際に機能する精子や卵子を皮膚細胞から作製できる（現在はマウスで可能）としたら、親がひとりいれば赤ん坊を作ることができるということになります。精子と卵子はひょっとすると《conceivably》（駄じゃれを言うつもりはないですが）[訳注2]同一人物に由来することだってあり得るのですから。また、こうした細胞から卵子を作ることができるとなれば、女性には年齢的な垣根がなくなり、生涯にわたりいつでも卵子を得られることになります。卵巣に過刺激を与える必要もなくなるでしょう。同様に、化学療法や放射線療法によって自身の生殖細胞を失ってしまった男性からも、精子が得られるようになるかもしれません。

けれども、私たちの皮膚細胞は絶えず剥がれ落ちています。もし、剥がれ落ちたこの細胞から配偶子を作ることができるとしたら、遺伝物質泥棒が大量に発生しかねません。『MITテクノロジーレビュー』誌に近頃掲載された記事（Mullin 2017）は次のように呼びかけています。「考えてもみてください」と。「ブラッド・ピットになったあなたがホテル・リッツに一泊した後、誰かがこっそりその部屋に忍び込んで、枕に付着したあなたの皮膚細胞を採取するのです。話はそれだけでは済みません。映画スターの皮膚細胞は、新手の受精テクノロジーで精子に変えられ、赤ん坊作りに使われて、あげくの果てにあなたは訴えられるのです。巨額の養育費を求められて」。

訳注2　“conceive”は「受胎する」の意

ゲノム編集とエンハンスメント

細胞——iPS細胞のような——は、これをひとたび培養下に置けば操作することができます。たとえばその細胞のゲノム編集ができます。編集には多数の技術がありますが、最近になって、CRISPR（clustered regularly interspaced short palindromic repeats「クラスター化した規則的な配置の短い回文配列リピート」を意味し、「クリスパー」と発音します）と呼ばれる効率的で安価なテクノロジーによって遺伝子改変が比較的簡単に行えるようになりました（Sander and Joung 2014）。この技術が効率的である所以は、それが実に何十億年も昔から試されてきたことにあります。CRISPRは、発明されたというよりはむしろ発見されたというべきもので、細菌の免疫系の基本部分を成し、細菌はそれによってウイルスから身を守るのです。

CRISPRは2つの主要な構成要素をもちます。1つは、リボ核酸（RNA）から成るガイド配列で、自分と似た遺伝子をゲノム上のどこかに見つけ出します。もう1つは、DNAを切断する酵素を結合する配列です（**図7・3**）。これにより、自身に由来するRNAに認識された遺伝子はすべて切断されます。標的領域に導入をねらう遺伝子の改変コピーも、このシステムの大事な要素です。ある遺伝子領域が一度切断されて除去されると、細胞のDNA修復機構により、この部分は新しいバージョン、すなわち遺伝子の改変コピーに置き換えられます。

このプロセスを理解したことにより、科学者は、マウスをはじめ数多くの動物を対象に、胚の特定の遺伝子を切断してDNA配列を改変できるようになりました。ヒトiPS細胞では遺伝子の改変が行われていますが、ヒト胚では、科学者が遺伝子配列の改変を試みた1例が報告されています。けれども、最近実施されたこれらの実験（Liang et al. 2015，染色体異常があり、長期の生存は不可能だっ

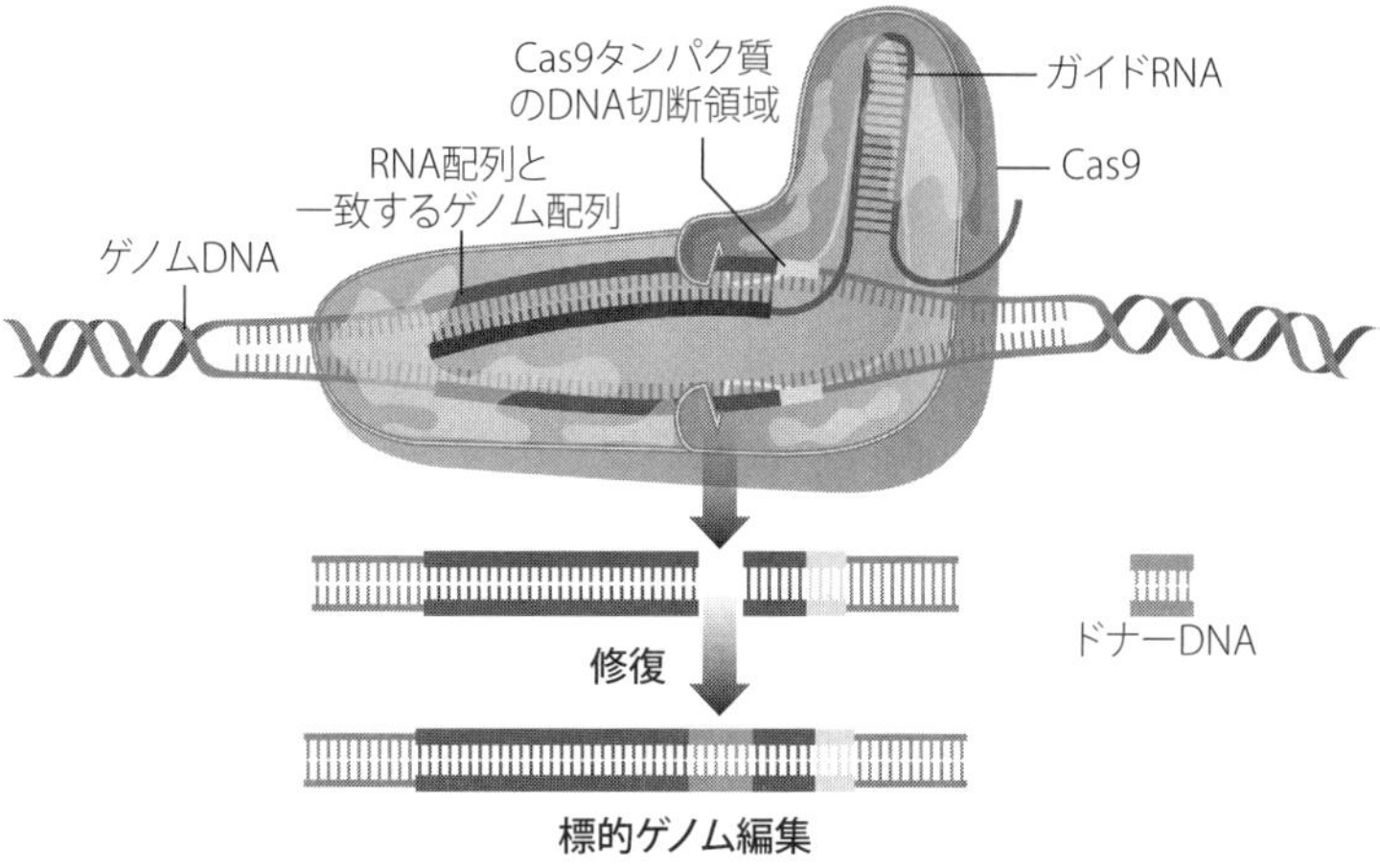

図7.3　CRISPRテクノロジー

CRISPRは、ゲノム上で編集をねらう領域と相補的なRNAを含み、このRNAが標的領域のDNAに結合します。このRNAのもう1つの部分はCas9酵素に結合する配列です。Cas9は標的領域のDNAを切断してドナーDNAの進入を可能にします。通常はDNAを修復する酵素が、このドナーDNAを標的領域に導入します。

たヒト胚で実施されました）は不首尾に終わりました。CRISPRが他の遺伝子に予期せぬ変異を起こしてしまったからです。

しかし、この一連の実験によって重大な疑問が浮かび上がりました。権力、責任、そして私たちは何者かに関する疑問です（Baltimore et al. 2015, Kaiser and Normile 2015）。ますます多くの遺伝子とそのタンパク質産物が同定されるにつれて、遺伝性疾患とヒトの発生過程についての私たちの知識は増えていきます。急速に拡大するこの知識を医療技術に応用することで、消耗性遺伝性疾患のない世界への可能性が見えてきます。癌や嚢胞性線維症、パーキンソン病といった人間の禍が癒され根絶される世界、多くの研究者たちが思い描き、誰もが待ち望む希望に満ちた世界への可能性です。

けれども多くの人が遺伝子治療の「闇の側面」に気づいています (CGS 2016a)。人の遺伝子を故意に改変するという発想が、一部の人にとっては医学本来の範囲を超えているように思えるのです。このテクノロジーが治療を目的とせずに適応されること——たとえば同年代の子どもよりも背を高くするだけの目的で、ヒト成長ホルモンをコードする遺伝子を改変する——があれば、ありとあらゆる問題が新たに浮上することになります。「遺伝子工学」という言葉は、改変される細胞のタイプによって2種類の遺伝子治療のどちらかを表します。**体細胞遺伝子治療 (somatic cell gene therapy)** は、基本的に患者本人の特定の体細胞において機能異常を示す遺伝子を標的とした治療です。**生殖細胞系列の遺伝子改変 (germline gene therapy)** は、ひとりの人間の細胞すべて——精子と卵子も含めた——の改変を意図するものです。生殖細胞系列の遺伝子改変では、当人のゲノムが改変されるだけでなく、その子孫にも改変遺伝子が受け継がれていきます。広範囲にわたり倫理的な問題を引き起こすのは、この生殖細胞系列の遺伝子改変です。

体細胞遺伝子治療

最も一般的な体細胞遺伝子治療では、正常に機能する遺伝子を通常はウイルスを介して患者のゲノムに導入し、機能が不十分な遺伝子と置き換えます。導入した遺伝子が細胞に受け入れられて正常遺伝子産物 (タンパク質) に翻訳され、結果として患者の苦痛が軽減されることが期待されます。新たな遺伝子が患者の生殖細胞に導入されるわけではないので、子孫にゲノムの改変が引き継がれることはありません。したがって体細胞遺伝子治療は、心臓手術や放射線療法のように、患者本人の疾患の治癒・軽減を目的とした医療介入であるとみなされています。

もっとも、この類の遺伝子治療はまだ実験的なものであり、技術的な問題をまだいくつか残しています。主な問題点は、新しい遺伝子を運ぶウイルスがゲノムと実質的に一体化してしまうことです。もう１つは導入遺伝子の調節の問題であり、その遺伝子産物が大量に産生された場合は、危険な結果をもたらすことになってしまいます。

ＣＲＩＳＰＲテクノロジーと幹細胞を組み合わせれば、こうした問題を回避することが可能になります。人の幹細胞遺伝子を単離してＣＲＩＳＰＲで改変できれば、標的変異だけが修復され、遺伝子の調節は正常に機能しつづけます。そしてその幹細胞を患者に戻します。ただし、これはまだ試験的なテクノロジーであり、ゲノム編集の効率性やＣＲＩＳＰＲタンパク質の特異性をさらに向上させる必要があります（Cox et al. 2015）。

科学者と医療専門家は総じて、修復遺伝子を患者の体内に導入して病気を治療することと、薬剤を用いて治療することに倫理的な違いはないという点で一致しています。鎌状赤血球貧血症やハンチントン病を有効な薬物投与で治療できるのであれば、もちろん医者はそうするでしょう。同じように、患者の血液細胞や神経細胞に罹患遺伝子の正常型をただ導入するだけでこうした疾患を治療できるとしたら、とやかく言う人もあまりいないはずです。体細胞遺伝子治療について聞こえてくる懸念の大半は、最先端を行く医学の進歩にはつきものの懸念と同じもの、すなわち治療の安全性と利用の公平性です。ただし、遺伝子治療にはそれに加えて、医学的手段によるエンハンスメント（増強）〔トリートメント（治療）と対立するものとして〕という問題がもちあがります。

トリートメント（病気治療のため）とエンハンスメント（美容あるいは運動機能のため）の境界ははっきりしません。たとえば、背が低いのは病気ですか？　統計上は、背の高い人の方が背の低い人よりも成功のチャンスが大きいと言えるかもしれませんが。では不妊は病気でしょうか？　不妊は人の生殖を妨げるものではありますが、普通は害を及ぼすものではありません。通常は「疾患」とみなされない身体状態の多くが医療施設で処置され、中には禿頭のように健康保険制度が適用されるものまであります。

遺伝子治療を介したエンハンスメントは、ことによると巨大ビジネスになるかもしれません。運動能力の強化を目的とした、危険で違法なステロイド薬物の使用をめぐるアメリカの論争を見れば、エンハンスメントに対する欲望がどれほど強いかわかります。深刻な副作用と訴追のおそれがあるにもかかわらず、薬物によってさらに強靭な肉体と体力を得るために、あえて危険を冒すアスリートもいるなかで、遺伝子治療は、薬物のような危険性もなければ、苦労して体を鍛える必要もなく、強靭さを手に入れ運動能力を強化する可能性を提供してくれるのです。

たとえば、ヒトを含めたすべての脊椎動物はミオスタチンというタンパク質をコードする遺伝子をもっています（McPherron et al. 1997）。このタンパク質は、成長調節物質であり、筋細胞が適切な大きさに達すると、それを筋細胞に知らせる信号を送ります。マウスを用いた試験では、ミオスタチンをコードする遺伝子が欠失したマウスは筋肉隆々に育ち、遺伝子に変異のない同腹のマウスに比べて、たくましく敏捷であることが示されています。この試験では、ミオスタチン変異マウスの1個体の筋肉は、正常マウスの筋肉の2～3倍の重量がありました。筋肉量の増加の原因は、筋線維数の増加と個々の筋線維サイズの増大にありました。この遺伝子の発見者の1人は、ミオスタチンが欠失したげっ歯類は「シュワルツェネッガー・マウス」のようだとコメントしました。新聞雑誌はこのマウスに関する記事を掲載し、すぐさまヒトへの応用に結びつけて書きたてました。遺伝子治療がヒトで可能になったら、運動選手は果たしてどういう行動に出るのだろうかと。実はこの遺伝子欠損をもつヒトの子どもが見つかっていました。この男児は並外れた筋肉組織をもち、同い年の男児よりもはるかにたくましい体をしています（Schuelke et al. 2004）。男児は健康であるにもかかわらず、医師らは彼を注意深く見守っています。というのは、問題の遺伝子は心筋においても活性があるため、その欠損による心筋の肥大は危険を及ぼすおそれがあるからです。では、彼のようなゲノムをもつ人間アスリートを「作りあげる」ことは可能でしょうか？　その答えは重大な意味をもちます。近年、中国の研究所（Zou et al. 2015）が、ＣＲＩＳＰＲテクノロジーを用いて筋肉の大きなミオスタチン欠失犬を作製したと発表しました。

　けれども、治療にせよエンハンスメントにせよ、体細胞遺伝子治療の対象は処置を施された本人に限られます。かたや生殖細胞系列遺伝子改変は、遺伝子改変が後代にまで引き継がれると予想されているのです。

生殖細胞系列の遺伝子改変

　生殖細胞系列の遺伝子改変は、**遺伝性の遺伝子改変**（**inheritable genetic modification：ＩＧＭ**）と呼ばれることもありますが、その目的は生殖細胞レベルでゲノムを改変し、修正あるいは増強された遺伝子が、施術（あるいはゲノム編集）を受けた人の子孫に受け継がれるようにすることにあります。精子細胞や卵細胞の遺伝子改変は実験マウスを使って日常的に行われるようになり、そこから、数々の脊椎動物の発生中に遺伝子が行う活動や相互作用に関する多くの知見が得られました。

　このテクノロジーをヒトに応用するべきか否かという問題は大論争を引き起こしています（Harris and Darnovsky 2016 参照）。一部には、誕生したばかりこのテクノロジーの推進を強力に支持する人たちがいます（Stock 2002, Harris 2010）。ジェームズ・ワトソン（Watson 2000）はＤＮＡ構造の発見者の1人ですが、「遺伝子の導入方法を知ることで、より優れた人間を作れるようになるのなら、それをやらない法はない」と述べています。けれども多くの人は、生殖細胞工学に関する研究は厳しく規制されるべきである、あるいは禁止すべきだと考えています。生殖細胞系列の遺伝子改変によって遺伝性遺伝子疾患の根絶が可能になる上に、遺伝子レパートリーを増やしてくれるというのに、それでも反対する理由は何でしょう？

　生殖細胞系列の遺伝子改変は医学目的に必要か、実はこれ自体を疑問に思っている人が大勢います。全米科学アカデミー（National Academy of Sciences of the United States）は、格段に簡便な技法である体外受精と出生前遺伝子診断を用いれば、回避できない遺伝性疾患はごくわずかしかないとし（NAS 2017、付録参照）、また新たな研究では、現行の生殖細胞系列の遺伝子改変は意図しない場所で染色体の損傷を引き起こすことが確認されています（Ledford 2020）。現在これに代わる方法には、配偶子提供、受精卵の選択、養子縁組などもあり、これらは生殖細胞の操作にかかわる問題を喚起することはありません。そうなると、生殖細胞系列の遺伝子改変は、医学的にさしたる必要性はないかもしれません。他にもＩＧＭに対する反対論は、実用的な視点のものから倫理的、道徳的、情緒的視点にいたるまで多岐にわたります。

　体細胞遺伝子治療にも生殖細胞系列の遺伝子改変にも当てはまる安全性の問題は、修復されたＤＮＡを標的細胞に導入する方法にあります。細胞にＤＮＡを移植するにはウイルスを使うことが多いですが、こうした「ウイルスベクター」は、激しい全身性の免疫応答を引き起こすことがあります。これは、ヒトの体細胞遺伝子治療のテストを始めた初期の症例のうち、1例に実際に起こったことです。肝酵素障害の治療を受けていた男性が、ウイルス性タンパク質に対する激しい免疫応答が原因で死亡したのです（Wilson 2009）。他にもＩＧＭに反対する主張があります。遺伝子変異が編集され、ゲノムに導入されると、その遺伝子が原因で現在の機能遺伝子が混乱をきたし、変異を起こすかもしれないというものです。確かにこれは実験マウスで観察されたことです。ある症例では、1個の遺伝子が崩壊したことにより、眼、三半規管、あるいは嗅覚の欠落したマウスが生まれました（Griffith et al. 1999）。また、正常に発育したトランスジェニック系統のマウスが肝癌の高い発症率を示した症例では、癌の原因となったのは、肝臓以外の調節系の機能不全でした（Leder et al. 1986）。CRISPRをヒト受精卵に使った報告例では、視覚と細胞接着に必要な遺伝子の変異も含め、さまざまな変異が生じました（Liang et al. 2015）。

IGMの支持者たちは、標的遺伝子の導入方法の進歩を例に挙げて、IGMも障壁を乗り越えることは可能だと指摘します。たとえば、2015年に発表されたヒト受精卵に関する初の論文以降、CRISPRテクノロジーは進歩しているではないかと。けれども生殖細胞に遺伝性の操作を加える場合、何らかの影響が表面化するまでには数世代かかることもあります――そしてどんな間違いでも一度起これればそれは永遠に続きます。遺伝性の遺伝子改変は、副作用がひどければ途中で止められる薬剤とはわけが違うのです（Newman 2003）。

2つめの反対意見は、新しいテクノロジーが導入されるときにはよく耳にする「神のごとく振舞っている」というものです。これはベンジャミン・フランクリンが避雷針を発明したときも、天然痘のワクチンが発明されたときも展開された主張です（White 1896）。これは感情的主張のようなものであり、つまり自然に手を出すなということです。けれども、医学の介入は自然が完全に無害であることを前提にはしていません。医療行為とはそもそも自然に介入する手段なのですから。バイパス手術を行う心臓外科医や脳腫瘍を除去する神経外科医を、神のように振る舞っていると責める人がいるかもしれませんが――確かにいます――、私たちの大多数は、医者のそうした介入をありがたいと思っています。事実、一部の宗教の教えによれば、癒しを施すという「神のごとき振る舞い」はきわめて称賛に値する立派な努めとみなされているのです。

このテクノロジー（他のテクノロジーに対しても）に対する3つめの反論は、「こうした遺伝子操作が何のために使われるのかわからない」というものですが、もしレッシュ・ナイハン症候群やハンチントン病のように命に関わる遺伝性疾患を着床前遺伝子スクリーニングで検査できるとしたら、生殖細胞遺伝子工学は比較的治療法の限られた疾患に対して非常にハイテクな解決策になります。では、このテクノロジーの使い道には他に何があるでしょう？　1つの可能性としては、表現型のエンハンスメントのための利用です。

現代の形成外科術は多くの人によりよい人生をもたらしています。外傷や遺伝子の奇形が原因で顔や手足の造作、機能を失った人がそういったものを修復できるのなら、それは現代の外科技術における最大の成果です。その反面、こうした症例に加えて、何百万もの人々が、自身をより魅力的にしたいがために同じ手法を使っています。それと同様に、前立腺癌と闘うために使われる医学の進歩が、男性の禿頭防止に利用されることもあります。病気と闘う目的で開発された遺伝子テクノロジーも、当然エンハンスメントに利用されるだろうと考えるのも当然です。身長や筋肉量に影響を与える遺伝子があることはわかっています。ひょっとすると、我が子を背の高いたくましい子にすることができるかもしれません。万が一、知能に関係する遺伝子が発見されれば、経済的に余裕のある人たちは、とびきり知的レベルの高い子どもが手に入るという期待を胸に、エンハンスメントの処置を受けないとも限りません。

体細胞遺伝子治療は、価値を提供するという意味で患者にとっては他の治療と変わりませんが、IGMは、患者の子孫にも価値を提供するという点で異なります。ジェレミー・リフキン（Rifkin 1998）

は次のように懸念しています。「妊娠中に『すぐれた』遺伝的特性を胎児に組み込む余裕のある家族は、子どもにいっそうすばらしい遺伝的利点を確保してやることができ、その結果、社会的・経済的な利益も確保してやることができる」[訳注3]。リー・シルバー（Silver 1998）は、経済的な不平等に起因する、遺伝的に「持てる者」と「持たざる者」の能力が大きく隔たった世界を思い描いています。遺伝子工学が、経済格差を遺伝的生物学的格差に変換することになるのではないかと（Chapman and Frankel 2003）。今のところ、こうした治療法が適応される対象についての規制はありません。何が許され何が許されないのか、国際的な法律によってこれを明確にしなければ、遺伝子操作はいつまでも深刻な批判を受けることになります。

それに関連した議論に、「果たして私たちは、どの特性を強化してどれを捨て去るべきかわかっているのだろうか?」というものがあります。どれが良い特性で、どれが悪い特性かを私たちが理解している、というのが遺伝子工学の前提です。ところが、ある環境では良いとされる特性が、別の環境では害を及ぼすということもあるのです。鎌状赤血球貧血症の原因となる遺伝子変異は、ホモ接合（すなわち両親のどちらからも受け継いだ場合）ならば害があります――けれども遺伝子コピーの片方だけの変異であれば、全体に及ぼす影響が特定の環境下では好都合な場合があるのです。というのは、片方だけにこの遺伝子変異があると、寄生虫症のマラリアに対してある程度の防止効果をもたらす可能性があるからです（Weiss 1998）。リンパ球の特定分子の遺伝子変異は、通常は良いことではありませんが、まさにこの変異が、後天性免疫不全症候群（ＡＩＤＳ）を引き起こすヒト免疫不全ウイ

訳注３　「バイテク・センチュリー」（ジェレミー・リフキン著、鈴木主税訳）、集英社、１９９９年より引用

ルス（HIV）から防御してくれる場合があるのです。それと同じく、西洋人にアレルギー性の反応や喘息を起こしやすくしている遺伝子変異が、ある種の寄生虫が深刻な健康問題を引き起こしている一部の地域では有利に働くのです。

もし私たちが、遺伝子や遺伝子群について、どれが悪性表現型を生み出し、どれが無害な表現型を生み出すのか知っていたら、そうした遺伝子は改変するべきでしょうか？　ある状況では有害な遺伝子変異やその組み合わせが、別の状況では天才的な威力を発揮する力をもっているのでしょうか？まったくわかりません。子どものためを思って選んだ特性が、長い目で見ると正しいものではなかったとなると恐ろしい気もします。ある世代で選択された特性が、次の世代ではもう時代遅れになったり、環境変化にまったく適さないものになったりしたらどうなるのか、こんな疑問を抱く人もいます。

同じように、「果たして私たちは、遺伝子の機能は変化しうるということを認識しているのだろうか？」という問いも聞こえてきそうです。確かに、発生の最終産物であるタンパク質——ヘモグロビンやインスリンなど——をコードする遺伝子もあります。こうした遺伝子はおそらく単一の機能をもつだけでしょう。けれども、発生中に作用する遺伝子には、いくつも機能をもつものが多く、この状態は**多面発現性**と呼ばれます。たとえば*BMP4*遺伝子の発現は、一部の組織では骨増殖・骨形成を誘導しますが、発生中の別の組織ではアポトーシス（細胞死）を誘導します。外胚葉性組織では、同じ*BMP4*遺伝子産物が細胞を刺激して、神経の表皮ではなく皮膚の表皮への分化を促すこともあります。遺伝子は特定の機能に「対応」しているのではなく、むしろ特定の機能の「一部として使われる」ことを私たちは日々発見しています。ある機能に影響を与えるために1つの遺伝子を改変すれば、他の機能をも混乱させることになる、これにも当然頷けます。

また、「親だからといって子どもの遺伝子型を決める権利があるのか？」という疑問からIGMを批判する人もいるでしょう。普通の状況ならば、親のどの特性を子どもが受け継ぐことになるか、これには多くの可能性があります。けれども、もし両親がお金を払って子どもの遺伝子を「デザイン」してもらったらどうなるでしょう？　親が直接、子の性質を操作することになります。もし、ある性質が確実に遺伝することになれば、子どもの個性が影響を受けることもあるでしょう。親が子どもの身長や体の筋肉組織に関わる遺伝子を選ぶということは、子どもの意思などお構いなしに、スポーツで成果を出すよう、その子どもにプレッシャーをかけることになりかねません。個人の人格という概念そのものが問われることになります。こうした疑問は生殖クローニングの問題で提起されるものとまったく同じです。

生殖細胞遺伝子工学は、子どもを一定限度の正常性と機能を期待された商品に変えてしまうのではないか、さまざまな批評家がこのように考えています。この技術は、結果的に子どもを「流行」――世代によって、子どもに望む髪の色、身長、強化したい器官などの好みが変わること――を映し出す鏡になるおそれがあり、また、政治的・経済的に社会を支配する集団によって遺伝的に好ましいスタンダードが決められてしまう公算が大きい、これが批評家たちの主張です。技術的には獲得可能な理想の姿を手に入れ損ねた人は「不良品」とみなされ、これが偏見と差別を増長させることになるかもしれません。

障害者の権利を擁護する人は生殖細胞工学テクノロジーを非難します。社会が「完璧な」ヒトを作り上げようとすれば、すべての人に対して思いやりと尊重の気持ちで接するという社会的な価値が損なわれかねないと懸念しているのです。さらに、恵まれない人々に対するこうした気持ちが欠如すれば、障害のある人々は、修復できたはずの遺伝病をもって生まれた哀れな者として、置き去りにされはしないかと。

注目してほしいのは、遺伝性疾患をすべて予測することは不可能だということです。遺伝性疾患とは無縁の世界（あるいは国）が実現することはありません。たとえば、小人症——軟骨形成不全症——の最も一般的なタイプは、腕と骨の軟骨の成長が、優性遺伝子変異により、通常より早い時期に停止してしまうことから引き起こされますが、軟骨形成不全症の8例につき約7例は、遺伝ではなく、主に精子からもたらされる新たな変異が原因です。これらは偶発的に起こるものであり、予測は不可能です（また、軟骨形成不全症の人たちの多くが、自身の状態を「病気」とは考えていません）。

大半の科学者は、人間は誰しもいくつかの有害遺伝子をヘテロ接合（劣性）の状態で保持していると考えています。別の言い方をすると、私たちひとりひとりがもっている遺伝子のうち、少なくとも数個が、「悪い」コピーを1個もつ遺伝子ということです。近親結婚が危険な行為であるというのはこのためです。血縁関係にないカップルが、2人とも同一遺伝子に不良なコピーをもつことはほとんどありませんが、近親結婚の場合は、2人とも同じ劣性変異遺伝子をもつ確率は高くなり、したがって子どもに不利に働く確率も上がるのです。

生殖細胞系列の遺伝子改変に関する批判の最後になるのは、すでに見てきたように、こうした遺伝子工学が優生学——19世紀の後半、いっそう優れた人間を産み育てる（優良な作物や家畜を繁殖させるように）ことを推奨し、第二次世界大戦の終わりまでは科学界の主要分野と捉えられていた計画——へと導く可能性があるという点です。かつて優生学は、より均一で健康な人類の構築なるものを企てました（Eugenics Archive 2016）。この歴史的な社会運動が不健全な生物学的原理に基づいていたとしても、その目的は今や、バイオテクノロジーを介して果たし得るものになったと言えそうです。しかし、そのようなゲノム操作は、生物学的多様性の減少をもたらす結果になりかねません。ヒトの多様性は病気に抵抗するために大切です。またその多様性があるからこそ、世界は魅力あるものになるのです。遺伝学者のテオドシウス・ドブジャンスキーが指摘したように、世界の問題は、遺伝的に弱体化した圧倒的多数の人たちのせいではなく、素晴らしい遺伝的素質に恵まれた人たちが、その優れた頭脳を反社会的な目的のために使おうとすることに原因があるのです。

私たちの社会が抱える問題を軽視するわけにはいきませんが、そうした問題の解決に遺伝子を使えないかと考える人が大勢います。これは危険な考え方です。たとえば有色人種のコミュニティは、過去において、人種差別主義的な社会に適用された優生学理論に苦しめられてきました。生殖細胞工学の存在によって、科学の名のもとに再び人種差別が表面化するのではないか。現代の黒人リーダーの多くが懸念を抱いています。生殖細胞工学に関わる科学者の中には、露骨な人種差別主義者はほとんどいませんが、公民権擁護団体は、クー・クラックス・クランの元最高幹部、デービッド・デュークが遺伝性遺伝子改変技術の開発に傾倒していることに不安を感じています。現実の遺伝子工学では、これを同性愛や犯罪行為、ホームレスを「治せる」技術として推し進めるような科学者を当てにはしていません。過去には、優生学が政府の政策として浮上することが懸念されていました（歴史上凄惨をきわめる結果となった、ナチス・ドイツの事例のように）。けれどもそうした政策は、社会的な重圧や経済状況に端を発する可能性もあるのです。

第8章　黄金時代
私のクローニング秘話

クララ・ピントーコレイア

当たり前からはみ出さずに前進しようったって無理さ
——フランク・ザッパ

時おり、遠く過ぎ去った若かりし頃の自分を振り返ると、ドリーが誕生したまさにその時——1996年の冬、今にして思えばはるか銀河の彼方の出来事のよう——、自分が博士研究員《ポスドク》として哺乳類のクローニングを行っていたなんて、いまでも信じられない気がします。今もあの日の仲間の顔が目に浮かびます。朝早く研究室に駆けつけて、ラジオから流れてくる興奮した声が何度も繰り返すニュースを、にわかには信じられないという面持ちで聴いていたのを。周りを見まわして、私はすぐにその場の誰もがみな同じ気持ちでいることを知ったのでした。誰もが言葉を失っていました。

世界中であの時あの瞬間、メディアというメディアがあらゆる言語で、クローン羊の誕生によって、歴史がつくられたと伝えていました。

メディアは、問題の羊がこの世に生を受けた史上初の哺乳類クローンだと言い張っていました。まるでいきり立って。話すというより金切り声で叫んでいるようでした。

私たちは、互いに会話の糸口を見つけようと口を開きましたが、みな唖然として、何か言いかけては口ごもるばかりでした。

奇妙に混乱した空気が漂っていました。そして間違いなくその混乱は世界中で起こっていました。私たちの研究チームはかなり国際色豊かだったため、各国のメディアが――少なくともポルトガル、フランス、アルゼンチン、インド、ノルウェー、さらに研究チームのボスの出身地、カンザスの中心都市でも――、同じ類の間違ったニュースを繰り返し流していることに気づいていました。実に奇妙な話でした。メディアは口をそろえて、ドリーが人間の知恵から生まれた史上初の哺乳類クローンだと言っていましたが、それは違います。そうではないことを私たちは知っていました。ドリーは成熟細胞からクローニングされた最初の哺乳類にすぎません。その時点では、すでに私たちは他の家畜のクローニングに数年を費やしていましたから。確かに私たちの用いた技術は多少違ってはいましたが、それでも扱っていたのが哺乳類であったことに変わりありません。私の家には、ドゥースという名前の灰色のどでかい雌クローンウサギが住んでいました。実験に必要なくなったため、ペットとして私の家で飼っていたのです。私はドゥースのことを人に隠そうとはしませんでした。むしろ、自分の成果に鼻高々だった私は、ドゥースがとてもかわいらしくなったこともあって、友人たちや家族に彼女の話をしたり、家に人が訪ねて来たときなどは、いの一番に彼女のお披露目をしていたほどです。ところが今アナウンサーたちは、あれは極秘に作りあげられた恐ろしい羊だと、さまざまな言語で騒ぎ立てているのです。

ちょっと待ってください。恐ろしい？　羊が？

それからもう１つ、秘密ってどういうことです？　何だって哺乳類のクローニングを極秘でやらなくちゃならないんでしょう？

けれども、その朝世界に向けてニュースを発した誰もがみな、申し合わせたようにドリーを恐ろしい動物扱いしていたのです。なぜ恐ろしいかと言えば、1つにはドリーが秘密裏に仕組まれたものだから。なぜ秘密かは誰にもわからないが、と。

それまで私たちは、恐ろしいとか隠し事をしているなどと人に言われたことはありませんでした。どうしてよいやらわからずに、私たちはただ互いに見つめ合うばかりでした。哺乳類のクローニングという発想が、すこぶる科学的とは言えないまでも、すこぶる大衆的なメディアの関心事となってしまったことに、私たちは突如として気づかされたのでした。

斯くして私たちもこの騒動に巻き込まれることになっていきます。

たちまち私たちはメディアがでっちあげたクローン物語にさらされることになりました。サイエンス・フィクションの中だけの絵空事にすぎなかったクローン。まともな話に出てきたためしのないクローン。現実世界を侵略する招かれざる物体、などなど。それにしてもなぜメディアはあれほどまでに臆面もなく嘘を言ったのでしょう？　事実を知る人に尋ねようともしなかったのはなぜ？　まったく、学生にだって答えられることなのに。少なくとも私の昔の教え子たちに尋ねてくれていれば。かつて発生学を学んでいた私が使っていた古い教科書は、ガードンが1960年代にカエルのクローニング実験を行ったこと、その実験が成功してクローン胚から生きたオタマジャクシが発生したことについて、多くのページを割いて解説していました。卒業後の数年間、私は医学部でそのテーマだけを教えていたくらいです。講義の準備に使っていたのは『ギルバート発生生物学』（私たちは「聖書」と呼んでいました）の初版ですが、その中にはまさしく私たちが言っていたことが書いてありました。ガードンの実験以降、世界中に脊椎動物のクローンは山ほどいる、と。

そうなるとあれはいったい何だったのでしょう？　ドリーをこの世に初めて出現したクローン扱いして、疫病神だのなんのと大騒ぎしたのは。

動物たちを相手にする楽しい研究室での日々と、世間の信じ難い恐怖との激しいギャップに心底困惑した私は、世間の無知に対する当初の傲慢な態度を改めて、世間に広まるパニックをなんとか理解しようと努めました。いずれにせよ、人々が生命の解釈に関する最も神聖な権利を奪われたと感じてしまうほど、強烈なことが起こっていたのです。１９８０年代以降は、牛もヤギもウサギもブタも、そして私のかわいいドゥースのたくさんのコピーたちも、みな世界のあちらこちらの研究室で辛抱強くクローニングされてきましたし、私の同僚たちは、まじめな科学者の例に漏れず、オープンアクセスの一般誌に研究成果を発表していました。核を1つの細胞から別の細胞へと移植する技術や、卵子を活性化する技術も世界中の学会で何度も公開討論されていました。けれどもそれはもうどうでもいいことのようでした。私たちは、研究成果を伝えたときにきっと何かしくじったに違いありません。誰かさんもドリーの誕生を公表したときにきっと何かしくじったのです。それしか考えられません。そうでなければドリーの誕生くらいで、私たちが知り抜いた世界にこれほどまでの激震が走るはずがないのです。ニュースや新聞雑誌によれば、世間はたかだかクローン羊1頭を、これまでのどのバイオテクノロジーの発明よりも恐ろしい前代未聞の代物のごとく扱っているようでした。まるで降って湧いたように私たちの生活に入り込み根をおろした、今や最も深刻な生きた脅威とでもいうように。

こうして世間に恐怖と不安が広がったために、私はそれまでの日常的な気軽で楽しいコミュニケーションを続けられなくなりました。

私は、１９８０年からは生物学者とジャーナリストの二足のわらじを履き、１９９６年頃にはポピュラーサイエンスはすでに私の得意分野となっていました。それでもドリーの誕生を機に、細胞生物学をある程度詳しく一般向けに説明するにはどうするべきかを考えさせられました。それまではそうした必要に迫られたことはなかったからです。自由参加の講演会で話していた時のことです。私は生まれて初めて聴衆に悪態をつかれ、手遅れになる前に今やっていることから手を引いたほうがいいと言われました。別のテーマに切り替える決断をした学生もいました。上級学位を目指してクローニングの研究プロジェクトを始めてから、すでに2、3カ月経っていたというのに。クローン研究をやっていてもらちが明かない、彼らはきまってそう言いました。モーリシャス出身の若くて実に聡明な女性研究者がいました。筆頭著者としてすでに2本の論文を書き、器用なうえに驚くほどの洞察力の持ち主。素晴らしいお嬢さんでした。彼女なら難なく米国クローン研究界のクイーンとして君臨できたことでしょう。クローニングを手掛けるある企業は、彼女の博士号取得を待たずにグリーンカードを与える用意があったほどです。その彼女が私のオフィスに逃げ込んできたのです。ドアに鍵をかけてと言うなり、彼女は私の肩に顔を埋め、泣きながら、絶望に打ちひしがれた心の内を明かしました。彼女はクローン研究をやめるつもりでした。母国にいる両親がクローン研究に我慢ならなかったのです。自慢の娘が醜い化け物のために働くなどとんでもない、と。

私たちクローン研究者は、確かにこの騒ぎで罪作りな役回りを演じたのです。ドリーが生まれる前の私たちは、仲間内以外では仕事について説明する必要をまったく感じていませんでした。クローニングというものがひどく歪曲されて伝わったせいで、優秀な学生を何人も傷つけてしまうことになったなんて。私たちが不用意だったばっかりに。本当に恥ずべきことです。

哺乳類クローニングへと駆り立てた最初の動機

私はポスドクとして、アマーストにあるマサチューセッツ大学で、ジェームズ・M・ロブル教授と哺乳類クローニングの研究をしていました。ロブル教授はこの分野の偉大な先駆者の1人です。私が身を置いていた環境はこれ以上ないほどに恵まれていました。科学者としては、ジム（ジェームズ）の研究室に在籍していた時期が、私の人生において最も有意義で満ち足りた時間でした。初めての研究室で仲間と出会い、科学の愉快な側面を思う存分楽しんでいました。ただそれだけのことです。自分たちがいったい何に首を突っ込んでいるのか、私たちにはまるでわかっていませんでした。自分の実験については理解していましたが、クローニングの全体像はきちんと把握していなかったのです。実験台に座って作業を始めてはジムのオフィスへ戻り、次々と湧いてくる疑問をぶつけるのが常でした。

そもそも、なぜウサギのクローンなんか作るのですか？　ジムはいつも聖人のように辛抱強く説明してくれました。ウサギは試作モデルですよ。そこから哺乳動物の胚移植に関する十分な知見を得て、前に進むことができるのです。はい、わかりました、ボス。でもなぜ哺乳動物のクローンを作りたいのですか？　あの当時、どうやらそれには2つの理由があったようです。

細胞の振る舞いを解き明かす鍵の発見

第一の理由は基礎科学に関連すること、つまり、生命に対する根本的な疑問についての考察です。親から受け継いだ遺伝子は、どのようにして1個の細胞を脳細胞に変え、同じ遺伝子をもつ別の細胞を肝細胞に変えるのか？　また、いたってシンプルな疑問は、移植された核を、卵を受精する精子のような挙動へと変えるときの卵細胞質の力はどれくらい大きいのか？　そして卵細胞質がそれほどの力を得るのは、細胞周期のどの段階か？　クローニングはこうした疑問に対する答えを見つける一助となる可能性があり、ことによると、まだ私たちが気づいていない他の疑問の解明にも役立つかもしれませんでした。その他にも、こうした疑問に対する答えは、最終的に癌の治療に関わってくる可能性もありましたが[2]、私たちにとっては、古くからのワクワクするような謎——卵はどのようにして胚へと発生していくのか？——を解明する大事な手がかりとなるものでした。その答え自体が価値のある、いわば聖杯（Holy Grail）のようなものだったのです。

高価な薬を安くする

哺乳動物のクローニングを望む第二の理由は、ジムいわく、その技術を将来的には商売と医療に応用していくことに関係があるようでした。ひよっこのポスドクたちが意味をよく呑み込めていない様子を見て、ジムは教授然とした態度で私たちに説明を始めました。タンパク質製剤というものがありましてね、インスリンや血液凝固因子といったものです。人間にはぜひとも必要なものですが——非常に高価で、作るのも自然界から得るのも難しいのです。そこで、ヒトインスリン遺伝子を羊のゲノムの適切な場所に導入して、羊の乳汁にインスリンが分泌されるようになれば、そういった製剤がもっと簡単に手に入るかもしれないのですよ（第9章で詳しく検討します）。以前にも実施されたことがあるのですが、思わしい結果は得られなかったのです。大量のインスリンを作った羊もいれば、ほんの少量しか作れなかった羊もいました。インスリンを大量に生産してくれる羊のクローンを作製して、いつでもインスリンの収量を正確に、そして大量に見込めるようになったら、それは素晴らしいことですよね。はい、ボス、わかりました。

農業と環境

どれも大したスケールの話ではなさそうですよね。けれども私たちには十分に刺激的だったのです。もちろん、ホラー映画のばかげた内容を真に受けたりはしませんでしたし、マサチューセッツ大学での研究に加わったのも、頭のいかれた教授に手を貸して、スーパーモデルやアメリカ海兵隊員のコピーを大量に作製するためでも、偉大な思想家たちの同一遺伝子クローンを作製して、世界を混沌から救い出すときがくるまで試験管の中で待たせておくためでもありませんでした。私たちはサイエンス・フィクション作家ではなく科学者でしたから。仕事のパートナーも発生生物学者や製薬企業の重役たちでした。哺乳動物のクローニングは、最終的に私たちの技術の信頼度が増したときには、畜産業、とりわけ乳牛関連の分野の興味も引くはずです。チームにいた大学院生の１人は、絶滅危惧種の保護のために、哺乳動物のクローニングについて学びたいと考えていました。実際、彼は南アフリカと共同で、チーターに関するあるプロジェクトを計画していました。チーターは、生息環境が失われたり分断されたりした影響で集中的な同系交配が進み、それがもとで不妊になっていたのです。別の若い研究者は、日本人のグルメが絶賛する肉牛のクローニングをやりたいと思っていました。私たちが考えていたのはその程度のことでした。少なくとも私たちはそう思っていました。１９９０年代初期には、正直なところ私たちは、自分たちの研究にかまう人など現実世界にいるはずがないと思っていました。研究に十分気を配り、詳細な部分で息を呑むような素晴らしい発見を毎週のように重ね、昼夜の別なく懸命に仕事をし、当時の私たちは、まるで常に最高の勝ちを目前にしていたときのゲーマーのようでした。私たちにはそれだけで十分なごほうびだったのです。いつか私たちの努力から、素晴らしい夢が生まれることを想像するのは簡単でした。けれどもしがない研究室出身の私たち若い学生にしてみれば、その夢が花開くのはずっと先、おそらくは私たちが死んだあとのことだろうと考えていました。ジム以外はみんな、きっとそういうことだと思っていました。

哺乳動物クローニングの最大の欠陥

クローニングにとっては無邪気な時代でした。私たちは解決しなければならない複雑な問題を山ほど抱えていましたが、この分野にいた人間はみな同じ状況でした。1980年半ば以降、数々の研究チームの努力の結果、すでにかなりの数のクローン牛やクローン羊、クローンウサギが生まれていました。けれどもこれらのクローンは、成熟細胞からではなく胚性細胞から生まれたものでした。つまり、多量のインスリンを産生する羊はまだできていませんでしたし、そのクローン作製もまだでした。いつも同じところで不可解な限界に行き当たり、そこでつまずくのです。何よりもまず、クローン胚のほとんどがインキュベーターに入れてまもなく死んでしまうか、さもなければ、「偽妊娠」状態の母羊の子宮に移植した後に死んでしまうのです。「偽妊娠」の母羊とは、胚が子宮内膜に着床するときの妊娠周期の段階とまったく同じ状態にするために、ホルモン剤で慎重に処理をした雌羊のことです。この大量死の規模たるや、まさに衝撃的でした。クローン300例のうち成功は1例のみ。500例のうち成功2例。200例のうち成功4例。550例のうち成功ゼロなど。特別な理由があってのこととはまったく思えませんでした。どれだけ多くのクローン胚を同じタイミング、同じ手順、同じ条件下で精確に作製しても、ただひたすら同じことが私たちすべてに起こりつづけたのです。

もう1つ奇妙だったことは、数少ない成功例に繰り返し現れる症状——実際、私の巨大なドゥースは早死にしましたが、彼女もその症状に苦しめられていた可能性があります——があり、私たちはそれを「過大子症候群」と呼んでいました。あまりにも大きく育った状態で生まれてくるクローンが相当数いたのです。これが原因で心合併症を発症し、骨や肺を病むことになりました。この実験動物たちはみな早死にしました。こうした状況を引き起こす原因を推測するのは簡単でしたが、その理由については何の糸口も見つかりませんでした。[3]

ドリー以降の哺乳動物クローニング

１９９６年、たった1頭の羊の誕生が、私たちの平穏な日々に突然終止符を打ちました。ドリー誕生の高揚感に触発されて、ジムがあれほど長年夢に描きつづけていたクローニング会社がついにマサチューセッツ大学に設立されました。この会社は、ドリー誕生の1年後に6頭のトランスジェニック・クローン子牛を作製しましたが、その時点で、獣医科学と動物科学の全領域が果てしない報道合戦の舞台となっていました。地元はもちろんのこと、世界中から生物学のミステリーに関する問い合わせの電話がひっきりなしにかかり、私たちはただただ途方に暮れるばかりでした。当時はまだインターネットの黎明期で、Ｅメールとかいう目新しい代物を使いこなせるのは、わずかばかりのコンピューターおたくだけでしたから。

ほどなく私たちは、ドリーの誕生によって成しとげられた重要な科学的ブレークスルーが、不思議にもまったくニュースになっていないことに気づきました。私たちは、興味のある人には誰にでもそのブレークスルーについて話をする努力をつづけていたのです。１９９７年以前は、胚盤胞から取り出した胚性細胞を、クローン作製用の核の供給源として使っていました。その根拠は、この胚性細胞だけが、卵細胞質による再加工に必要な「可変性」を十分にもっており、初期から発生を始められるからでした。けれどもこれは、私たちの作るクローンがどう成長するのか、私たちにはさっぱりわからないということを意味しました――わかっていたのは、そのクローンがどの集団に由来するかだけであったため、当て推量で実験を進め、育ったクローンで我慢するしかありませんでした。ところがドリーの誕生ですべてが変わり、同時に私たちは細胞生物学について多くを学びました。成熟細胞から初のクローンが作製されたのです。ドリーの場合は乳腺から取った細胞が使われました（そう、そのとおり、ドリーの名前は、巨乳のカントリー・ミュージック歌手、ドリー・パートンにちなんだものです）。これが意味することは、完全に運命が決定され分化した成熟細胞が、卵細胞質によって再加工され、接合子のような状態に戻って、新たな生命体としてまた一から胚発生を開始できるということです。そしてこれは、細胞の振る舞いについて私たちが知っていると思っていたこととは何もかもが違っていました。教科書をもう一度書き換えなければ。[4] 私たちはまたしても胚細胞の生態に度肝を抜かれたのでした。

良くも悪くも、ドリーは基礎科学と応用科学との相互的な関係を示す貴重な実例です。ただし、これは数十年にわたり緊急課題のまま残され、いまだに解決の糸口すら見えない問題です。基礎科学は、好奇心、もっと言えば美的感覚に基づいた研究で、その目的は、最新の知見という次なる頂点にたどり着くことです。基礎科学では成果を公表という形で示します——私たち科学者は、新たな知見を文字どおり公にするのです。一方、応用科学の目的は管理と利益です。仮にあなたが、これまでは不治の病だった病気に新たな治療システムを構築したとしましょう。あなたは特許の登録を行い、利益を得ることになるでしょう。つまり、ノウハウは個人の所有となり、所有者によって管理されることになります。簡単に想像がつくと思いますが、基礎科学と応用科学の目的は、一致する（新たな知見を獲得すると同時にそれを人のために役立てる）こともあれば、公然と対立する（技術あるいは薬剤の特許を所有している人が、莫大な特許使用料の支払い能力のある人だけにその特許の使用を限定することによって、財を成そうとする）こともあります。

基礎科学と応用科学の線引きは、たいていは曖昧なものでした。ポリオワクチンは間違いなく応用科学の成果ですが、それが目指したものは企業利益ではありませんでした。ジョナス・ソークと彼の同僚たちは、ポリオワクチン開発のためにウイルス学と免疫学の基礎科学を用いました。のちに多くの命を救い、小児疾患に対する私たちの概念を変えることになったワクチンです。誰がその特許権の所有者か尋ねられたときのソークの返事は有名です。「みなさんですよ。あえて言わせてもらうならね。特許なんてありませんよ。太陽の特許が取れるなんて思っちゃいないでしょう?」ソーク以前には、薬剤開発のための正真正銘「不死」の培養細胞株を初めて作製した、ジョンズ・ホプキンズ大学のジョージ・ゲイがいました。彼は、自身の開発した奇跡の研究道具をできる限り迅速に、かつ健康な状態で仕事仲間に届けはしても、それを金もうけにつなげようとは考えもしませんでした。実はソークがポリオワクチンを開発したのも、この細胞を使ってのことだったのです。[5] 同様に、ヴィルヘルム・レントゲンもX線機器の特許取得を拒否しています。

論文発表

あなたが基礎科学の研究者で、受精や初期発生を専門にしているとして、専門分野の謎を研究するために得ている助成金が微々たるものだと仮定しましょう。あなたは、利益を生み出す実用性に直接つながる成果を求めているわけではありません。こまごまとしたデータを辛抱強く収集しながら、いつかそこから何かきわめて重要で新しいものが浮かび上がり、それによって、教科書が書き換えられ、もしかしたら、そう、世界が一変するかもしれないと期待しているわけです。基礎科学は時間とお金の無駄のように思えるかもしれません。けれども同時に、あなたの命を救う知識へと導いてくれることもあるのです。たとえば１９８０年代の半ば、それまでは無名だった化学者のマリオ・モリーナが、癌の発症率を極端に上昇させていた可能性のあるオゾン層の穴を発見した[6]のも、フルオロカーボンという化学物質の基礎的な振る舞いについて研究していた時でした。

クローニング科学は、カエルやサンショウウオの胚の研究者たちが抱いた、「単一の成熟細胞の核は、体内のあらゆる細胞を形成するために必要な遺伝子をすべてもっているのだろうか？」という疑問に端を発しています。多くの癌研究には、細胞分裂を制御する遺伝子の同定が重要でしたが、そのベースとなったのは酵母菌と二枚貝を対象に行われた研究でした。

基礎科学の研究成果には、それを世界規模の研究の進歩にとってきわめて重要なものにしているもう1つの特権があります。投稿された研究論文は査読を受け、その分野の専門家や出版社が納得するまで、構成や内容に修正が加えられたあとで、信頼できる専門誌に掲載されることになります——こうして誰もがその論文を読めるようになるのです。また、まだ市販されていない新種の試薬（たとえば、非常に高い効果を示す、まったく新しい抗体）が研究に使われていたら、論文を執筆したチームには、その試薬の使用を検討する他の研究チームがそれを入手できるよう、手配することが必ず求められます。

特許

特許はまったく別の話になります。あらゆる鉄則の中でも学問の自由は侵すべからざるもの、とされる学究生活において、受精や初期発生の研究者の多くが金もうけだけのために研究成果の特許を取得することが増えています。特許登録されたものを第三者が——多くは製薬目的として——使いたいとなれば、高い使用料を払うことになり、科学者にはかなりの収入となるでしょう。さらに企業は、一般人に対してではなく投資家に対して責任があるため、科学上の大発見をしても、それが全世界の読者に向けて科学誌で発表されることはまずありません。科学者が特許登録をして技術をそっくりそのまま自らの知的財産とすることで、情報を得たい人間はどんな些細なことにもお金を支払う必要に迫られるのです。

言うまでもなく、科学は本来このように機能すべきではありません。けれども、こうした状況はますます増えています。生殖技術には、長い間ノウハウが私的に所有されていたという歴史があります。その絶好の例が、分娩中に身動きが取れなくなった赤ん坊を助け出すために使われる産科鉗子です。この器具は、１６００年代にイギリスの医者一家、チェンバレン家によって発明されたもので、１５０年以上にもわたり、一家の秘密とされていました。それにより、一家は難産の処置で成功を収め、巨万の富を得たうえに、イギリスの女王と王女の宮廷産科医になりましたが、その間、チェンバレン家以外の医者で難産を安全に処置できた者はなく、結果として、何人もの母親と赤ん坊が死ぬことになったのです（Das 1929）。

世間が抱いた恐れ

例のクローン羊と、それ以前に私たちが作っていた哺乳類クローンとの違いを即座に理解できる人間にとって、夢は現実のものとなりつつあり、前途は有望かに見えました。ただ、世間が話題にしたその研究結果が、偶然の賜物ではないこと、つまり、たった1頭の羊が生まれたのはまぐれではなかったことをはっきりさせておく必要がありました。ドリーが本物で、成熟細胞の核を使って新たな成体を作り出せるのだとしたら、成体がどんな外見になり、どんな特徴をもつことになるかを私たちは最初から把握できるのです。これこそまさしく夢に描いたクローニングでした。私たちは若くておめでたくて、素晴らしい未来を待ちきれずにいました。

ところがほどなくして、世界中から寄せられる恐ろしい非難の数々を逐一伝える外野のうるさい声に気がつきました。

当初は少し奇妙に感じた程度でした。でも違ったのです。私たちの考えが世間になかなか理解してもらえなかったのは、細胞生物学についての私たちの認識の変化に世間が関心を示そうとしなかったことだけが理由ではなかったのです。それ以上の何かがありました。時が経っても、あの忌まわしい羊に対する世間の不安——本物の不安——は収まりませんでした。事態の収拾を待って次の一手に出ようにも、どうやら事態の収拾にはまだまだ時間がかかりそうな気配が漂い始めていました。

今度はいつどこで、何をしくじったというのでしょう？「どこからともなく」現れたというクローンのニュースに夜通し悩まされることになるなんて、いったい誰が想像したでしょう？試験管ベビーなど、クローンの騒ぎに比べたら子どものお遊びのようなものでした。[監訳者注1]

寝耳に水のメディアに、ある日突然ドリーをお披露目したこと。これは、下準備もせずに、自己の宣伝と科学の推進に乗り出してはいけないというドラマチックな警告としては、今日にいたるまで群を抜いています。クローニング分野が悪者扱いされるようになったあとでは、真摯な態度で自身の研究に理解を得ようと試みた科学者はみな、世間を相手に当のクローニングの説明に挑むという恐ろしい経験をしています。しまいには、大衆メディアを利用したクローニング解説に敵意と不安を抱き、多くの科学者がその努力を放棄してしまいました。メディアに語り続けたのは商売上の損得が念頭にある人だけだったようです。金もうけと創薬という動機だけには世間も理解を示したということです。ついには、わざわざメディアにまともな説明をしようとする者はこの分野にいなくなり、メディアでも、世間に向けてメッセージを伝えようとする者がいなくなりました。世間は何十年もの間クローニングの影におびえ続け、その後の混乱の結末はさんざんなものでした。

科学者にはわかっていたはずです。1978年、フリーのサイエンス・ライター、デービッド・ロービックによって生み出された夢物語を、世間もメディアもすっかり信じて舞い上がっていたのを科学者たちは目を丸くして見ていたではないですか。彼の著書、『複製人間の誕生』[訳注1]（Rovic 1978）では、マックスという名の億万長者が、自分自身を自分の後継ぎに据えようと決意し、ダーウィンという得体の知れない科学者を頼ります。ダーウィンは、アメリカ国外にある秘密の研究所でマックスのクローンを作製する見返りとして大金が手に入るという話に、大いに乗り気でした。胚の代理母役を引き受けたのは16歳の処女でした。たちまちベストセラーになったその本は、世間では実話と受け止められ、連邦議会の公聴会が、その分野で尊敬を集める専門家たちから出された山積みの証拠をもとに、やっとのことですべてでっちあげだと否定したのでした。ところで、クローニングでは実際に何ができるか、これをはっきりさせた科学者はいましたか？　一般の人は見聞きしたことしか知りません。そして彼らが知っていたことといえば、クローニングが良いものであったためしはないということでした。ヒトラーのクローニングを描いたアイラ・レヴィン（Levin 1976）のベストセラー、『ブラ

監訳者注1　米国で同様に体細胞クローン研究に身をおいていた者として、試験管ベビーと比べることは出来ないのではないかと思う。体細胞クローンは、初期発生率も極めて低く、子宮内へ移植した後も流産率や胎仔の奇形率も高いことがわかっていた。さらに、ヒト卵子は除核や初期化法の知見がほとんどなかった。この技術的な課題に加え、流産などで母体に与える医学的危険性や倫理的課題などで、ヒト作製へクローン技術を応用するなどあまりにも非現実的なので「リアル」に赤ちゃんが誕生する試験管ベビーに比べるとクローン騒ぎのほうが明らかに子どものお遊びのように私には感じられる。

訳注1　二見書房から出版された最初の日本語版。1999年に新訳『わが子はクローン』が［創芸出版］より刊行

ジルから来た少年』も、ジョン・F・ケネディのクローニングを描いたナンシー・フリードマン(Freedman 1973)の『Joshua, Son of None(ジョシュアは誰の子)』も、『複製人間の誕生』同様、怪しげな実験に没頭する狂気の科学者像を描いて見せました。マイケル・クライトンの『ジュラシック・パーク』(Crichton 1990)は、理想主義者が結局は金もうけに心を奪われ——そして案の定、何もかもが制御不能に陥ってしまう話です。巷の人はドリーのニュースを聞くやいなやひどく動揺しました。世界一周してみればわかりますが、興味深いことに、世界中どこへ行ってもその恐怖は同じ類のものでした。

通説では、クローン動物(もちろん人間も含みます)は試験管の中で育ち、いつでも行動を起こせるようにすっかり成長した状態で待機し、必要とされたとき初めて姿を現すものと考えられました。他にも、頭のイカれた独裁者が、せいぜい数人の専門家と、抜け目ない高官たちに協力させて、自国の軍隊のクローンを作るという突拍子もない話もあれば、色を好む大金持ちのスルタンが、アレッサンドラ・アンブロジオのクローンを作製して——もしくは十人十色のお好みに合わせ、ヴィクトリアズ・シークレットのトップモデルから、誰か別の豪華絢爛フィットネスクイーンをクローニングすることも可能——一大ハーレムを作りあげることさえお手の物という話もありました。ただし注意すべきは、こうした夢物語は100%現実世界ではあり得ないという点です。1つめの通説はまったくばかげています。私たちが望めばクローンが試験管から大人になって出てくる、そんなこと、どんな試験管を使ったとしても起こるはずがありません。独裁者が軍隊を欲しがるですって？ スルタンはハーレムがお望み？ 確かに、オリンピックのレスリングチャンピオンやアレッサンドラから、生きた細胞を手に入れることくらいできるかもしれません。その細胞を何百という卵に移植し、すべてが首尾よく運べばクローンの発生開始です。ところでお気づきでしょうか。この説明では、例のクローン胚のけた外れに高い死亡率の問題がどうにか克服されたことが前提となっています（実際にはまだそこまで進歩してはいません——まだまだ先の話です）。そうした問題が一切起こらず、偽妊娠状態の代理母に移植されたすべての細胞が見事に胚盤胞を形成して子宮に着床し、増殖を開始、9カ月後の健康な生命体の誕生へとつながるという筋書きです（すでに見てきたように、どんな形の妊娠であっても、必ず順調に進むものではないのですが）。

この時点で、すでに独裁者もスルタンも9カ月間待ちつづけたことになります。ところがここからがさらに長いのです。生まれたばかりの男の赤ん坊はおっぱいもほしいし、ゆりかごであやして寝かせつけてもらうことも必要です。言葉もあんよも覚えて、学校へも行かなければなりません。こうした日々の活動を通して少年となり、若者へと成長していくのです——そうしてようやく新兵訓練施設《ブートキャンプ》の鬼軍曹と対面し、命知らずの分隊の一員となることができます。その間にも独裁者は戦いに敗れ、あるいは単に寝ている間に死んだかもしれません。隣国をことごとく侵略し、巨大な帝国を築き上げるという夢を叶えることのないままに。好色のスルタンにしても同じことです。アレッサンドラたちがやっとお役目にふさわしい年ごろに成長したときに、めまいがするほど魅力的な彼女たちのお相手としてスルタンはまだ現役でいられるでしょうか？　そもそも、まだご存命かしら？

こうしてヒトのクローニングにまつわる作り話をざっと見まわすと、もう1つ別のきわめて重要な側面が見えてきます。花形の仕事をフルタイムでこなして疲れ切っている母親が、よく私に向かって冗談とも思えないことを言ってきます。「お願いだから私のクローンを作ってくれない？　子どもた

訳注2　イスラム世界における君主の称号

ちの面倒を見てもらいたいのよ。そうなったらほんとに助かるのに」。やはり前述の例と同じ理由でこの頼みごともばかげています。クローンは試験管で育つわけでもなければ、必要なときに生き返らせてもらうまで試験管の中で凍結されて待機しているわけでもないのです。クローン胚も他の胚と同様に発生し、妊娠を介して生まれます。そんなわけで、働き者の母親たちの思い――自分たちに瓜二つのコピーを手に入れて、片方が子どもの世話をする間にもう片方が仕事に出かけられるようになったらどんなにいいだろう――は痛いほどわかりますし、そしてそんな母親たちをがっかりさせるのは本当に嫌だけれど、彼女たちをクローニングしても何の役にも立たないという事実は変えられないのです。

ちょっと想像してみてください。私が相当な間抜けか、もしくは友人に拝み倒されたとしましょう。彼女がくたびれ果てていることを嫌というほど知っている私は、一瞬我を忘れて、彼女の体から成熟細胞をつかみ取ります。そのあと、どこかの女性の卵から核を取り除き、友人に頼まれたクローン胚を作製してしまうのです。それを大事にそっとインキュベーターに入れてからの状態も最適で、インキュベーター内での胚の増殖の第一段階も、子宮への胚移植という微妙な瞬間も、そして全妊娠期間も、すべてが順調に運んだと仮定しましょう。それでも生まれたクローンはまだほんの赤ん坊です。この赤ん坊は間違いなくくたびれた母親の遺伝子型をもっているとはいっても、まだおむつもおっぱいも必要です。一方で友人はもう40代前半になっているかもしれません。クローンが20歳を迎え、そのオリジナルである友人の育児を手伝えるようになる頃には、オリジナルは60歳。その子どもたちも子持ちになり、今度はその子どもたちが悲鳴を上げて、私にクローン作製を頼みにくることでしょう。

おまけに――ここがヒトクローンと動物クローンのいちばん重要な違いなのですが――人のコピーは無理。不可能なのです。友人のクローンは、オリジナルとは別の時代に、十中八九別の場所で、食生活も文化も道徳規範も異なる環境で育つことになります。他人と彼女のかかわり方もオリジナルとは違います。学校での経験もまったく別物のはずです。もちろん20歳の彼女は、かつて私が出会った過労の母親と見た目はよく似ているでしょう――けれども彼女が過労の母親本人になることはないのです。本書では、第2章の最初に触れた中心テーマを最後まで繰り返すことになりますが、もう一度そのテーマに戻る必要がありそうです。私たちは単なる遺伝子の産物ではありません。スーパーモデルや軍人になるには、両親の遺伝子から受け取るものと合わせて、訓練の積み重ねと強い自制心が必要です。私たちは半ば遺伝子、半ば環境からできていて、4歳までに受ける刺激に大きく影響されるのです。なぜこれほどわかりきったことを繰り返し言いつづけるのだと思いますか？　それは、長い経験から、これがわかりきったことではないと学んだからなのです。あなたにしてみたら、今となってはこうした問題はすべて決着がついて、誰もがはっきりと理解していると思うかもしれません。ところがそうではないのです。危うい思い違いは他にもいろいろありますが、哺乳動物のクローニングについて、高校生やその教師向けにレクチャーを依頼されるときなど、遺伝子に関するこの誤解がいまだに目立ちます。映画版『ジュラシック・パーク』のクローニングに関する描写をひとつひとつ鵜呑みにするのもまたよくある困った問題です。間の悪いことに、T-Rexとドリーはあまりにも近いタイミングで世に出てしまったのでした。

根強い誤解

世間に向けて、前後の脈絡や情報を正しく伝えようとする努力が払われてこなかったとすれば、愚にもつかないことを信じる世間を責めるべきではありません。正常なセックスについて学ぶのさえ苦労する世の中で、恐怖のサイエンス・フィクション物語から浮上してきたクローニングという生殖テクノロジーについてなど、一般の人はいったいどうやって学べばよいのでしょう？　幹細胞を使った治療型クローニングや赤ん坊の臍帯血幹細胞の凍結、あるいは卵子や受精胚の凍結について、サイエンス・フィクション映画から得た情報があるだけで、性について明確な知識はなし。それ以外のどんな背景知識をもって、世間一般でクローニングの議論ができるというのでしょうか？　試しに生物学研究の門外漢に尋ねてみてください。エルヴィスの髪の毛からクローンを作製することに成功して、いま誰かの子宮で育っている最中だとか、トリノの聖骸布[訳注3]に残された細胞からイエス・キリストのクローンが作られているといった話が書いてあるインターネットの面白おかしいサイトを教えてくれますよ、きっと。ドリー誕生の発表後には、いかがわしい医者たちがすぐさま吹聴しました——愛しい乳飲み子を亡くされ、その複製をぜひともお望みのご両親のためにクローン作製を承ります——世間はいまだにそのことをおぼろげに記憶し信じています。

　動物病院で働く友人たちがよくイライラを爆発させるのは、取り乱して駆け込んでくる飼い主たちに対してです。死んだばかりの最愛のワンちゃんの血液が入ったチューブを持ってきて言うことには、自分たちにはかけがえのない犬だった。他の犬では代わりにならない。実物そっくりのコピーがほしい。技術の難点については一切聞く耳をもたず、ただ知りたいのはどれだけ時間とお金がかかるかだけ。ワンちゃんのためにお金を払う用意はある。以上おしまい。友人たちはたいてい断りますが、中には心を動かされて無償でやってあげようとする人もいます——ところが言わずと知れたことですが、上手くいくはずのないこの処置に、ためらいもなく大金を請求する連中もいます。1個体としての犬の行動は、遺伝子だけでなく、子宮内環境、親犬の世話の様子、人間との接触にも左右されるため、死に物狂いの飼い主たちが「彼らにとってかけがえのない」犬を取り戻すことは絶対にないのです。

たとえ獣医が処置を始めたところで、ほとんどのクローン犬は死産になるか病気を抱えています。興味深いことに、生き延びたクローン動物はオリジナルの動物とはかなり違っているようです。これは羊のクローニングをする人ならすでに知っていたことです（Wilmut et al. 2000）。同一の胚細胞から作製したクローンでさえ、異なる「個性」をもっているのです。なぜこんなことが起こるのかって？　謹んでお答えすると――さっぱりわからないのです。

状況はどう変わったか

大混乱のあげく、無邪気なクローニングの時代はドリーの出現とともに終わりを告げました。哺乳動物クローニングはすっかり様変わりし、競争はさらに激しくなり、次にはどこから金のなる木がやってくるのかに注目が集まっていました。そうした中で早い時期から有望視されていたのは、次のような事柄です。異種間移植[7]（ある種から取り出した核を別の種の卵に注入すること）、クローン動物の作製のためにさまざまな技術を開発すること（たとえば、努力がなかなか報われないブタのクローニングは、酪農家にとって大きな関心事でした）や、絶滅危惧種を救うため、より良い環境が整うまでクローニング技術によって生存クローン胚を冷却器に保存すること、また、現存する種の比較的近い祖先をよみがえらせること（象の卵でマンモスのクローンを作製するなど）、そしてもちろん幹細胞テクノロジーです。こうした独創的な研究が一気に動き出したのです。けれどもその技術のほ

訳注3　イエス・キリストの顔が写し出された布で、十字架にかけられたキリストの亡骸を包んだとされる

とんどが、使用された試薬や培地も含めて、同業者の査読を経て科学雑誌に掲載されるという経過をたどることなく特許を取得され独占されてしまったため、友人知人との関係にあと味の悪さが残ることになったのです。初めてそういった経験をしたのは学会に出席したときです。友人と昔の職場仲間が彼らのポスターの前に立ち、自らの発想や実験、その成果などについて私に説明してくれていたのですが、不意に言葉を切ると、大きく息を吸い込んでこう言ったのです。「これ以上は僕の会社の知的財産になるから話せないんだ」。正直なところ、最初は彼らが冗談を言っているのかと思いましたが、もちろん冗談ではありませんでした。時代は変わりつつありました。

幹細胞

「ドリー以後」の時代が始まった初期の頃から、夢のような新型医療へと一足飛びする話が次第に熱を帯びてきていました。そうなれば本当にいいことずくめです。そして幹細胞を使えばそれが実現できるというのです。「話していませんでしたが実は……」で始まるうわさ話が大量に研究室の間で広がりましたが、それは世間の人が交わす会話よりもずっと巧妙でした。幹細胞治療と聞けばそれはもうすごい恩恵を人間にもたらしてくれるもののように思えたので、なんだか出来すぎた話のようでもありました。もしそれが上手くいけば、私たちにとってさえ奇跡のように思えたのです。クローン胚盤胞の内部細胞塊から得た多能性のクローンES細胞（第5章と第7章で言及したように）が、体の特定の臓器にコロニーを形成することにより、その臓器の再生が可能になるということでした。胚盤胞期にのみ存在する内部細胞塊は、私たちのような成体がもつ数百にもなるさまざまな種類の体細胞を発生させるあらゆる細胞を含み、こうした細胞には、発生過程の全期間において必要とされるすべてのもの——骨髄や皮膚、消化管壁、爪、リンパ球、心臓弁の構成要素、神経細胞、その他ありとあらゆる細胞型——を形成する能力があるはずです。

私たちは、不安をのぞかせる肝不全患者に治療法を説明している未来の生物学研究者という自分たちの姿を想像してみました。なぜ肝臓かというと、それにはもっともな理由がありました。私たちが最初に診ることになる患者はきっと末期肝硬変に苦しむ偉大な天才たちばかりだろう、といった、ありそうもないことを考えたわけではありません。肝臓は単純な臓器です。臓器再生に初めて挑戦する私たちには単純なものが必要でした。だから肝臓という賢い選択をしたのです。また、肝臓にはその解毒機能のために卓越した内因性の細胞再生能があることから、肝臓に本来備わっている再生の仕組みが私たちの使命に役立つはずだと考えたからです。

初心者でもわかる幹細胞治療

「怖がることはないですよ、ジョーンズさん」。想像の中の私たちが言います。「安心してくださいあなたの肝臓をちゃんと治しますから。痛くはありませんよ。取りやすい細胞を体から採取させてくださいね。どの成熟細胞からでもクローンが作れますから、皮膚の細胞をちょっといただきますね。皮膚の細胞なら簡単に取れますから。それでは今から、いただいた細胞を除核した提供卵子に移植します。卵が発生を開始します。ほら見てください。あなたのクローンができましたよ。次にこれをインキュベーターに入れて、内部細胞塊をもった胚盤胞が形成されるのを待ちます。胚盤胞が形成された時点で、それを取り囲む細胞壁から内部細胞塊を回収し、培地の入った培養皿に移します。しばらくすると、培養多能性細胞、すなわち胚から得られたので胚性幹細胞と呼ばれる細胞ができます。知らないうちにこうして膨大な量の培養細胞が得られるのです。もっとたくさんの培養皿にその培養を拡大したり、その細胞を不死化したりできるかもしれません。いつかこうしたことが日の目を見るといいのですが、まぁ夢物語はこの辺にしておいて、あなたの話に戻しましょう。とは言っても、ほぼ解決したようなものですが。あなたがここにおいでになった目的はもう果たせましたよ。クローン幹細胞はたっぷりできましたし、あとはあなたの傷んだ肝臓に注入するだけです。ひとたびクローン幹細胞が肝臓に到達したら、残りの仕事はあなたの生き残った肝細胞がやってくれます。新入りの多能性幹細胞に働きかけて、ここは肝臓の内部だと教えてやり、新入りが肝細胞になるよう誘導してやるというわけです。というのも、今のところ未分化細胞は周辺の細胞に言われたとおりの細胞になるとされているからです。でも、あなたの肝臓はもうこれまでと違って、きれいに生まれ変わった、つやつやでみずみずしい肝細胞からできているのですよ。その上、ここまですべて完成させるのにかかった時間はせいぜい2週間ですからね。これでおしまいです」。

言うまでもなく、この説明ではプロセスをずいぶんと簡略化してあります。さらにプロセスの落とし穴や限界が無視されています。最新の補助金申請で私たちはこのことに言及していません。まもなく査読者たちに完膚なきまでに叩きのめされることになるでしょう。と言うのも、先に述べたことには数えきれないほどの「しかし」、「もしも」、「どうして」がついてまわるからです。同僚の中には、廊下に出るや怒りにまかせて、こいつはとんでもない科学だとわめき散らす者もいるほどです。「でもちょっと待ってくださいよ、ジョーンズさん。あなたは肝臓を取り戻せましたよね？　たちどころに20歳も若返った気分ってどんな感じですか？　お金は取っておいてください。人間モルモット代は私たちがもちます。金もうけをするつもりはまだありませんから。歴史が私たちを記憶してくれるでしょう」[8]

初期のＰＲで犯した過ち

ジョーンズ氏を救う一方で、案の定私たちは、幹細胞治療の広報活動において最初の失敗を犯していました——そしてこの失敗が極端な結果をもたらすことになるのです。私たちはジョーンズ氏に、肝臓の修復に使った幹細胞は胚性幹細胞だと伝えていました。なぜそんなことを言ったのかって？　それはですね、私たちが科学者だったからです。私たち科学者は、努めて正確な専門用語を使うよう心がけています。私たちは胚盤胞の内部細胞塊から回収した細胞の話をしていたのです。胚盤胞は胚です——多くは子宮壁に着床する前のもので、顕微鏡でないと確認できませんが、ともかく科学的には胚と呼ばれています。おまけに、たまたまそれはまぎれもなく完璧な多能性をもつ胚であり、幹細胞治療にとっては非常に期待の高い、決定的な可変性をもった細胞です。ところが今は、治療に人工多能性幹細胞を使うことができるため（第7章参照）、胚を幹細胞治療に使う必要はあまりなくなりました。皮膚から成熟細胞を採取して、ある遺伝子をこの細胞の中で活性化すれば、細胞は完全に可変性のある多能性状態に逆戻りし、体のあらゆる種類の細胞に変わることができるのです。そのあとは、最低限の基本用語でジョーンズ氏に説明したような手順を続ければよいのです。そんなわけで、世間とメディア向けに初めて私たちのアイディアを発表したとき、生物学の業界用語にどんなリスクがあるか考えもせずに、あろうことか胚性幹細胞という言葉を口にしてしまったのです。

ズールー語には、正真正銘の大事件を前にした気持ちを1語で巧みに表せる単語があります：

Tumamina

神様、いったい私たちが何をしたというのでしょうか？

私たちは胚と言い、人には胎児と聞こえました。メディアの重鎮にも胎児と聞こえました。政策決定者は、より正確な情報を把握するべき立場にあるにもかかわらず、胎児と聞くや恐れおののいて、私たち科学者と連絡を取ろうとすらしませんでした（第1章参照）。今でも覚えているのは、やはり胎児に聞こえた当時の首相宛てに私が送った公開書簡を、当初はどの新聞も掲載しようとしなかったことです。まるで奇妙な集団ヒステリーでした。誰もがいっせいに、映画や写真に出てくるあの小さくてかわいらしい生き物――重力なんかお構いなしで気持ちよさそうに羊水の中でぷかぷか浮かんで、楽しげに手をぱちぱちたたいたり親指を吸ったりしている、あの頭でっかちで大きなおなかをしたかわいいやつ――の手足を私たちがバラバラにしていると思い込んだのでした――起こりそうもないことが実際に起こったのです。世間は私たちが、今にも生まれようとしている新たな美しい命を殺めて細かく切り刻んでいると、流産をわざわざ誘発していると、そしてここに書くことさえはばかられるようなひどいことをしていると信じ込んだのです。そして、私たちがこうした残酷な行為に及んだのも、ただただジョーンズ氏の肝臓を救いたいがためだったと。

胚盤胞幹細胞という言葉を使っていれば、おそらく何の騒ぎも起きなかったでしょう。けれども今となっては、行く先々でひどい窮地に立たされることになりました。人に胚と胎児を区別させようとするのはとても大変なことでした――面倒なことになりそうな講演も何度か経験しました。その他にも、会場が険悪なムードになるといけないから誰も私に質問をしないようにと、司会者が聴衆にくぎを刺した講演もたくさんありました。[9] 私の大学は、幹細胞に関する高校生向けの教科書を標準化する生物学グループに組み込まれていましたが、それは、ヨーロッパの学生すべてが、内部細胞塊由来の幹細胞とその起源に関して共通の理解を得て学習を終えられるようにするためでした。20世紀から21世紀へと変わる2、3年前までは、こうした考えが問題になることはありませんでした。次いで「胚性幹細胞」という用語が使われ始め、それ以来ヨーロッパの教科書で用語が統一されることは二度とありませんでした。著者どうしの見解すら統一できなかったのですから。

臍帯血幹細胞

幹細胞に対する世間の恐怖を払しょくするためだからといって、あらゆる胚の操作から一切手を引くことができるでしょうか？　確かにこれまで話してきた多能性幹細胞をもつのは初期胚だけです。けれども、時が過ぎ、今では成熟細胞を採取してそれを処理し、多能性ES細胞と似た細胞を作ることができるようになりました。さらに、多分化能性幹細胞という、体の一部を形成する能力をもつ細胞があることもわかりました。こういった細胞はさまざまな部位で認められますが、その中の1つが臍帯です。聞いたことありますよね？

臍帯は、胎児と母親をつなぐ命綱ですが、出産後は廃棄されるのが普通です。ところがこれは多分化能性幹細胞の供給源としての利用が可能なのです。またぞろ聞こえてくるのが、そうした幹細胞があればもっと長生きできるようになるぞという声です。簡単でいいことずくめの方法を使えば、歳とともに役に立たなくなる体のあちこちの臓器を若返らせることができるぞと。身体修復という、この新しい医学上の奇跡がいつか現実のものになるのでしょうか？　なるほど、ある程度は現実味を帯びていると言えます。遺伝的につながりのある人（兄弟姉妹など）に臍帯血幹細胞が使われる例もすでに出てきています。このような例では、臍帯血幹細胞が免疫系によって拒絶されることがないからです。また、骨髄移植も実は多分化能性造血幹細胞移植に他なりません。この多分化能性幹細胞には、血球、白血球、リンパ球の形成能があります。

臍帯血バンクについては、次の2点が重要です。1つは比較的費用が安く済むこと、もう1つは臍帯と臍帯血が比較的入手しやすいということです。誰かを傷つけることもありません。理論的にはどの病院でも、赤ん坊が生まれたらすぐにその臍帯血を保存しておけます。事実、公共の臍帯血バンク用に、積極的に臍帯血を回収している郡や地方自治体もあります。ところが驚いたことに、ほとんどの人はこういった選択肢があることを知らないのです。実施する施設が一部に限られていることにも驚きを禁じ得ません。ニューヨーク市地区を例に挙げると、臍帯血の保存は市内で生まれた赤ん坊だけに限られ、ニューヨーク市郊外や州内の他地域で生まれた赤ん坊は対象外です（NYSDH 2013, NYBC 2016）。公共バンクの設置が拡大しないために、民間のバンクがそこに商機を見いだしました。あなたも赤ん坊の臍帯血を保存しておけるのです……お金を出せばですけどね（BOX 8・1）。

BOX 8・1：「もちろん合法よ」

皮肉な見方をすると、なぜバイテクが臍帯血幹細胞バンクの計画を進めたかと言えば、他にいろいろな動機はあっても、すべて無視して金もうけを原動力としたからだということになるでしょう。何の役に立つのかさっぱりわからないもの[10]を保存する民間企業が周りに続々と増えてくると、何もせずにいることはなかなか難しいものです。企業いわく、良い親というものは、赤ん坊が生まれたら大金をはたいて臍帯血幹細胞を回収し、即座に凍結保存して、子どもが成長したときに使用できるようにしておくものだ。子どもが大きくなる頃には確かなテクノロジーが確立されているはずだから。確かにそれは本当です。現在複数の研究によって、このテクノロジーを完成させるべく検討が進められており、これまでの結果は上々です。けれども、臍帯血幹細胞を用いた補充療法のテクノロジーはいまだ実現には至らず、いつのことになるかもわかっていません。臍帯血幹細胞の利用が考え出されたのは10年ほど前になりますが、その意図は正しかったにせよ、相変わらず私たちはよくある複雑な問題に直面していました。多くの場合、端から問題になるのが応用科学でした。応用科学は利益を得るためのものです。そうなると、もっともな疑問がいくつも出てくるでしょう——当事者たちが幹細胞にまるで関心がない様子だったり、さらに言えば、たやすく手玉に取れる親たちを相手に自分たちのサービスを売りつけるだけなら、そもそも関心をもつ必要もないと思い込んでいる場合にはなおさらです。幹細胞ビジネスは難しいものではなかったため、財政的な基盤と起業家精神があれば誰でも楽にこの分野に参入できました。これは必ずしも悪いことではありません。とは言え、ひとつ間違うと、今からお話しするような、幹細胞科学の黎明期に本当にあった異常なストーリーにつながることもあるのです。

２００３年１月の午後６時頃、リスボンの大学で２時間にわたる長い講義を終えて、教授室に戻り10分ほど経った頃でした。過酸化水素で脱色した偽ブロンドの髪に、明るい色の口紅を塗った厚化粧の女が、これ見よがしにピンクと青の揃いのコーポレートスーツを身につけて部屋に入ってきました。

「ちょっと、あなた発生学者だって聞いたんだけど」

「あ、はい、そうですけど。ここは発生生物学課程で……」

「ジャーナリストでもあるって聞いたけど」

「そうですが……」——（握手）——

「私は法律が専門《jurist》[11]よ」

「わかりましたけど、それで？」

「夫はMBA取得者で複数の会社のCEOでもあるの」

「そうですか」

「ちょうど夫と私で臍帯を扱う会社を立ち上げたところなのよ」

「それで、ここには生物学者を雇いに来たのかしら？」

「そうじゃないわ。あなたに記事を書いてほしくてね。私たちのために」

「何の記事かしら?」

「私たちの事業の宣伝よ。わかるでしょう」

「なるほどね……ところで業務を行っているのは誰なの?」

「技術者が2人でやってるわ」

「管理者はいないの?」

「そうね、いないわ。大事なのはね、私たち、アメリカの会社と事業提携してるのよ。その会社が人をこっちに送ってくれたの。キットとパンフレットも一緒にね。私の娘が今パンフレットを翻訳してるところよ。アメリカから来た人がうちの2人の技術者に技術を教え込んでくれたから、もう2人はキットを使った細胞の回収方法も凍結方法もわかってるのよ」

「それでそのあとは?」

「キットをアメリカに船便で送るのよ。これはもちろん合法よ」

「それで、科学者があなたのところの業務に携わる必要はないと思っているわけね」

「まったくないわよ。そんな必要ないでしょう?」

後日、朝のテレビ番組に出ている若くはつらつとした人気アナウンサー数人——妊娠中には恋愛雑誌にしつこく追いかけまわされていましたが——が、例の会社の広告に出ていました。何と言ったらいいのか。たぶん私の考えが古いのでしょう、こうしたことすべてが私にはこの上なく恐ろしいのです。恐ろしいのはクローンでも、幹細胞でもありません。私が心底怖いと思うのは、力とお金をもった一般の人たちなのです。

適切な規制のない幹細胞治療の危険はディストピア的な作り話ではありません。ごく当たり前に起こっていることなのです。2016年、フロリダに本拠地を置き、株式公開もしている幹細胞企業が、3人の女性の眼に体性幹細胞（臍帯から得られる幹細胞と同様のものです）を注入した際、女性たちの眼に、一生続く重度の障害が起こりました。彼女たちは、その実験的な技術を使えば加齢に伴う視覚障害に治癒の可能性があると告げられていましたが、1人は完全に視力を失い、他の2人もほとんど目が見えなくなりました。この治療に対して彼女たちが会社に支払っていたのは、1人あたり5000ドル（55万円）です（Kuriyan et al. 2017. Grady 2017）。また、患者らには、治療は医師が行うと告げられていたにもかかわらず、実際に細胞を注入した人間は医学の学位をもっていませんでした（Grady 2017）。幹細胞学者のポール・ノフラー（Knoepfler 2017）によれば、こうした幹細胞クリニックはアメリカに600ほどあり、その多くは「一般的にはFDAから承認を受けずに業務を行い、自分たちが施す治療の裏付けとなる非臨床試験データもないままに、ただ利益を求めて何千もの患者を実験台にしている」ということです。アメリカでは、患者自身の幹細胞を用いた営利目的の実験は禁止されていません。監訳者注2

幹細胞を使い、最終的にこうした疾患を治療することは可能です。けれども今のところは大学の医療センターで実験を行うのが最善の策です。実験的な試験に参加するための費用を患者が支払う必要はなく、また、適切な試験が実施され、重度の障害を引き起こすおそれがある場合には治療は行われないからです。少なくとも、両眼が同時に実験台にされることはないと考えていいはずです。

監訳者注2　FDAは、未承認の不適切な幹細胞治療による度重なる健康被害を受け、2017年に不適切な幹細胞治療に対し厳しく警告を発している。

第5部

エピローグ

本書を2つのエピローグで締めくくることにします。最初は、心で感じて理性で受け止めてほしいというお願いです。これからARTを試みようとする人、あるいはすでに「失敗」してしまった人に思いやりの心で接し、理解と尊敬の念を示してほしいのです。世界中のカップルのうちおよそ10%を苦しめている不妊がいまだにタブー視されています。不妊に悩む当事者にとって不妊はしばしば個人的な不名誉と苦悩の種であり、自らその話をすることはありません。第9章では不妊が隠しもつ辛さとそれが引き起こすさまざまなダメージをさらけ出します。

知性から心へと向かう2つめのエピローグ、第10章では、人間という形で体現された信じがたい驚異に意識を向ける術を示します。人体の驚異は、新たにその起源を知ることによって祝福され、さらに深まっていきます。そして驚異の中に、糸のように絡まり合う好奇心と畏怖を見いだします。人間が抱く恐れもまた認識されていきます。これは、私たちは生物学的に自分たちに似通った子どもをつくることができないという恐れと、地球のことを考えたとき私たち自身に向けられる恐れ、すなわち私たち人間という種の過剰な繁殖により生物圏が破壊されつつあるという恐れです。

どちらのエピローグもそれぞれのやり方で、尊敬と感謝、そして社会と個人の積極的行動にかかわっていきます。

第９章　不妊戦争

すべての望みがついえたあとの人生とは？　さて、どう立て直していきましょうか？

クララ・ピントーコレイア

真の生誕の地は、人がはじめて己れ自身に知的な一瞥を向けた場所である

――マルグリット・ユルスナル『ハドリアヌス帝の回想』[訳注1]

神秘や不思議に目をみはる子どものような感性を手放すことなく歳を重ね、知識を積み重ねていくことのできる、発生生物学者という職業を選んだ私たちは、体が形成される仕組みを見つめるときの驚きをとても大切にしています。病気や戦争、怪我、飢餓などが原因で、一見してわかるほどに体が傷ついたり、変形したり、損なわれたりした人を見れば、私たちも他の人たちのように涙します。と

訳注１　『ハドリアヌス帝の回想』（マルグリット・ユルスナル著、多田智美子訳）、白水社、１９７２年より引用

ところが、子どもができないという話題になるや、たちまち一滴の涙も許されないことを悟るのです――その涙の意味を説明しようなんてとんでもない。子どもがいないくらいで泣くとはけしからん、とでも言うような環境にいるせいで、私たちは苦しみをひた隠しにして、まるで何があってもへこたれない強い人間だといわんばかりに、なんとか上手く生きていく術を早いうちから身につけるのです。仮にそうだとしても、人前でつらさを見せないからといって、大した苦しみではないということになりますか？

それとも、人目を忍ぶ状態がさらに私たちを追い詰めることになるのをわかってくれますか？

個人的な経験から言えば、不妊に悩む人間が、特別に配慮すべき存在とは考えられていないことは、わざわざ調べるまでもなく認識していました。それどころか、実際はまったくその逆でした。正直なところ、2000年代の初めに、個人的な不妊の悩みに関する有意義なデータを男女の両方から集めて間もない頃、私はARTの講演や学会などで、見当違いの発言をするなと何度言われたかしれません。私が講演で「禁じられた苦悩」の話をするたびに、聴衆に混じった医師や科学者たちが、やにわにそわそわし始めるのが見て取れました。優秀で現場経験も豊富な専門家たちは、演題に示された苦悩という言葉から、てっきり講演では、胚移植で経験するような、適当な局部麻酔さえあれば彼らにならわけなく緩和できる程度の身体的な苦痛の話が取り上げられるものとばかり思って来ていたのでした。同様に、禁じられたという言葉についても、一部の人が外科手術の前に服用する薬物の話に他ならないと考えていたのです。[1] 私の講演を聴いていた技術者、医者、生物学者は誰ひとりとして、治療サイクルが不首尾に終わっても涙することさえはばかられる患者のことなど、聞きたくもなかったのです。そのようなご婦人たちにはどうぞお引き取り願って、ご自宅で誰の邪魔にもならずに気の済むまで涙を流すのはかまいませんが、ここで身の上話を延々と聞かされるのはごめんこうむります。

治療の失敗に直面した患者たちがどれほど惨めな気持ちを味わうのか聞いたところで、それがいったい科学の進歩にどう役に立つって言うんです？

生殖補助医療（ＡＲＴ）は人類文化史において新たに出現したものであり、人間というものに対する私たち自身の考え方を変えようとしています。それと同時に、私たちがいまだかつて遭遇したことのない新たな経験をもたらしています。どれひとつとして簡単に対処できるものではありませんが、まだ私たちは最大の難所にたどり着いていません。ＡＲＴ治療は成功するよりも失敗する可能性が高いことはこれまでの章で繰り返し述べてきました。こうした失敗は、それを耐え抜いた人たちにまた別の新たな経験をさせることになります――今度は人間が歴史上初めて、しかも唐突に遭遇することになる、ある種の暴力ともいえる経験です。子どもを求めて不妊治療の舞台に上り、それでも求めるものを決して得ることのない人たちが支払う莫大な代償を正面から受け止めて、今こそ私たちがその暴力に直に立ち向かう時がきたのです。

最後の望みを求めてやってくる場所には重要な論点がたくさんあります。たとえば、望んでやまない実の子どもを最後には手に入れられる、という果てしない可能性のために同胞たちが強いられる大きな犠牲を、私たちはどこまで真剣に受け止めているでしょうか？　結局は行きつく先のない治療を立て続けに失敗するという酷な経験を、私たちは十分に考慮していると言えるでしょうか？　そもそもＡＲＴは人の幸せのために開発されたというのに、私たちの配慮が足りないせいで、これほどまでに多くの人を惨めな姿に変えてしまうなんて。発生生物学者として、また人間として、私たちは憂慮すべきこうした欠点に全力をあげて取り組むべきではないですか？

専門文献に目を通していると、不妊を除けば健康体で、他にいくらでも幸せな生き方があっただろうに、あえて不妊治療クリニックを訪れる、おびただしい数の人たちから得たデータが満載の査読済みの論文や書籍を突き付けられることになります。これにはほとほと参ります。[2] 文献を読めばすぐにわかりますが、現代のカップルによくあるのは、20代で手始めに簡単な治療を試し、その後卵子ドナーや卵細胞質内精子注入法、仮親子宮などにむなしい解決策を求め続けた末に、40代後半には涙ながらにセラピストと話をしているというパターンです。これはつまり、夫婦一緒に充実した幸せな生活を送ることができたはずの20年以上の歳月を、侵襲的な治療に費やして無駄にしていることを意味します。患者たちがあとになって思い出すのは「生身の体験——妊娠のためにと、鋭い器具であちこちつつきまわされ、薬物で体はむくみ、下着やトイレットペーパーに出血がないかチェックすると、たいていは出血があった」(Josephs 2005) ことであり、「自分をコントロールできないことや不妊として生きる意味を思い悩み、『気が狂いそうになって』もがき苦しんだ」(自分自身がわからなくなるほどだった、と本人が後日認めています) ことであり、「子持ちの身内が子どものできない私を避けているようだったし、不妊の問題は私の結婚生活にも悪い影響を与えている気がしたから、妊娠の『確率を上げるために』仕事をやめた」(Burns 2005) ことなのです。

ホルモン刺激を受ける女性のほとんどが訴える、厄介な「情緒不安定」については言うまでもありませんが、一方でこうした女性たちの周囲の人間は、それを単に「精神的な問題」として片付けようとします。また、女性たちが治療の結果発症する、その名のとおり「注射針恐怖症」もあります (Rosen and Rosen 2005) ——ただの泣き言のように聞こえるかもしれません。けれど考えてもみてください。女性たちは治療サイクルごとに、2週間にわたり1日2本の皮下注射を打たなければならず、それればかりでなく採卵、体外受精(IVF)後の受精卵移植、その他にもクリニックで行う処置ではたくさんの針が使われるのです。それを考えれば納得がいきます。私にはわかります。

夫が協力的であろうと努める最初のうちこそ物事は進んでいきますが、たいていの場合、しまいに夫は自分を能無しの役立たずだと思い込むようになります。やがて不妊治療に伴うごたごたにその気も失せて、ついには眉間にしわを寄せてテレビのスポーツ番組を延々と見つづけるようになるのです。[3] 不妊に対する男性の意識は女性ほどには広く調査が行われていません（Throsby and Gill 2004, Hanna and Gough 2015 参照）が、私の経験では、「自分の」遺伝子と「自分の」子どもという、さんざん取り沙汰されてきた問題に対する男性のこだわりは、女性に比べてはるかに強いように思えます。私の信用にかけて言えることですが、既婚で子どものいない男性専門職数人がそろって、あらぬ妄想に取りつかれたとんでもない話をするのを聞いたことがあります。貧しくとも生殖力は豊かな階段掃除婦と駆け落ちするという話です。近頃彼女にムラムラきてしまって。彼女なら、自分たちが夢にまで見る子どもを産んでくれるありがたい母親になってくれるかもしれない……。

ＡＲＴに「失敗」するカップル[4]について報告を寄せるセラピストの意見で多いのは、子どものいない若いカップルは、ＩＶＦクリニックを初めて訪れる時には自分たちはいたって健康だと感じているが、そのうち自らを患者扱いし始めて、患者のように振る舞い、患者のように他人とかかわるようになるということです。結局、彼らの体は治療に「失敗」します。一般に、治療がカップルの期待に応えられなかった、とは見なされません。ＩＶＦの失敗が与える影響に関する最新の論文では、適切な専門知識をもつメンタルヘルスの専門家の必要性が言及され（Sclaff and Braverman 2015）、うつ病と自殺についてわかりやすい言葉で議論されていますが（Vikström 2015）、それも当然のことです。

こうした背景を知っていれば、ＩＶＦの治療サイクルに繰り返し失敗するという個人的な経験をつづった作品に、著者の女性たちがなぜ、聖書に出てくる次のような忌まわしい言葉をタイトルに選んだのか、セラピストでなくとも察しがつくはずです。『Give Me Children or Else I Die（わたしに子をください。さもなければわたしは死にます）』（「創世記」30章1節）――「ヤコブに子を産んでいない」と悟ったラケルが姉に嫉妬し、ヤコブに必死に訴えるセリフ——。

現代文学が語る不妊

こうした路線の本を書く女性たちが今では豊かな文芸作品を作りあげています。あたかも多くの女性が、自身の重すぎる体験の重圧から逃れるためには、胸の内をさらけ出し、それを他人と分かち合わずにはいられないと言わんばかりに、体験談を細大漏らさず書いています。または、一連の経験で自分はすっかり変わり、子どもをもたないと心に誓って、今は自ら子どもをもたない道を選んだ「隠れた集団」について調査していると報告する女性（Wilson 2014）や、結局は心ならずも子どもには恵まれなかったが、現在は自分と同じ境遇にいた他の女性たちがそれをどう切り抜けたのか、その証言を集めている（TheNotMom.com 2016）と語る女性もいます。さもなければ、子どものいない親友を介して不妊という秘められた苦悩を知り、その話に心を打たれるあまり、アメリカにおけるカップル間の子どもの不在をテーマに1冊の本を書き上げた女性たちの話もあります（Vissing 2002）。そして今度は、こうした文芸作品に関連して、変わり種の豊富にそろった別の物語が生まれることになりました。ここからはまさにバイキングのように何でもありの話です。あえて子どもをもとうとしない男性が増加している本当の理由——仕事に支障をきたさないためという理由も多いですが——をつぶさに検討するもの（Lunneborg 2002）。代理母と映画に出かける生物学上の母親の話（Bialosky and Schulman 1999）。匿名ドナーから提供された精子で人工授精を何度試みても上手くいかず、イライラを募らせるレズビアンカップルの話（Goldberg 2010）。ゲイカップルの話では、代理母とその夫に面会するふたりが、男女のカップルでもこんなに綿密な調査を受けるのだろうかといぶかります。やがてこのゲイカップルの1人は、パートナーが「最高」の精子をもつことに嫉妬を覚えるようになっていきます(Peterson 2003)。赤ん坊を養子に出した生物学上の母親の話もあります。母親たちは20歳になった子どもたちに会いたい思いを募らせますが、耳に入ってくるのはこうした再会の行く末にまつわるぞっとするような話ばかり……。

日の目を見ないことの多いこうした自伝作家は、ただ空虚な日々を埋めたいがために子どもを切望する郊外の有閑マダムではありません。不妊戦争を闘い抜いた記録を本につづる女性の大半は、作家や弁護士、医者、教授といった、意志の強いプロフェッショナルたちです。中にはフェミニストであることを隠さず(Alden 1996)、パートナーを夫とは呼ばずに、恋人(lover)とか連れあい(companion)などと呼ぶ女性もいます(Wilson 2014)。一人称で語られるこれらの本は、1990年代の初めに独自のジャンルを形成しました。IVFがカップルにとって身近な技術になり、妊娠しようと何年も頑張っては失敗を繰り返したカップルが、IVFなら自分たちの妊娠もあっという間だろう、という期待をもてるようになってすぐのことです。当初からこうした本は、『Full Circle(フル・サークル)』(Diamond 1994)の自称「ユダヤ人のお姫様」のようなメロドラマ風のものや、『Crossing the Moon(クロッシング・ザ・ムーン)』(Alden 1996)に登場する誇り高きメアリーのようなサバイバリスト的なものなど、幅広い内容や趣向を取り入れていました。子どものないことをつらいながらも受け入れるという結末を迎える本もあれば、子どもをもたずにいる権利のために断固闘う選択をして終わるもの、あるいは過酷な経験をしたことから相互支援ネットワークを立ち上げたという内容もあります。

拙著(Águeda-Marujo and Pinto-Correia 2004)は、私たちの不妊相談ヘルプラインのボランティアを務めてくれる専門心理学者の友人と私の長時間にわたる対談をもとにしています。友人によれば、私は悲しいことがあっても笑い、ひどく露骨なメタファーでつらさを言い表して苦悩をしのいでいたと言います。今のところ彼女は、私とのそのやり取りを本にする勇気はなさそうです。

一人称の不妊物語に共通すること

個人的な不妊体験談が描かれた本の大半には、驚くほどたくさんの共通点があります。ありがちなのは暗いタイトルと、見た瞬間に気の滅入るような表紙。多くの場合、主役の女性たちは支えになってくれる男性とともにＩＶＦの旅に出ます。そして彼女たちの希望が崩れ去っていくにしたがい、目の前の道が少しずつ暗く険しいものになり、男性は視界から消えていくのです。ＩＶＦとの闘いが繰り広げられるにつれてひどくなる心と体の苦痛を、著者たちはますます大胆に、ますます激しいメタファーを用いて描写していきます。そしてある時点で女性たちはよそよそしい態度を示すようになります。妊娠している女性や赤ん坊を抱いた女性のそばに近寄れなくなるときが必ず訪れるのです。たとえそれが愛する姉や妹であっても。子どもを諦めることは言葉にならないほどのつらさです――多くの著者がこの瞬間の描写を省いています。それはちょうど、ヘロインの中毒患者が自伝の中で薬の使用をやめる場面をとばす傾向にあるのと似ています。それでも細部にはとても興味深く注目すべき点があります。読者はある時点で否応なく気づかされるのです。望みを叶えられそうにないヒロインたちが次第に苦しみを深めていくことに。なぜかと言えば、盲目の人や退役軍人、ホームレス、難民といった悲惨な障害や過去をもつ人に寄せられる類の思いやりが、彼女たちに向けられることは決してないからです。

さて、幸運にも不妊戦争に召集されずに済んだ人たちには、この特別な問題が理解できないかもしれません。けれども、経験のある人には、それがどれだけ深く人を傷つけるものかがわかるはずです。

日常のほんの些細な出来事を例に取ってみましょう。たとえば妊婦がバスに乗っていたら、たいていの人は彼女に席を譲るでしょう。けれども、胚移植後の着床の可能性を高めるためにプロゲステロンを過剰に投与された女性に席を譲る人はいません。どちらも似たような症状を示すにもかかわらずです——ふたりの違いと言えば、前者が喜びにあふれ、誰の目にも幸せを予感させる一方、後者は人目を忍びつつ、この先どうなるのだろうという不安に苛まれている点だけです。これだけでも十分つらいことですが、それに輪をかけてつらいのは、経験を通してわかることですが、その固い秘密をいつまでも秘密のままにしておかなければならないことです。あなた自身の心の平穏のために、そして多くの場合はあなたの愛する人たちのために。私には実生活で経験した、ある家族療法士にまつわる苦くもお気に入りのエピソードがあります。これは手痛い教訓としてはもってこいの話です。

それは、ある美しい冬の晩、マサチューセッツにある我が家のディナーパーティーでのことでした。私が愛情をたっぷり込めて作ったご馳走を前に、やはり私が隅々にまで心を砕いて整えた素敵な食卓を囲んでみなが集っていました。友人の友人として姿を見せた家族療法士が、まずは大学時代の化学実験にまつわる話でみなを笑わせました。誰もが私の料理と飾り付けを楽しんでいるようでした。ワインもたっぷりあって、みな楽しい時間を過ごしていたのです。すべて上手くいっていたのに。どうしたことか、たぶんお酒のせいで気が緩んでしまったのかもしれません。私は当時悩んでいた不妊の話題についうっかり触れてしまったのです。私たちの闘いのなかで最も秘密にすべき言葉を口にしてしまったことが引き金となったのでしょう——苦悩——。その言葉を聞いて、家族療法士は怒りのあまり椅子から飛び上がらんばかりでした。「苦悩っていったいどういう意味ですか？　僕はベトナム戦争に召集されて何人も友人が死ぬのを見たんですよ！」。楽しいディナーパーティーはそこまでで した。誰も彼もが慌ててコートをはおり、急いで車に乗りこみ白い雪のベールの彼方に消えていきました。

私たちがみなそれぞれの苦悩を抱えているのは言うまでもないことです。不妊とは比べようもないほど深い苦悩も多いことでしょう。アフリカの戦闘地域で幼少期を過ごした経験がある私には、徴兵されることが不妊よりもずっとつらいものだということはわかります。アンゴラ内戦の最中にルアンダの軍病院で語られていた話を聞いたこともあります。友人が戦闘中に死んでいったり生涯残る醜い傷を負ったりするのを目の当たりにすることがはるかに残酷な話であることは、もちろん私にもわかります。私自身、不妊で苦しむことはあっても他に健康上の問題を抱えずに済んだことには、神さまに感謝すべきなのかもしれません。友人のなかには、子どもに恵まれたとはいえ、重い障害をもつ子の親となり、私とは違った形で壮絶な闘いに挑んでいる人たちもいます。[6] 私の祖父と叔母と父は、何十年も申し分のない健康に恵まれて過ごしたあとに、順繰りに癌で亡くなりました。それを見てきた私は、すでに不妊で十分に人生の不公平を味わっている私が、癌との苦しい闘いの末に死ぬことはないでしょうと、よく冗談を言っていました。ところが私ときたら、神経質なほどの気の配りようで細部にまでこだわり部屋を片付け、料理をこしらえ、ディナーパーティーの準備を整え……それもこれもたった1つの理由、常に頭から離れない理由があったからです。昼夜を分かたず1秒たりとも心に空白の時間を作りたくなかったから。そのせいで強迫観念に取りつかれたような完璧主義者になっていました。空白の時間を作ってしまったら、顕微鏡でしか見えないような心の空隙が、決して実の子どもを授かることはないという事実で埋まってしまうような気がしたからです。そう思うと、苦痛が再び私を殺しかねない怪物のように襲ってくるのです。その時の私はすでに何度も死んだような気がしていたうえに、その感覚はその都度不快さを増していきました。友人たちを家に招いてたっぷりもてなすことにはいつも喜びを感じていましたが、本当はやりすぎだったのです。そうしていれば、あれこれ考えてまた死ぬ思いをする暇もないからと。そこに例の家族療法士が現れて、私の苦悩などばかげていると言ったのです。私の味方は誰もいませんでした。それどころか、みなさっさと厄介事から逃げていってしまいました。

　幸せいっぱいの大家族を作るという子どもの頃の私の夢が不妊のせいで奪われたあとも、こうした構図は少しも変わっていません。これには明らかに社会的な理由があります。

　私たちはみな、徴兵された人や目の見えない人、知的障害児の親、癌の犠牲者――はっきりと目に見えてわかるものなら何に対しても――に深い同情を覚えます。ところが不妊となると、単なる子宮内膜症[7]ですら歩けないほどの肉体的な痛みがあるというのに、「苦悩」という言葉を使うことすらできません――自宅で開く友人どうしのパーティーの席上で、家族療法士に対してさえもです。タブーの威力には逆らえないのです。

　タブーというものは大変な重荷です。

　極度の不安に耐えている多くのカップルが、しまいには他人に見えない檻に閉じ込められたような気になることはよくあります。カップルたちは息を殺して戦闘地帯を渡りはじめます。行く手には隠された地雷があるかもしれず、ふたりの不安は増すばかり――。この数年で何人かの女性が話してくれたことには、ある時点を過ぎると、主治医までが彼女たちの不安や悲しみの訴えにうんざりしているように感じるのだそうです。カップルたちが目的のものを執拗に追い求めつづける限り、彼らの結婚生活は、幸福な結婚という誰もが抱く理想からどんどん遠くなっていきます。末永く幸せに続くはずの物語がどれだけ誤った道に入り込んでしまうのか。不妊相談ヘルプラインですべてを語る女性の話を聞かなければ、あなたには見当もつかないでしょう。

読者不在の豊かな文学

一人称の不妊物語の著者に関心をもつのは誰でしょう？　読者はどういった人たちでしょう？　こうした物語の著者が、興味深く幅広い新たな文学を私たちに与えてくれたことは確かです。今後の研究が待たれるところです。けれども、そうは言ってもいったい誰がそれを読むのでしょう？　その気になれば、図書館の記録をちょっと調べるだけで、大してありがたくもない情報がすぐ手に入ります。[8]それによると、人間の心理についての新たな洞察に富み、人生というものの実存的意味がかくも熱く記録されたこの新しい文学ジャンルが、ほとんど誰にも読まれていないようなのです。世間には、リアリティ番組がネタにするような、好奇心を煽るスキャンダルや言語に絶する出来事[9]など、ART関連の情報が溢れています。皆さんにしてみれば、今では映画監督やディレクターもこうした新たな文学をもとに、ハリウッド映画やテレビシリーズ、コメディ・セントラル[訳注2]の番組などを製作していてもおかしくないと思うでしょう。もっと理想を言えば、PBS[訳注3]のドキュメンタリーが製作されてもよさそうなものです。他にも、この種の本を研究して賞をもらえるような小説を書くとか、心底興味をそそるナショナル・パブリック・ラジオのトークショーを企画する人がいてもよいでしょう。

ドキュメンタリーとファンタジーの要素を併せもつ『The Baby Game（ザ・ベビー・ゲーム）』のような自費出版の空想物語にも触れておきましょう。ここでは、アリゾナ出身で中流階級のカップル（子どもに恵まれず死に物狂いのカップルを描いたフィクション映画『赤ちゃん泥棒』とは違います）が、ご多分に漏れず、養子縁組は欠点があるからと一顧だにせず、インドへ行って代理母に受精させることにします。代理母となる女性は、家族思いの素敵な女性として描かれています。ボンベイはスラム街での彼女の惨めな生活は、代理母の報酬で多少なりとも救われ、代理母契約から彼女は大きな恩恵を受けることになります。最終的にカップルは、半分インド人のかわいらしい双子を家に連れ帰り、大げさに最後のきめ台詞を発します。「私に起きたことを他の人たちと分かち合ってみんなに希望を与えたいわ」。こうしたやり方に大きな議論がもちあがり、２０１３年、アメリカ政府は国民に対し、インドでの代理母調達を禁じました（DasGupta and DasGupta 2014）。すでにその頃のインドは「世界のベビー工場」だとか「生殖組み立てライン」、商業的代理母を求める「母親のメッカ」、「外注出産を請け負う」国、といった怪しげな評判を得ていました（Inhorn 2015）。けれどもアリゾナのお人よしカップルにしても、彼らのサクセスストーリー本の著者にしても、こういった評判を気にした様子はありません――斡旋業者や出版社は言うに及ばずです。

一人称の物語にタブーや当惑など無用です。不妊の日々がもたらした苦悩をさらけ出すことが大事なのです。豊富な文献が身近にあれば、この方面に関心のある人たちはわかりやすい物語を手に入れることができます。こうした物語をもとにして、彼らが切実に求めている有益な情報源にたどり着けるからです。現代の大学生も、不妊戦争を記した個人の物語を生物医学テクノロジーから派生した21世紀文学として読むこともできるでしょう。これは、学界に文学研究の新たな場を提供する可能性のある新文学であり、間違いなく進化を続けるでしょう。こうした新しい分野の本はまた、単なる好奇心からでも、教育目的や感情移入のため、人間的成長、または自己啓発のために読んでもいいと思います。ところが本の発行日を調べてみると、憂鬱なパターンが見えてきます。この類の本の大半は図書館から借り出されることがなく、さらにひどいことには図書館の本棚に並べられることさえない本

訳注２　アメリカのケーブルテレビチャンネルでコメディを中心に放送している
訳注３　Public Broadcasting Service の略称。アメリカの非営利・公共放送ネットワーク

もあるのです。こうした本は書庫——図書館の奥深くに隠された場所、誰からもリクエストのない本を職員がしまっておくための場所——に保管されます。これは万国に共通するパターンのようです。実は私にも個人的に経験があります。私が共著で書いた不妊に関する本が、出版社の販促活動もむなしく、ほとんど売れなかったのです。視野に入れていた公開討論会の機会も得られず、ましてや印税で不妊相談ヘルプラインのオフィスを改善しようという計画は想像だけに終わってしまいました。私たちの著作を読んだと言ったのは、ＩＶＦクリニックを訪れたあとに電話をかけてきた人たちだけでした。不妊戦争の渦中にあるカップルは、滅多にいない本物の一匹狼です。たいていの場合、本人たちにはそれがわかっています。自分たちがどれほど孤独かわかっていないとしても、すぐに身をもって知ることになります。話す相手もなく沈黙を家までもち帰り、さらにはもっと深刻なダメージに身をさらすことになるのですから。それでもまだ気づかずにいたら……とにかく、自分で気づくしかありません。

蔵書は読まれないまま増える一方です。ＡＲＴに関しては遺伝学と社会センター（Center for Genetics and Society）から配信される一斉メーリングリストというものがあり、また臨床心理学や女性心理学、人類学、社会学の専門誌には、個人的な経験について多数の記事が掲載されています。つい最近では、トライベッカ映画祭で不妊をテーマにした2本の映画がプレミア上映され、オーストラリアでは記録映画が一般公開されました。専門誌や『Wired（ワイアード）』誌といった雑誌がこの題材を扱うようになり、新テクノロジーの熱心な支持者たちに意見を尋ねています。２０１６年9月4日、『ニューヨーク・タイムズ』紙のブックレビューでは、第1面に不妊関連の書籍2冊の書評が掲載されました（Cusk 2016）。1冊目（Leigh 2016）は、ただひたすら「実の子ども」だけを追い求めたがために破綻した結婚と人生の物語、2冊目（Boggs 2016）は、潔く現実を受け入れることもできずに実の子どもへの思いを年々募らせていくという話です。著者は、ヴァージニア・ウルフの日記にある、ウルフ自身の不妊の暗示を引用しています。「波が起るのを見守ってやろう。私はじっと見ている。ヴァネッサ、子供たち、失敗のことが浮ぶ。そうだ、私には分った。失敗、失敗のせいなのだ。波が起ってくる」[訳注4]。まさにこれは、優れたテクノロジーの時代でありながらも、感情は沈黙を強いられた時代の実存的苦悩です。ついには個人的な物語がうず高く積み上げられて、もうすぐ無視できないほどの量に達するかもしれません。そうなれば、この闘いの当事者の他にも新たな読者層が出てくるかもしれないし、あるいはそうはならないかもしれません。進化を続けるARTが、これからも私たちをますます複雑化する不妊戦争にさらしつづけていきます。何千年もの間理解されることも受け入れられることもなかった、心がかき乱されるようなこの苦悩に、果たして私たちは折り合いを付けられるかどうか。今はまだわかりません。

直観に反する生き方と二次的な損害

ここまで見てきたことは、私たちにとってどれもつらいものばかりかもしれませんが、ここに性懲りもなくばかばかしい枝葉末節が加わって、問題をさらにややこしくします。子どものいないカップルは、不妊戦争の現場を通り抜けようとすると、ひどく常識に反した状況に身を置かざるを得なくなります。今世紀が進むにつれ、人間の物事に対する集中力が長続きしなくなるにしたがって[10]、私たち

訳注4　『ヴァージニア・ウルフ伝　2』（クウェンティン・ベル著、黒沢茂訳）、みすず書房、1977年より引用

を取り巻く環境はいっそう狂乱の度合いを深めています。今私たちが生きているのは、注意欠陥・多動性障害のようにも思える時代であり、戸惑うようなスピード感の中、テキストメッセージは略語だらけ、多数のディスプレイが同時に情報の受信を伝え、ソーシャル・ネットワークは大きく歪められた断片的なニュースをたびたび取り上げ、そういったニュースを私たちは急ぎの仕事の合間に慌ててチェックする、といったご時世なのです。私たちは貪欲な社会の中で、スピードがすべてという状況に陥っています。ところがそこであなたは、闇雲にサイコロを振るような運任せの治療サイクルに、ひと月の間身を投じることになるわけです。慌てずゆっくりやるしかありません。適切な時間に1日2回、2週間にわたりエストロゲンを注射しなければなりません。もちろんエストロゲンを適温の冷却器で保管しますよね。インスリン用注射器に、エストロゲン液をぴったりの分量になるように満たします。これは辛抱強く確実に行う必要があります。慌てて注射器を満たし、エストロゲン液に気泡を作るようなことがあってはいけません。注射針は筋肉内ではなく、皮下に刺します。皮下脂肪をつまみながら大慌てで注射を打つのも厳禁です。そんなことをしたら皮膚に硬結が形成され、法外に高いこの素晴らしいエストロゲン分子が台無しになってしまいます。この非日常的なルーチンに従う間は、いつものような慌ただしい生活ペースは許されないことを、誰ひとりあなたに教えてはくれません。けれども――たいていの場合――治療サイクルが不成功に終わると、ひょっとしたら失敗の原因は動きすぎかストレスのたまりすぎだったのかもしれない、と罪悪感に苛まれることになります。一方で、刺激的ではあっても極端に荷が重い仕事はやめることにして「静かな生活」に徹しようとすれば、重苦しいほど静かで何も起こらない日常があなたの新たなる甘美な自我を取り囲み、正気を失わせることになるかもしれません。そして――あくまでも可能性の話ですが――ほとんど注目されない生活の中で不安と苦悩を募らせたあげく、妊娠の可能性が重大な影響を受けかねないのです。

おわかりですよね。

そうなのです。いつ終わるとも知れないこうした試みは、パートナーの片方あるいは両方に深刻な臨床的うつ病を引き起こす時期を伴うのが一般的です。そう、そして結婚が破綻することも多いのです。もしも当事者であるパートナーのどちらかが、その後もっと若い相手と結婚して、すぐに次々と子どもを作ろうものなら、元のパートナーはさらに深く傷つくことになります。だからこそ、不妊戦争は人生を破滅に追いやる可能性があるのです。

そう、そしてこれはもう何度も起こっていることです。

パートナーのひとりが卑劣な人間だったとか思いやりに欠けていたからではありません。あるいは妊娠しようと努力していた女性が、浅はかで的外れな選択をして立派な仕事をやめ、「静かな生活」を選び、妊娠の確率を高めようとしたのに、結局は心が不安でいっぱいになっただけだった、からでもありません。それは、私たちがみな弱さと狂気という側面を併せもった人間だからです。そして、すべてを捧げて臨むことが求められる果てしないＩＶＦ戦争のせいで、人間の最も深い心の闇があまりに簡単にさらけ出されてしまうからなのです。

過去から現在に至るまで、人の営みが歴史[11]に刻まれる限り、望まぬ不妊が極限の苦悩であることを周囲の人間が理解するまで、私たちは数えきれないほどの人たちを深く傷つける、重大な問題を抱えることになります。望まぬ不妊という苦悩は、ＡＲＴの登場でさらに深められていますが、これは、先の新たな文学作品にも記されています。

さて、ここまではこうした新たな文学作品が私たちに何を語りかけているのかを見てきましたが、同様に、あえて作品の中で語られていないことにも注目する必要があるでしょう。不妊にまつわる私的な物語の中には、不謹慎だからという理由で著者があえて触れようとしない部分があります。そして、著者はそれを無意識のうちに削除してしまうのですが、果たしてそれでよいのでしょうか？

自身の不妊にまつわるドラマを描く人たちは、子どもがいないということに焦点を当て、ＩＶＦの治療サイクルに直接関係しないことは省く傾向にあります。友人と一緒に私の経験について書いた本の中で私がそうしたように、他の著者も、なんとか地獄をくぐり抜けようとしている間は、喜びの類を追い求める手段についてはあえて記していません。何よりも彼女たちは、妊娠の努力を続けているときの性生活に関する記述をことごとく省略しています。ただし、この点については彼女たちに感謝はしても文句を言うべきではないでしょう。情報が多すぎるのはむしろ困りものですから。私たちのいちばん大事な計画に水を差すことにもなりかねません。ところが、このお淑やかな省略が、また別の問題を生み出すことにもなるのです。

不妊の人は、こうした本を通じて語り合う以外、互いに話し合うことは滅多にありません。クリニックや病院の待合室のそこかしこで少々話しこむこともあれば、私が運営するようなヘルプライン主催の会合を探し求める人もいます。こういった会合を通して多くを語り合える真の友人を見つけることもあります。けれども、不妊治療の一部始終は話しても、生存をかけた日々の中でのセックスについて生々しく描写するのは、やはりどちらかといえば避けてとおります。こうした沈黙はそれほど間違っているわけではありません。けれどもこの沈黙が大手を振っている限り、見えないところで慰めを求めている不妊女性のひとりひとりが、自分だけがストレスと拷問のような苦しみでここまで深く落ち込んでいるのだと思い込み、自らをひどく恥じることになるのです。

ＡＲＴの単調な繰り返しを課せられた者が、ついに耐えられなくなって社会の規範からそれてしまうのは少しも珍しいことではない、これを公の場ではっきり言うことが肝心です。最後にもう一度言います。この件に関しては誰も独りぼっちではないのです。またしても、罪のないものに最初の石を投げさせよ、ということです。

私はこれまで何十年にもわたり、意見することなくただたくさんの手を握り、自分と同じような体験談を数多く聞きながら、ＩＶＦの治療サイクルを受けた男女が最終的に子どもを諦めざるを得なくなるのを見てきました。彼らは、他人の慰めからしか得られない息抜きをただひたすら求めて、治療プロセスの途中で信じられないような複雑怪奇な状況へと滑り落ちていきます。胚を失って数年が過ぎても心に平穏は訪れない。そこで、失った魂のために入念に葬儀をとり行ってみる。けれども、どのみち心が安らぐことはなく、その後まもなく離婚。あるいは誰か他の人との間に子どもを作り、ＩＶＦが上手くいったように装って、ばかげたことを終わらせようとする――ところがそこに第三者が口をはさみ、そこに隣近所も加わってくるのです。これは作り話などではありません。実の子どもをもつか、もたないかの選択を突き付けられたとき、そして子どもをもつために必要な代償と向き合うとき、人はいかに弱いかということです。大きすぎる代償を払うことになるときもあります。切り抜けることはできるでしょう。ただし無傷というわけにはいきません。

ＡＲＴにかかる費用

次は、常に問題となる、もうひとつの深刻な問題についてです。肉体と精神の消耗に追い打ちをかけるようにして、ＡＲＴの高額な治療費をどうやって支払うかという根本的な問題が生じます。通常、初回のサイクルで成功することはないため、挑戦を続けたい人はますます高額な治療費を支払い続けなければなりません。それほどの大金をつぎ込んで、その後の生活はどうするのでしょう？　次はあるカップルのストーリーです。

その試みが失敗に終わるたび、カップルは家と仕事を往復する生活に戻り、エネルギーと資金を再び貯めこんでは、また不妊治療を一から始めるのでした。何年もの間ハリーと共にした彼女の生活は、立て続けに届く請求書と治療に追われて過ぎていきました。[12]

言うまでもなく、大半の人にはこれほどの費用のやりくりを考えることすら不可能です。1回のサイクルだけでも十分に高額ですが、それが数回ともなれば――普通はそうなります――その額は莫大になります。世界中に公的支援を受けたＡＲＴ治療が存在しているとはいえ、政府がその事業に投入しようとする額は、国の経済構造や、減少する人口を拡大するために子どもを増やす必要性を国が認識しているかどうかによって著しく異なります（ＢＯＸ 9・1）。

ＢＯＸ 9・1：ＡＲＴの費用パターン

スカンジナビア諸国はＡＲＴ支援リストの上位にランクされています。たとえば、スウェーデンではすべてのＡＲＴの試みが6回まで全額支払われます。[訳注5] ＡＲＴで生まれた赤ん坊の数ではデンマークが最上位を占めています。この国で大流行しているＡＲＴによる出生数は、２０１２年にはすでに国内の全出生数の4〜5％に上っていました。

イスラエルはＡＲＴに対する予算と法規制で最上位を占めています。カップルにつき少なくとも2回の治療について、必要とされるあらゆる費用がすべての不妊治療クリニックに支払われますが、これは1回のサイクルが完了して終わりではなく、実際に子どもが生まれるまで支払われます（Frenkel 2001）。またイスラエルは世界で唯一、代理母制度を合法化している国でもあります。1つ1つの処置について体系的に記録を残すよう義務付けられており、代理出産の成功率は世界最高と考えられています。この分野におけるイスラエルの法規制はかなり徹底して厳密に施行されており、たとえば、将来複雑な状況が生じることのないように、近親者は代理母を務められないことになっています。また、代理母出産が認められるのはすでに子どものいる女性に限られます。こうした女性には高い報酬が支払われ、処置の前に女性が署名する契約書は、弁護士や倫理学者によって入念に準備されますが、それでも代理母出産は常に議論の的となっています。一方、代理出産を依頼したカップルは、生まれてきた赤ん坊にどんな身体的欠陥や知的障害があったとしても、その赤ん坊を引き取らなければいけないことになっています。また、赤ん坊の養育は厳しく監視されます。こうしたプログラムについては、イスラエルも他の国々と同様に、国民の深刻な分断を招く制限があり、同性愛カップルやひとり親はプログラムの対象から外されています (Frenkel 2001, New Family 2016)。

それでも概して先行きの見通しは不透明です。

１９７８年以来、ＩＶＦは活況を呈する産業へと急成長し、２０００年の12月には、生殖医療・生殖医学研究管理運営機関 (Human Fertilization and Embryology Authority：ＨＦＥＡ)[訳注6] がプレスリリースを出し、イギリス国内でＩＶＦを介して生まれた乳児は5万人以上に上ると発表しました。驚いたことに、そのうちの50％は過去3年間に生まれたとのことでし

訳注5　スウェーデンのＡＲＴ支援に関しては、年齢制限や公的資金で賄われる治療回数は治療法によって異なるようである
訳注6　英政府の研究監視機関

た。ところがこの出生児数の大幅な増加は、生児出生率の劇的な上昇を反映したものではありませんでした。生児出生率は、1991年から2001年の間に12・7%から21・8%に上昇しただけです。IVF出生児の数の増加はむしろ、実施された治療サイクルの増加で説明がつきます。同じく1991年から2001年の間に治療サイクルは1万5087件から2万5273件に増えていたのです……IVFが不妊治療の主流となったと言えるでしょう……実施された治療サイクルの約80%は患者の自己資金によるものでした。1回の治療サイクルにつき数千ポンド（数十万円）に上る費用が掛かります。確かに大きな商売です（Throsby 2004）。

スロスビーの著作が発表された頃、ロンドンには認可を受けた不妊治療クリニックがすでに72施設ありました。

今では、ヨーロッパの平均的な不妊治療クリニックでは、1回のIVF治療サイクルに1500ユーロ（18万5000円）の費用がかかります。卵細胞質内精子注入法（ICSI）になると、たちまち2750ユーロ（33万8000円）にまで跳ね上がります。ここに卵子ドナーが加わると、あなたの支払額は少なくとも4000ユーロ（49万2000円）になります（ドナーが報酬として受け取る額については絶えず議論されていますが、きちんと調べられてはいません）。この金額には、胚移植1個につき1000ユーロ（12万3000円）の料金は含まれていません。治療に必要になる薬剤の料金は、1回の治療サイクルにつき650ユーロ（8万円）を下回ることはありませんが、これはまた別途かかります。[13]

グローバリゼーションと生殖

不妊との闘いにどう折り合いをつけるのかを考えるとき、妊娠を試みる手段の選択肢はあっても、それに対していくら払う覚悟でいるのかが大きな鍵を握ります。一部のＡＲＴクリニックは正真正銘のスパです。豪華な庭園やジャグジー、エキゾチックなマッサージに加えてベッドまで運ばれてくる朝食。こうしたクリニックの請求書の金額は、平均的なクリニックのものとは明らかに違います。いや違っていました。少なくとも、今日「生殖ツーリズム」だの「生殖ツアー」[14]だのと呼ばれるものが始まるまでは。

１９９１年に２人の法学者によりひっそりと開始された生殖ツーリズムは、当時はまったく注目されませんでしたが、今ではＡＲＴの最新流行のスタイルとなっています。その普及に拍車をかけたものは、グローバリゼーションであり、生殖ツーリズムが世界を股にかけて資本主義の勝利を追求したことにあります（Inhorn 2015）。子どもをもてずにいる人たちも、今ではみな、生殖ツーリズムのことを聞き知っています[15]。これは単純な話です。地元のＩＶＦクリニックは失敗を繰り返すだけ。あなたは破産寸前。もう憔悴しきっていますよね？　ご安心ください。ゴアにある私どものホテルは、旅人の楽園で過ごすロマンチックな休日をお手ごろな価格でご提供いたします。１階には明るく広々とした不妊治療クリニックがございます。フレンドリーなスタッフと高度な訓練を受けた医師が、世界各地から集まっております。私どもの魅力あふれるオンラインカタログから、お好みのプランをお選びいただき、料金をご確認いただけます。すべて私どもにお任せください。空の旅もパックに含まれております。お疲れを癒すには最適の、温暖なインド洋に洗われるビーチは最高です。

インドは現在、最も生殖率の高い滞在型クリニックを提供し、オンラインでも宣伝しています[16]。タイと中国から激しい追随を受けて、今では幹細胞治療も提供するようになっています（Inhorn 2015）。けれども、現代風「生殖拠点」の最たるものは、どうやら呆れかえるほど豪勢でこれもまたビーチを擁するドバイにあるようです。コンシーブ（Conceive＝妊娠する）クリニックは、ドバイはペルシャ湾の海岸近くという好立地にあり、5大陸をまたぐ世界のおよそ3分の1の国々から訪れる不妊カップルの要望に応えています。この完璧な体制をご覧ください。パキスタンからやってきて、ヒンドゥー教徒のインド人医師を求めるイスラム教徒の患者が、フィリピン出身のカトリックの尼僧に世話をしてもらいます。彼らの胚を扱うのはギリシャ正教の発生学者、経過観察の説明は2人のアフリカ人臨床医の担当です。1人はスーダン出身、もう1人はソマリア出身です。エントランスには不妊のアラブ人、アジア人、西洋人、アフリカ人たちが、はるばるここまで来ることになった長い身の上話を医療チームの誰かに聞いてもらおうと待ち構えています（Inhorn 2015）。2014年の時点では、コンシーブにウェブサイトはなかったものの、患者たちはこのクリニックのことを伝え聞いていました。イスラム教の決まりに従い、代理出産や卵子提供を含めた一部のARTは実施されませんが、だからといって訪れる人が途絶えることはないようです。ソマリア出身の若いイスラム教徒の女性は、エジプト人の母親をもつイスラム教徒のエチオピア人と結婚してロンドンに住んでいました。クリニックには、前回のIVF治療でもうけた3歳になる娘と一緒に、2年払いのクレジットカードの借金ももってきていました。女性は、自分が夫に息子を産まない限り、互いの家族は夫を困らせつづけるだろうと、コンシーブに来たのです。夫は、家族から度々、女性と別れてまともな妻をもらうようにと言われていたようです。その上、夫の母親は絶えず家に電話してきては、何か進展はないのかと尋ねるのでした。ロンドンで途方もない数の不妊治療とIVFの治療サイクルを試しては失敗を繰り返し、今さら医者を変え場所を変えても「ギャンブル」でしかないとはわかっていたけれど、と女性は続け（Inhorn 2015）、コンシーブですべてにけりをつけようとする理由を短い言葉に込めました。「そうしないと、世間が納得しないのよ」。

より良い時代と不妊の研究

ＩＶＦ患者が皆、子どもを作れないからとパートナーに見捨てられるリスクがあるとか、子どもに執着する家族に悩まされているというわけではありません。一人娘がいるだけでは容赦されない文化に生きる、卵管閉塞のある女性が皆、夫に息子を授けるまで無理を強いられる、というわけでもありません。私たちが誰しもＡＲＴを求めて世界を放浪するほどせっぱ詰まった思いをしているわけでもありません。けれども、誰しも漠然と、こうした物語をたくさん知っています。というのも、ひとたび不妊戦争に加われば、果てしないうわさ話が嫌でも耳に入ってくるからです。私のようにこの分野で学位をもっていてさえ、事実と作り話の線引きをすることも、考えの良し悪しを区別することも容易ではありません。そもそも善悪がつけられたとしての話ですが。ひとたび不妊との闘いに敗れると、もう一度闘うことに迷いが生じ、その迷いが他の要因と相まって心のバランスを崩すのです。私たちは皆、自身の道徳的な指標が確かなものであることを願いながら、未知の感情という不確かな領域に閉じ込められたままになっているのです。マルサス曲線[訳注7]とそれに伴う深刻な人口過剰の懸念については誰でも耳にしたことがあるはずです。地球がすでに極度の過密状態にあること、そして熱帯雨林が

訳注7　イギリスの経済学者、トマス・ロバート・マルサス（1766～1834年）がその著書『人口論』で示した数理モデルの個体数増加曲線

永遠に伐採されてしまう前にヒトの生殖ペースを落とさなければならないことは、周知の事実です。そのため、社会にもう1人住人を送りだそうと繰り返し努力していることに対して、私たちは皆、後ろめたいとは言わないまでも、いくらか情けない気持ちになります——そして今度はそんな自分を愚かに感じるのですが、どうしようもありません。新聞やラジオに接していればわかることですが、私たち人間は、地球を人口過密状態にして他の種が住めなくしようとしています。生物学の教科書にも書いてあることです。もし私たちの周囲の人間がすべて、野放し状態の人口拡大を阻止しなければならないと考えているのなら、なぜ彼らは子どもを産むことがあたかも社会道徳の規範であるかのように振る舞うのでしょう？ そしてなぜ、不妊であることは依然としてある種の社会的な大罪と同等に扱われるのでしょう？

もう一度真剣に言いましょう。平均すると全世界で15組につき1組のカップルに子どもができません。15組のうちの1組は少数派かもしれませんが、絶対数にするとこの少数派は膨大な数になります。この集団はいまだに無意識のうちに罰を与えられています。今までもずっとそうだったからというだけでなく、ARTに頼れる今ならば奇跡の赤ん坊が生まれてこないわけがない、と社会が思い込むようになったからでもあります。人生は素晴らしいものです。世界の人口の中で大きな意味をもつ集団の人生を、これからも台無しにしつづける理由は何もありません。世界にはすでに山ほど悲惨な出来事が起こり、それに対して私たちは無力で何も変えることができないと感じています。その中で少なくとも不妊の問題は、最終的な休戦にこぎつけられる領域です。不妊に真正面から向き合い、腹を割って話をすることが、21世紀全般にわたり安心をもたらす1つの重要な糸口となるかもしれません。最終的に必要なことは、ありのままにものを言うことです。そうすれば、とりわけ医者と医療従事者は、患者に対し、確実に約束できることについて正直にならざるを得ないでしょう（CDC 2016,

Resolve 2016)。

一般に必要とされる情報は以下のとおりです。

- 不妊症例のうち、およそ85～90％は薬物療法あるいは外科的処置で治療することが可能です。ＩＶＦのようなＡＲＴが必要になるのは、全体の３％未満です。
- 若い健康な女性がＩＶＦの各サイクルで成功する確率は３回につき約１回だけです。36歳の女性の成功率は６回につき約１回です。
- ＩＶＦサイクルの費用は、１回につきおよそ１万２０００～１万５０００ドル（１３２～１６５万円）で、多くのカップルが妊娠のために支払う金額は、最終的に10万ドル（１１００万円）を超えます。２０１０年の医療費負担適正化法は、不妊治療の補償を義務付けていません。
- 20年前に回収された卵で妊娠することはおそらく不可能です。

まずはＡＲＴ患者に敬意を示し、一般的な良識をもって対しましょう。たとえば不妊治療の雑誌に掲載されているような写真。眼鏡をかけ、父親のような風情の医者が、クリニックを背景に心配そうな様子のヤッピーなカップルに話しかけています。キャプションには「彼らにとって頼みの綱はあなただけです」。こういったアイディアはひどく悪趣味で不愉快です。世界的規模で存在するおびただしい数の不妊症、当事者たちの苦悩、そして誰よりもつらい思いをするであろう女性たちを窮状から救うための支援が世界中でほとんど不足していることを考えると、こうした人々を支えるという道義的責任に加えて、１つ提案があります。誰もが手ごろな費用でＡＲＴを利用できるようにすれば、善意の慈善団体から効率的にかなりの額の資金調達を受けられるのではないでしょうか。全世界のカップルの10％を占める不妊は、人の状態として当たり前のことです。さぁ、悲惨なことからドキドキすることまで、不妊の歴史をすべてさらけ出しましょう。そうして子どもたちが同じ目に遭ったときには、どうすれば良いのかわかるようにしてあげましょう。障害者の権利を唱えた人たちでは上手くいきました。レズビアン、ゲイ、バイセクシュアル、トランスジェンダー、クィア[訳注8]の権利を主張した人たちでも上手くいきました。今では敬意を込めてＬＧＢＴＱという傘下にまとめられています。どちらの場合も、当事者グループが自らの存在を公表して個人的な怒りを表に出したのです。中絶の権利と不妊に苦しむ人たちについてはまだ上手くいっていません。この２つのグループに共通することは何でしょうか？　どちらも苦悩を隠そうとすること、そして抱えている問題を不名誉なものと感じていることです。

さて、次にすべきことは何でしょう？

おそらく私たちにとって真に必要なことは、こうした問題には不可欠な、価値ある情報の発信と獲得のためにいっそう努力することと、そうした情報を最初から拒絶したり否定したりすることなく、あるいは端から境界を設けたり羞恥心をもったりすることなく、理性的な判断に向けて最善を尽くすことです。

世界はなおも美しく、人生はなおも素晴らしい奇跡です。私たちにはともに人生を楽しむ余地がまだまだ残されています。ＡＲＴは突如として全世界を席巻し、私たちにとって最も神聖な性、生殖、家族、遺伝形質に対する概念を目まぐるしい勢いで変え始めました。私たちはたまたまそこに居合わせてしまったのです。本書は、私たちふたりが力を合わせて、少なくとも将来の読者が自ら直面しているものが何かを初めから理解できるよう、不妊についての悪気のない間違いから意図的な嘘までを一掃しようとしたものです。初歩の性教育はもうおしまい。後戻りはできません。本書の試みがささやかな貢献でしかないことはわかっています。ただ、これが私たちにできる精いっぱいのことなのです。学者としてのバックグラウンドから、つい言っても許されるのではないかと勘違いしそうな、独断的な意見にはとらわれないようにしたつもりです。私は一か八かで何度もＩＶＦを試しましたが、結局、生物学上の子どもはできずじまいでした。けれども、その後まもなく養子縁組をしました。そしてふと気づいたのです。あの一大事はいったい何だったのかしらと考えている自分に。不妊を通して私が経験したことを明かさないままでは死ねないと思う理由がここにあります。子どもを作らなければ次の世代に影響を与えられない、ということはありません。スコットと私が共に努力したことがきっかけで、もしも誰かがどこかで、善意と確かな情報に基づいて、ＡＲＴや不妊に関する取り組みの議論を始めてくれるなら、私たちの努力は報われたことになるでしょう。

訳注8　「queer」もとは「奇妙な」「風変わりな」などを意味するが、一部のセクシュアル・マイノリティが自身を肯定的に表現するために用いるようになった言葉

第10章 人は恐れ、人は驚異する
人体に乾杯

スコット・ギルバート

幻影とその根底にある無明《むみょう》の状態に支配されている限り、本当の永遠の幸せにたどり着くことは不可能です

——テンジン・ギャツォ、ダライ・ラマ十四世
『宇宙のダルマ』[訳注1]

驚異の重要性

「私は畏怖の念を起こさせるまでにくすしく造られています」と讃美歌作者は言います。けれども、「畏怖の念を起こさせるまでにくすしく造られる」とはどういうことでしょう？　人体という驚くべきものに対して、人はどのような反応を示すのでしょう？　こうした問いの根底にあるもの、すなわち「驚異（wonder）」について、もう一度考えてみようと思います。胚、驚異、科学と宗教との関係、これらに関連する仮説をいくつか提案しましょう（Gilbert 2013 参照）。

私は発生学を教えています。発生学とは人間の体の成り立ちに関する科学、つまり古くからの問いに対する答えを求める科学です。人間はどのように発生したのか？　性的な結びつきからどうやって新たな生命が生み出されるのか？　どういうわけで親に似てくるのか？　なぜ2つの眼が他のどこでもなく顔にあるのか？　筋肉と骨はどうやって結びつくのか？　陰茎をもつ者もあれば赤ん坊を産める者もあるのはなぜか？

発生学には驚異がつきものです。フランス人発生学者のジャン・ロスタン（Rostand 1962）が見事に書き表しています。「なんと素晴らしい職業だろう――日々ハッとするような驚異に出会うのだから」。私は発生学者として、日常が驚異で満ちていること、そして一歩研究室に入ればまたびっくりするような何かに出会えるという楽しみがあることを光栄に思います。けれども多くの人にとって、驚異とは、休暇に出かけたり思いがけない出来事がなければ経験できない何かになってしまったようです。

あえて言うなら、驚異とは原初的経験、森羅万象に出くわしたときの心の反応です。けれども、永遠に驚異をもちつづけられるのはおそらく神秘主義者くらいでしょう。多くの場合、驚異の念は私たちの心の中で早くにその威力を失ったあとに、それでもまだ十分に効力のある2つの要素、畏怖（awe）と好奇心（curiosity）に変わっていきます。それはwonderという語がその両方の意味をもつことからわかります。好奇心は「不思議に思う（I wonder）」という英語表現に表れています。畏怖の念は「世界の奇跡（the wonder of the world）」という表現に認められます。畏怖と好奇心はどちらも驚異に起源があるということです。好奇心に端を発して、物理的宇宙に対する真実の探求が生

訳注1　『宇宙のダルマ』（ダライ・ラマ十四世著、永沢哲訳）、角川書店、1996年より引用

まれ、異なる考えや経験に反した考えに対する検証が生まれます。つまり、好奇心とは哲学と科学の礎です。畏怖の念からは宗教的姿勢の特徴である崇拝と感謝が生まれます。科学と宗教。どちらも驚異に由来すると仮定しましょう。

プラトンとアリストテレスは、驚異こそ知識の始まりという意見で一致しています。アリストテレス（Aristotle 350 BCE）はプラトンの説に倣い、次のように記しています。「けだし今日においても最初においても、人々が哲学的思索《ピロソペイン》を始めたのは驚異によってである」[訳注2]。現代科学の初期に、フランシス・ベーコン（Bacon 1605）も、驚異は「知識の種」であると明言しました。現代の発生学者が著す自伝の中でも驚異についての言及は珍しいものではなく、科学論文の中にさえ出てくることがあります。発生学における驚異について言及した中で最も重要なものの1つが、中世のラビで医者でもあったマイモニデスの記述です。彼は次のように書いています（Maimonides 1190）。

> 当世、信心深い者なら、胎児の器官を形作るには神の使いが妊婦の子宮に入らねばならぬと言うであろう……確かにこれは奇跡といえる。しかるに神が、ひとつひとつの妊娠に天使を遣わすことなく、胎児の器官を形作る力を授けた物質をおもちであったなら、奇跡はどれほどいや増すことであろうか？

実際、私の生業であり、専門とするところは、ありふれた物質（聖なる力が与えられていようがいまいが）が、組織だった胚へと形成されていく過程を見つけ出すことです。その過程はただ驚くばかりです。生物学者にして詩人のミロスラフ・ホルブ（Holub 1990）が言うには、

5～10日目の間に、多能性細胞の塊が、胚とその臓器のすべてを組み立てる設計図に従い分化していく。それは、鉄の塊がスペースシャトルへと姿を変えるようなものだ。それどころか、受精卵が成体に変化していくさまは、最も深遠でありながらなおも想像し受け入れることのできる謎[訳注3]であり、それがいかに素晴らしいことかを思案せずにはいられないほど卑近な奇跡でもある。

驚異が好奇心を生み出し、これが理論と検証、すなわち科学を推し進めます。つまり、驚異から知識が生まれるのです。

けれども知識は英知ではありません。モーゼにしてもイエスにしても、釈迦も孔子もムハンマドも、炭素原子の陽子数やＤＮＡの４つの塩基についての知識はもっていませんでした。知識はきわめて重要ですが、英知としては通用しません。英知とは、他人との間に健全かつ互いに協力的な関係を築くための知識の役立て方のことです。宗教哲学者のアブラハム・ヨシュア・ヘッシェル（Heschel 1954）がこう記しています。「聖なるものへの気づきは驚異から始まる」。なぜかと言えば、驚異は知識ばかりでなく英知をも生み出すからです。ヘッシェルは続けます。「畏怖の念の始まりは驚異であり、英知の始まりは畏怖の念である……知識は好奇心により育まれ、英知は畏怖の念により育まれる」

こうして、驚異をもとに次のように系統立てていくことができます。驚異から好奇心と畏怖の念が

訳注2　『形而上学』（アリストテレス著、岩崎勉訳）、講談社、１９９４年より引用

訳注3　『ギルバート発生生物学』（スコット・ギルバート著、阿形清和／高橋淑子監訳）、メディカル・サイエンス・インターナショナル、２０１５年に掲載の訳文を引用。

生まれ、好奇心から科学と哲学が、畏怖の念から崇拝と宗教が生まれる。よって科学と宗教は驚異の孫である。

そうであるなら、なぜ科学と宗教は互いにいがみ合う必要があるのでしょうか？　それは主に歴史的な事情からです。ヨーロッパでは、宗教が文字どおり科学的な真実であると自任していました。科学は宗教の傘の下で行われ、事実、西洋諸国において科学は、神に対して合理的な信仰をもつことが可能であることを示そうとしたことに由来します。実際、科学を突きつめれば突きつめるほど、驚異を創造する主に対する賛美は高まりました。鳥の羽や手の筋肉の複雑な仕組みを詳細にわたり研究することも認められていました。なぜなら、こうした知識が創造主に対する感謝の念をますます深めることになるからです。ニュートンは科学者である前に神学者であり、ダーウィンは神学の学位をもっていました。こうした視点から見れば、確かに自然は神の創造物でした。そのため、科学を教えることは聖職者だけに許されていました。トマス・ハクスリーやエルンスト・ヘッケルのように、宗教的背景とは無関係に生物学を教えたいと考えても認められることではありませんでした。そこで彼らは、創造物と自然を切り離すために進化を利用したのです（Barbour 1971, Desmond 1997）。

当初の宗教は、科学的かつ文字どおりの真実をもって自任すること自体が、実は科学における宗教の意義を徐々に小さくし、科学との関連を弱めていくのだということに気がついていませんでした。聖書（科学の教科書としての聖書）を文字どおり解釈することは間違っているという証拠が次々と科学によってもたらされ、そして科学は宗教の敵となっていきました。地球の年齢は40億年を超えていること、地球上の種はすべて一緒に創られたものではないことなどが科学的に示されるうちに、宗教はその重要性を失っていったのです。神は「隙間を埋める神」、つまり科学のあずかり知らぬ領域にのみ存在できる神となってしまいました。西洋の宗教は、文字文化以前のユダヤの人々に、神に対する畏怖と崇拝の念をもたせるために考えられた教えが、科学的にも正しいと主張していたのです。

しかし、聖書や他の宗教の教えは、科学的な知識のもとになっていなかったとしても、英知の源であることに変わりはありません。例を1つ挙げましょう。生物学者にとって、聖書の中でノアの物語ほどばかげた話はそうそうありません。この物語では、地球上ですでに知られている昆虫75万種、こうもり850種、そしてあらゆる種類のミミズ、サンショウウオ、鳥からそれぞれ2個体ずつ（聖書の章によっては7個体の場合もあります）が箱舟に乗りました。中央アメリカの熱帯雨林からきたアリのつがいは、食料となる特別な植物を携えて海を渡り近東まで旅してきたはずです。この話を科学的な事実と考えるのは愚かなことですが、では英知と捉えたらどうでしょう？　さて、いくつか興味深い事柄があります。たとえばこんな解釈があります。なぜノアが正しい人と呼ばれたかといえば、箱舟の中で動物たちを適切に住まわせるべく、彼が動物たちの習性や食性に関する細かな知識の習得に労を惜しまなかったからだというものです（Zornberg 1995）。善を為すには真実を知らねばならぬという概念の始まりがここにあります。不可知論[訳注4]の提唱者であり進化論者のトマス・ハクスリー（Huxley 1870）は、ここから「正しいことをするために何が真実かを学びなさい」という明確な原則を確立しました。環境保護のために生態系を学ぶ理由の1つがこれです。害を及ぼさないためには、事実を知る必要があります。これは身体について学ぶ理由の1つでもあります――それによって、有効な薬を作る助けとなる事実を得るのです。さらには人間の道徳的な欠点が原因で世界が苦しむ場合もあること、そして人間は森羅万象と大いにかかわっていることも、ノアの物語を通して学ぶことが

訳注4　存在の証明も反証も不可能なことは肯定も否定もできないとする考え。ハクスリーが自分の立場を表明するために使い始めたと言われる

できます。こうして見てみると、ノアの箱舟の話は知るに値する——事実としてではなく、英知として——現代の教訓となっています。

そう、科学が道徳的な問題の答えを握っていると主張しなければ、そして宗教が科学的な真実を握っていると主張しなければ、科学も宗教もどちらとも正しいということはあり得るのです。スティーヴン・J・グールド[訳注5]（Gould 1999）が記しているように、地球の真価を認めるには２つの「厳粛」な方法があります。驚異の孫にあたる科学の知識と宗教の英知がそれです。この２つが影響し合うことが必要なのです。

科学と宗教が影響し合わなければならないというのは、どちらもその存在の拠り所を驚異に求めるからです。驚異がなければ科学は滅びます。そして一部の人間が富と権力を獲得するためだけの手段になりさがることでしょう。驚異がなければ宗教も滅びます。そしてごくわずかな人間だけが富と権力を得るかたわらで、抑圧された集団を安心させるための手段となりさがるでしょう。科学と宗教の根源がともに驚異にあるならば、科学と宗教が互いに連携して驚異の源を守り、保存し、拡大させていくことは互いの利益となります。そして驚異の源の最たるものはやはり自然です。

恐れ

このように、科学と宗教が手を携える最大の理由は、生物学者が言うところの「生物多様性の保護」であり、神学に携わる人が言うところの「被造物の管理」です。

私たちは地球を適切に管理してきたとは言えません。人間は、22世紀の間に地球上の動物種の半数が絶滅するのを目撃することになるかもしれません。１９５０年から２００８年の間に世界の人口は

2・5倍と爆発的に増加し、70億人を突破する勢いです。そうした中、多くの人が極端な過剰と欠乏というまったく持続不可能な状況に置かれています。人口の激増に伴う食糧供給と住居の確保により、動物は大量絶滅期を迎えました。これはおそらく恐竜の破滅を招いた事件に匹敵する規模でしょう。大気圏への二酸化炭素排出がこのまま「従来どおり」の軌跡をたどっていくとすれば、やがて生物種6種につき1種の割合で絶滅することになると推定されています（Kolbert 2014）。今私たちが経験している気温の上昇は、人間の科学技術が主な原因です。20世紀の間に資源の消費量が800倍も増加したからです。野生脊椎動物（魚、両生類、鳥類、爬虫類、哺乳類）の個体数は、主に生息地の消滅と人為的な気候変動が原因で、1970年から2012年の間に58％も減少しました。淡水種は最も深刻な打撃を受け、1970年時の個体数の20％未満にまで落ち込みました。20世紀半ばに生息していた脊椎動物の生物多様性は、この先3年以内（すなわち2020年まで）に、その3分の2が地球上から失われると考えられています（WWF 2016）。

科学は警告します。「私たちは自らの暗殺者になろうとしている」（Raff 2012）と。頭をふり絞って対策を考えるしかありませんが、科学が単独で有害産業に立ち向かうのは無理です。一般市民の意識を結集する道徳的な力が必要です。そしてその力を突き動かせるのが宗教なのです。科学と宗教は互いに疎遠になっている驚異の孫たちです。科学と宗教が手を組んで、この世界の驚異を守らなければなりません。この地球上の生き物を守る必要があるのです。科学と宗教を新しくよみがえらせてくれる好奇心と畏怖の念を生かしつづけるために、科学と宗教が手を結ばなければならないのです。そし

訳注5　アメリカの古生物学者、進化生物学者、科学史家。1941〜2002年

てそれは今必要なのです。中世のラビによる解説（ミドラシュ・ラバ、伝道の書7章13節の解説）では、神がアダムに創造の素晴らしさを示して言います。「私の世界が廃れ滅びることのないように心しなさい。万一そのようなことをしたら、あなたのあとに世界をもとに戻す者はないのだから」。

人間は猛スピードで繁殖し、地球上の居住可能面積からあふれ出しています。それに加えて、人間の出す廃棄物がそれ以外の場所でも地球を破壊しています。人間は住居スペースを求め、農地を求め、製造工場用のスペースを求め、そしてゴミの廃棄用スペースを求めます。地球のほとんどを人間が独り占めしてこうした用途に利用し、他の生き物たちの生息環境を台無しにしているのです。トマス・ハクスリー（Huxley 1894）が次のように書き記しています。「人間と他の生物界はともに、力強い生殖本能とその結果として非常な速度で繁殖する性質を有する」。社会全体の健康改善が進むにつれて、生殖年齢に達する人間が増え、さらに多くの人間が繁殖することになります。前述したように、私たちが知っているような地球はまさに消滅の危機に瀕しています。自然の代わりに、そして地域社会の代わりに、「巨大な植民地」が形成されつつあるのです（Haraway 2015）。遺伝子も種子も家畜も人間も、もと居た場所から厳しく管理統制される場所へと無理やり移動させられています。管理者は豊かさを、被管理者はせいぜい食料と娯楽を手に入れて。それでも西洋宗教は、人の繁殖は神のご意志だと言いつづけてきました。

神のご意志には十分に応えましたよね？　そろそろ別の問題に移るべきかと思いますが……。

何人の子どもを産むかについては、避妊と家族計画を用いて決められるようにするべきです。さらには、ひとりの子どもが5～6人の親――そのほとんどは生物学上の親ではなく――をもてるように、家族の再構築についても考慮するべきです。遺伝子や生物学的な子孫に関心を向けるのは、誇らしさをもたらしてくれるからではなくなり、今や危険なほど耐え難いノイローゼの種になってしまったからです。子どもが大事だというなら、その数を減らすことがきわめて重要になるでしょう。それが、地球がこれまで人間から受けてきた仕打ちから立ち直ることのできる唯一の道なのです。そしてそれはとりもなおさず、生殖生理学と生殖能力に関わることではありませんか？　私たちは自らをホモ・サピエンス、すなわち「賢い人」と呼びます。気候変動や過剰な人類の繁殖に私たちがどう対処するのか。この呼び名の真価が問われるところです。

遺伝子という呪文

Ancestry.comというDNA検査会社の広告は、サービスばかりかイデオロギーまで売りつけようとします。つまり、会社にいくらかお金を払って自分のDNAを送れば、「あなたをあなたたらしめるものが何かをはっきりさせる」ことができるというのです。本当に？　私が私であることを決めるのがDNAだって？　悪いけどそれは科学ではないですね。呪文ですよ。DNAは楽譜です。演奏ではありません。私たちが誰か——私たちが何かとは違って——は、遺伝子のほかにも多数の要因——しつけや教育、取り巻く環境、身体的・知的成長の機会の有無、それから単に運のあるなし——によって決まります。

双子は同一のDNAをもって生まれてきますが、まったく異なる人間に成長することもあります（Fraga et al. 2005）。フィラデルフィアのムター博物館には、結合（「シャム」）双生児の「元祖」、エン＆チャン・ブンカーの死体をかたどった石膏像があります。スティーヴン・J・グールドがその石膏像の前でテレビ番組を撮影していたときに、私はその場に居合わせました。エンとチャンは互いにとても違っていました——チャンは強い酒を好む攻撃的な人間になりましたが、エンは酒を一滴も飲まず、温厚な性格でした。この2人の実業家は肝臓と循環器系を共有していただけでなく、ゲノムも同一（ふたりは一卵性双生児でした）でした。また、否応なく同じ環境をともにしていました。私たちを「私たち」たらしめるものは、遺伝子、環境、経験の非常に複雑な組み合わせです。

それにもかかわらず、「私たちが誰かを決めるのはDNAである」と何度も何度も聞かされるのです。第1章で触れたように、このセリフは自動車の広告にも、遺伝子検査会社のテレビコマーシャルにも、中絶の選択の権利を認めないウェブサイトにも使われます。つまり私たちは遺伝子の言いなりで、DNAは私たちの本質さらには魂とまで見なされるようになっているのです（Nelkin and Lindee 1996）。

こうした広告を人々は信じるようになっています。元アーカンソー州知事、マイケル・ハッカビー（Huckabee 2015）の最近の発言です。「母親の子宮の中にいる赤ん坊は受胎の瞬間から人である、私たちはそれをよく知っています。なぜそう言えるのか、それは今では疑うべくもない科学的エビデンスのあるDNAスケジュールのおかげです」。ところが、そんな「スケジュール」などありはしません。同じくもう1人、2016年の大統領候補者指名獲得に共和党から立候補したカーリー・フィオリーナ（Fiorina 2015）は、「科学は私たちの味方です。科学は……私たちが受精卵であったときから死ぬときまで同じDNAをもちつづけることを教えてくれます」。実際は違います。「DNAスケジュール」などというものは存在しないし、死ぬときのDNAはこの世に生を受けたときにもっていたDNAとは異なります。双子は同一のDNAをもって生まれてきますが、歳を重ねるにつれて、ふたりのDNAはそれぞれに異なってきます（Gilbert 2015a, Gilbert and Epel 2015 参照）。DNAは経験と偶然によって修飾されていくのです。

これは、過去20年にわたりエピジェネティクスの科学が私たちに教えてくれたことです。実験動物のDNAには環境の影響が認められます。たとえば、遺伝的に同一のラットのDNAは、ラットが生後1週間の間に母ラットから愛情を注がれたかどうかによって変わります。特定の遺伝子がメチル化(小さな有機分子が遺伝子に結合すること)され、それにより不安行動と性行動に大きな変化がもたらされるのです。遺伝的に同一のマウスでは、子宮の中にいる間に影響を受けた化学物質(エサも含めて)によって、そのDNAの状態が変化します。このように、化学物質への曝露もまた身体と行動の両方に影響を与える可能性があります(Feil and Fraga 2012, Mitchell et. al 2016, Gilbert and Epel 2015参照)。

先に述べたように、DNAは経験によってその状態が変化します。受精時に受け取ったものは、私たちが将来何者になるかを予言するものではなく、人間の「本質」でもなく、もちろん魂でもありません。受精は私たちがDNAを受け取る瞬間です。DNAはある意味で人間の可能性を制限することはあります(どれだけ体を鍛えたところで、私の身長が195センチになることはありません)が、私たちが何者になるかを教えてくれるわけではないのです。DNAは、心臓や消化管を形成するための指示を与えてくれるものです。眼は必ず顔に、間違ってもお尻に位置することのないように。そして脳という素晴らしい器官——学習し変化を遂げることのできる器官、そして遺伝学者のバートン・チャイルズ(Childs 2003)に言わせると、「遺伝子の横暴から我々を自由にしてくれる」器官——を構築してくれるのです。

私たちは、ゲノムこそ人間が子孫に伝え得る最も重要なものだ、と聞かされつづけています。ゲノムこそ「私たちそのもの」であると。嘘でしょう？　あなたに責任感を教えてくれたのはゲノムですか？　ユーモアのセンスはどう？　労働倫理は？　生きる喜びは？　信仰はどうですか？　人を愛することは？　それとも、こうしたことを教えてくれたのは親の導きや、友人、家族、素晴らしい人や場所との出会いでしょうか？　遺伝子は、私たちが何になり得るかを制限するには決定的な意味をもちます。しかし、私たちが何者になるかを決めはしません。

終結

さぁ、これまでのことをまとめてみましょう。生命の不思議、人口過剰がもたらす種の絶滅の恐怖、そして遺伝子の継承という呪文。生殖補助医療（ART）が私たちの望むことですか？　それとも社会がそう思わせているだけ？　ARTにはたくさんの選択肢が用意されていますが、そこから身を引く選択肢はそれほど多くありません。

私は、2010年にアイスランドで起こった火山噴火の際、ちょっとした災難に遭いました。ヘルシンキで仕事をしていたため、家に帰れなくなったのです。自宅に戻る手立てが何ひとつないうちは（飛行機はまったく飛んでいませんでしたから）、状況を受け入れるしかありませんでした。同僚たちと一緒に火山パーティーを開いて火を噴くように強い酒を飲み、フィンランド人たちにジミー・バフェット[訳注6]のVolcanoという歌を教えてあげました。ところがフライトが再開したとたん、私は一刻も早く家に帰らなければという責任を感じたのです。はるかに重要度の高い話をすると、自分たちが子どもを作ることは金輪際無理だとカップルにわかっていれば、ふたりはその事実を受け入れるしかないでしょう。肉体的な敗北感を味わうことになったとしてもどうすることもできないのですから。ところが子どもが授かる可能性が見えた途端、それはもう、とことんまで試さなければならないと思ってしまうのです。たとえそれで破産することになろうとも。クララが第2章で触れたカップルのように、たとえ逃げ隠れする羽目になろうとも。

ARTの手法には実に豊富な「選択肢」があり、それはさらに増え続けています。一方で、そうした手法を使わないという選択肢を私たちはほとんど与えられていません。これが、私の友人であり仕事仲間でもあるバリー・シュワルツ[訳注7]（Schwartz 2004）が「豊かさが招く不幸（the tyranny of choice）」と名づけたものの一端です。

そこで、こうした技術に頼らない「選択」をするために、呪文を認識することが必要です。その呪文の1つは、私たちの魂を構成するものは遺伝子であり、その魂は受精時に与えられるというもの。もう1つは、家族を作る方法は異性どうしの結びつきと遺伝子のつながりによる以外にないというもの。後者の呪文は解かれつつあり、異なる家族の形態という概念を与えてくれたという意味では、LGBT（レズビアン、ゲイ、バイセクシュアル、トランスジェンダー）コミュニティの貢献はきわめて大きいと言えるでしょう。

「核家族」――男性の夫に女性の妻、そして生物学上の子どもたち――が私たちにできる最良の形態でしょうか？　別の形態についても考えてみましょう。近年、哲学者のダナ・ハラウェイ（Haraway 2016）は、家族とは何かを根本的に考え直すべきだと呼びかけています。母親になることが女性の人生の究極の目的ではない。女性が生殖活動から解放されることは、産めよ増やせよという社会的命令よりも重要である、と説いたのです。持続不可能な、とてつもない規模の人口増加を念頭に置くと（1970年の世界人口は現在のおよそ半分でした）、核家族こそ、子どもの出産、国民としてのアイデンティティー、文化的な力の究極の単位だとする考えは疑わざるを得ません。ハラウェイ

訳注6　米ミシシッピ州出身の歌手、作曲家、作家、映画監督
訳注7　アメリカの心理学者

(Haraway 2016) は次のように書いています。

食事、仕事、住まい、教育、旅行に出かけられること、コミュニティ、平和、体と性的行為のコントロール、医療、便利で女性に優しい避妊法、子どもを産むかどうかについての最終判断、喜び。この他にも多くの事柄が性と生殖に関する権利です。世界の各地におけるこうした権利の不在に唖然とします。当然のことだと思いますが、私の知っているフェミニストたちは、人口管理において使われる言語とその方針に反対しています。なぜかと言えば、そこではまず生政治的行政が考慮され、老いも若きも含めて女性や国民の幸福は二の次だということが見え見えだからです。

これは極端な考え方でしょうか？　実はこれは、現ダライ・ラマ (Dalai Lama 1996) が１９９３年に推奨した考え方です。彼は一連のインタビューの中で避妊を提唱しました。「私たちは現在、尊い命が増えすぎて世界人口があまりに巨大化した状態に直面しています。人類全体の存続と、わずかばかりの子どもが生まれる可能性のどちらかを選ぶとなれば、避妊を行う必要性は明らかです」。実際、ダライ・ラマ (Dalai Lama 1996) は人口過剰を暴力を助長する重大な要因の最たるものと捉えています。[1]

人口管理が問題なのです。人種差別や国粋主義、帝国主義、階級差別、宗教的狂信に陥ることなく、人口管理を行うことは現世代の義務です。新たな発想を生み出す必要があるのです。けれども旧来の考えを新たな発想で置き換えるには、ことさら有害で古い考えの根底にある作り話を明るみに出さなければなりません。たとえそれが別の作り話に置き換わるとしても、それは今の時代に合った話になるでしょう。青銅器時代に遡る太古の祖先の作り話に比べればまだましです。古くさくて役立たずの作り話、特に科学に組み込まれたものを暴きだし、もっとためになる話を作らなければなりません。生殖にまつわる作り話は嘘が暴かれてもなおお葬り去るには相当に手ごわい相手ですが。

作り話を書き換えなければ。税制上の優遇措置も一緒に。そうして低い出生率と子どもの少ない大家族の形成を支持し祝福するのです。大人数の大人とたくさんのペットと少人数の子どもの大家族。生物学上の家族の他にも、遺伝的には無縁の子もいる家族も大歓迎（遺伝的つながりのないこの家族の構成員には、人間以外の種、すなわち私たちの微生物的共生者だけでなく、犬と、ひょっとすると馬――歴史を通じて人間がいちばん親しみを感じてきた2種類の生き物――も含まれる可能性が高いです）。高齢者を引き取ることも家族力動[訳注8]（family dynamics）の要素として当たり前になり、さらには歓迎されるようになるかもしれません（Haraway 2016）。

出産は決して強制されるべきものであってはなりません。誰ひとりとして、避妊を強いられることも、また、出産を強いられることも――経済的、社会的な圧力によって――あってはなりません。ナタリー・アンジェ（Angier 1999b）が指摘するように、どんな子であっても、子どもを愛することは思いのほか簡単です。それでも人は過去50年間、遺伝子至上主義によって、両親が「最初から作りあげた」子どもをもつことが何より大事と信じてきました。これは作り話で呪文です。それを悟って取り除き、反撃に出なければいけません。人はその命を近親者（DNAを共有する）のためにのみ捧げるとする時代遅れの理論（ドーキンス［Dawkins 1976］の理論のように）に反するデータを科学は示し

訳注8　家族関係を全体として捉えた場合の家族成員の心的な相互作用をいう。『医学書院　医学大辞典』より

ています。呪文の1つに「利己的な遺伝子」という考えがありますが、これに反して人間はあらゆる種において最も利他的で、赤の他人であっても進んで助けようとします。加えて言えば、人間がそうした行動を取るようになったのは、おそらくはるか昔にヒトの祖先で確立された「協力的養育」、すなわち母親たちが集まり互いに助け合って子どもたちの世話をしたことに由来するものと思われます(Balter 2014, Burkart et al. 2014)。

しかし、さまざまな国や民族、宗教に属する人々は、自らの種族を増やすように言われつづけています。多くの国が子持ちの人に減税措置を取り、ヨーロッパの一部の国や日本の国民などは、出産率の減速と世界の人口に占める割合の低下に歯止めをかけるため、さらに子を産むよう強く勧められています。私がこれを書いている間にも、イタリアの保健省が「子作りの日」と銘打ったイベントのスポンサーになり、国民にこう呼びかけています。「美しさに年齢はないが、生殖力は年齢が勝負」。低い出生率は国の将来を危うくする、とも(Mei 2016, Zilman 2016)。これは人種差別の裏返しであり、生物学的な子孫による文化の継続を求めているのです。

けれども私たちは今、社会性をもつ種として生活史上驚くべき地点にいるのです。繁殖という人間の生物学的性向が、社会的、技術的な要因によって煽られるにつれて、文化的な生殖手段がもともとの発生制限をはるかに超えて拡大していきました。テレビとインターネットのおかげで、マオリのハカダンスをアメリカ人が踊り、韓国人家庭で7世代にわたり伝えられてきたキムチをスウェーデン人が味わえるようになりました。ナイジェリアのティーンエイジャーはミッキーマウスのTシャツを買うこともできます。仏教の真言宗や正統派ユダヤ教の思想も同様に、こうした伝統をもたない環境に生まれた大勢の人々に伝えられています。このように、文化を取り入れることが今では当たり前になっています(これはアメリカの伝統の一部として以前からありましたが)。驚いたことに、ART

が核家族の構築を可能にしたとき、すでにこのタイプの家族はもはや文化遺産の唯一の継承者ではなくなっていたのです。

新しい発想は、経済学者や政治学者、宗教指導者、科学者、主婦、芸術家などすべての人に新しい考え方を求めるでしょう。みなで一緒に考え、時代遅れのものの見方を放棄するよう迫るでしょう。いま必要とされている新しい発想とは何か、もちろん私もその答えを知っているわけではありません。私にできるのは皆さんにお願いすることだけです。いろいろな可能性に、初めのうちこそ奇妙に思えるようなものでも、そうした可能性にどうか心を閉ざさないでください。たった1つの細胞が体のあらゆるタイプの細胞になり、しかもその体は思考し、愛することができるという不思議を思えば、1人の子どもに親が何人もいるような、そんな新しい家族の発想もそれほど奇妙ではありません。母親の定義がART の登場で見直しを余儀なくされたことを考えたらなおさらです。生物学的な家族を別の形で置き換えたら誰にどんな良いことがあるでしょう？　それはきっと私たちの子ども、そして友人たちの子どものためになります。彼らは多様な大人たちの大きな輪の中で育まれることになるのですから。また大人たちにしても、他者とともに働き、他者から学ぶ自由な機会が得られると同時に、遺伝的なつながりの有無によらず、子どもたちとの関係を築くことができるのです。協力的養育は常に人としての経験の一部を成すものです。そしてまた（教師なら誰でも知っているように）、他人の子どもを愛するという、人間性を定義するこの行為こそ何よりたやすいことなのです。

子を成すこと、家族を成すこと

ダナ・ハラウェイ

　今私が手にしている、この『Fear, Wonder, and Science in the New Age of Reproductive Biotechnology』は、人間が創造されたように、「畏怖の念を起こさせるまでにくすしく造られ」ました。読者が待ち望んでいたこの一風変わった本書の中で、スコット・ギルバートとクララ・ピントーコレイアは、それぞれひとりの人間として読者と対峙します。ふたりの考え、感情、経験、恐れ、好奇心、そして希望が随所に盛り込まれています。ともに発生生物学者として、ふたりの著者はいつもなら決して一緒に語られることのない物語の数々を一般に紹介するべく、共同執筆という冒険的な形を採用しました。本書で語られるのは、（1）まずは卵と精子の冒険があり、そこに組織と分子ででききた楽譜が加わってヒトの胎児が作られ、そうしていっときもじっとしていられないちびっ子が女性の体から出現するまでの盛りだくさんの物語、（2）今日ある科学の知識と叙述へと私たちを導いてくれる、発生生物学史の紆余曲折、（3）バイオテクノロジーを用いた生殖補助医療の実施において複雑に絡み合う技術的、医学的、社会的な要因について、（4）人間らしさの出現に関する科学者の多様な見解と、人の生命の始まりに関する世界の主要宗教の多彩な考え方について、丁寧ながらも鋭い議論、（5）望まぬ不妊がもたらす激しい苦悩、そしてそれ以上につらいのは、不妊を隠し通さなければいけないというプレッシャーと、テクノロジーが人としての深い経験を可能にしてくれるという偽りの約束なのだと教えてくれる実話。このように実に多彩な物語のそれぞれの要素が、個人史や社会史、技術史といった複雑な歴史への鋭い気づきの中に織り込まれていきます。また、本書全体を通して、感性と知性と社会歴史的知性が求められ育まれていきます。さらに、叙述とイメージの形と構造に惑わされないよう警告し、大衆向けに作られたジャンルの影響力や、個人の苦悩と世間の誤解を招くことになるでたらめ、そして単に悪趣味な話の落とし穴についても注意を促しています。

ギルバートとピントーコレイアが一般向けに著した本書は、女性も男性も、年齢にかかわらず次のようなことが気になる人すべてを対象にしています。赤ん坊はどのようにできるのか。新しいタイプの家族はどうやって考え出されるのか。バイオテクノロジーはどう役立つのか。そして、科学、宗教、一般人の認識はどのように変わっていくのか。多様な要素を含む本書は、各章が互いに共鳴し合い、ひとりの読者として私を惹きつけました。それでも初めのうちは、物語と解決すべき課題が並べて記述されていることに疑問を感じました。一方には、生物医学界においてヒト生殖を理解する上で必要不可欠な生物史とともに、ヒトの子どもの生物学的な発生についての印象的な記述があります。他方、望まぬな不妊が引き起こす苦悩と、時空を超えてあらゆる人間文化を取り込み、本書で幾度となく「呪文」と呼ばれるものを回避するために提供される――あるいは販売される――テクノロジーに関する強烈な記述があります。なぜこれらが同じ一冊の本に書かれているのか？　複数の主役が絡み合う込み入った世界でヒト胚が繰り広げる大胆不敵な冒険物語を読んで、すでに望まぬ不妊と向き合っている読者がいっそう苦しむことになりはしないだろうか？　実の子どもを望みながらもそれを叶えられない女性の情緒的、経済的、文化的、さらには肉体的な苦悩を赤裸々に語る物語と、発生生物学に内在する好奇心と畏怖の念を結びつけているものはいったい何か？

こうした問いの答えは2つ考えられると思います。その答えのおかげで私は本書がいっそういとおしくなったのです。まず重要なのは物語です。人間を作りあげると同時に壊してしまう物語。非常に興味深い話もあれば、より真実味を帯びた話もあります。こうした物語によって、ともに子を成し家族を成す人間というものに対する恐れと驚異と科学がいっそう深まるのです。もうひとつは、生まれてくる赤ん坊の数が少なすぎても多すぎても、つらく忌まわしい未来は避けられないという厳しい現実を両方合わせて語ることが、今の時代にこそ大切だということです。どちらの場合も重苦しい沈黙に支配され、現代の男女は産むべきか否かの間で身動きが取れなくなっています。結果として2つの答えは当然互いに深く結びついています。

まずは物語。本書の読者が属している文化は、個人の物語にしろ、経済的な成功や未来の功績を描き出す壮大な物語にしろ、勝ち負けが絡む大胆な物語を美化する文化です。そしてこうした物語は、特権階級の勇ましい白人男性という役どころが大勢を占めています。それはもう性感染症のように、ヒト生殖の科学的叙述の生殖器とも言える中核部分を汚染しています。DNAを生命体の基本計画とみなすことに始まり、ヒトの形成に関わる他の一切の要素を締めだすことまで、果ては地球上のあらゆる事物に貨幣のメタファーをもちだし、受精を協調ではなく競争に見立て、胎児に至ってはあたかもたったひとりで立派に発生を遂げるかのようなイメージを仕立て上げられ、誰もが限定的（または際限ない）個人主義者にされてしまう。これと同様の叙述形式が、テクノロジーの進歩の目的と手段を汚し、気候変動から生殖にかかわるジレンマにいたるまで、あらゆることに対する技術的な解決策の模索を後押ししています。『Fear, Wonder, and Science』は、こういった類の陰謀から力を奪い、代わりに豊かな調べが込められた楽譜をたくさんの演奏者に与えてくれます。そして惜しみない恵みをもたらし、いつかは果てる運命にある地球で、生死を共にする活気に満ちた世界を築く術をいくつも授けてくれるのです。さらに、豊富な科学の知識と研究室での業務や知見の獲得について、比喩を用いて叙述的に伝えることで、昔から根強く残る作り話の数々を無意味なものに変えていくのです。

不妊に対して押しつけられた屈辱もまた同様に、前向きな物語の力でそそがれていきます。いまだに多くの人を苦しめ続けているであろう何かが、心をむしばむようなこの秘かな屈辱によって、まったく別のものに変えられてしまう。それは何かと言えば、生殖に関するあらゆる反応も充実した生活もコミュニティ作りも、すべて女性から奪ってしまう生涯にわたる呪縛です。物語や経験に込められた「呪文」を解かなければいけません。そのためにはどうすればよいかを本書は提案してくれます。本書の物語が伝えてくれるのは、つらい現実を経験した女性の話に耳を傾け、偽りの約束を拒否することの大切さであり、苦悩の支えとなるものを見つけて、血を分けた子どもにこだわらない生き方を築く勇気とそのための文化的社会的手段を見いだしていく人生——妥協ではなく自ら積極的に、自分自身のため、さらには周囲の人のために——を祝福することの大切さです。また、実の子どもを望み求める必死の思いに応えることは生物学の普遍の義務なのだ、という誤った信念に対する断固たる拒絶も込められています。全権を掌握するＤＮＡや独立した行動を取る胎児といったできの悪い話などはことさら邪悪な呪文ではありません。けれども、このような作り話のせいで実際に苦悩する人が大勢いるのです。こうした苦悩に寄り添う気持ちと科学と政治が求められています。生殖は生物学の使命であるといったくだらない話を真に受けることなく、苦悩を理解し支える。それによって女性や家族の創造性とエネルギーは解き放たれます。そして、70億を超す人口を抱え、生態学的にも社会的にも次々と危機に見舞われている地球上で、彼女たちは真に必要とされる形で活躍することができるのです。この70億の人口は21世紀末には110億を上回ると予想されています――たとえ出生率の低迷が今後もほとんどの地域で続いたとしてもです。

次は苦悩と重苦しい沈黙について。個人と家族を破滅させる耐え難い沈黙は、望まぬ不妊の複雑性を理解することで破られていきます。さらに、胎児の発生に対する畏怖の念と好奇心を長い間抑え込んできた耳障りな話は、胎児の発生を正しく伝えることによって遮られることになります。科学的に見えて実は間違った話というものは、生身の人間に現実の苦悩を与え、そして人は、死を免れ得ぬ者の生き死に関して、決定論と競争主義と徹底した生産主義を、あたかもそれが正当な科学に基づいた知見のごとく――そんなはずはないのに――誤って受け入れてしまうのです。『Fear, Wonder, and Science』のエピローグは、さらにその先まで話を進めています。

エピローグでは、望まぬ不妊というつらい経験と、生殖バイオテクノロジーも含めた人類の発展の豊かな物語が取り上げられています。根底にあるのは、断固として決定論を拒否し、実の子どもにこだわらない家族の形を、決然たる勇気をもって提案する姿勢です。従来の枠にはまらない家族の構築こそが、過度な負担を背負いこんだこの地球で、今私たちがともに恐れと驚異をもって向き合わなければならない責務なのだと。赤ん坊は、いつも変わらず「畏怖の念を起こさせるまでにくすしく造られ」、すべてにおいて慈しまれる存在です。望まぬ不妊はいつになっても恐ろしい経験であり、これは隠すことなく、善良な心と文化的支援に委ねられるべきです。そのためには次のような施策が必要でしょう。あらゆる地域、社会層、人種に広がる環境的不正や格差的な健康被害が原因で背負わされる不妊について世間に知らせること、それに加えて、人口抑制を目的とした避妊と避妊手術を除く、貧困層向け生殖医療サービスの不足を公表することです。生殖にまつわる不当な扱いがいまだに続く原因となっている重苦しい沈黙を破るには、不妊や汚染された大地、損なわれた肉体に苦しむという不当な重荷に目を向けるべきだ、本書はこう主張します。そうして初めて、生まれる赤ん坊が少なすぎだの多すぎだのといった複雑な問題に率直に向き合えるのです。慈愛に満ちた人々による前例のない家族改革の実践と穏やかに協調する科学の力を借りて。恐れと驚異の心とともに。

共有すべきは、必ずしも生物学的なつながりを必要としない家族の形成も含めて、人生の構築に向けた創造力と実践です。赤ん坊の誕生を祝うのはいつの時代も幸せなこと。生物学的な発生の複雑さも実に驚異に満ちています。けれども、今急がれるのは、子作りに縛られない家族作りを祝福し、実践することを――感情と理性と技術と文化の面から――学ぶことです。

重苦しい沈黙。これは、爆発的な人口増加とそれに伴う需要――特に富裕層からの――の増加に関する専門家以外のあらゆる人を支配しています。その沈黙は、本書の中で破られ、鮮やかな楽曲へと置き換えられて、赤ん坊も、科学も、女性も、男性も、体も、物語も、さまざまな可能性も、すべて包みこんでいきます。そして『Fear, Wonder, and Science』は、おそらく最後には生殖補助医療（assisted reproductive technology）以上に、家族作りの実践支援（assisted kin-making practice）に重きを置くことになるでしょう。生殖補助医療はそのなかに取り込まれ、そしてそこで生殖の物語はまるで別の物語に変わっていきます。人間どうしはもちろんのこと、いのちに限りある他の生き物とも、互いに実りをもたらすよう努める人間の物語へと。これこそまさしく、「畏怖の念を起こさせるまでにくすしい」のです。

付録　生殖補助医療のためのフィールドガイド

スコット・ギルバート

事物の根源を知ることのできた人は幸いなるかな

——ウェルギリウス『牧歌・農耕詩』[訳注1]

一般的な生殖補助医療（ART）に関してその一部と，またそれが人の人生にどういう影響を与えるのかについてお話ししてきました。本付録は，さまざまなART技術について，さらに知識を深めたいと考えている読者に向けたものです。『ザ・トーク（The Talk）』[訳注2]の21世紀ヤングアダルト向けバージョンといったところです。専門家や医師に向けたものではありませんが，本付録では，体外受精の主要手順と，卵細胞質内精子注入法，配偶子卵管内移植法，受精卵卵管内移植法，ミトコンドリア置換療法など，体外受精のバリエーションをご紹介します。まずはこのような治療法の成功例と欠点について簡単に見ていきましょう。また着床前遺伝子診断という新興テクノロジーについても取り上げます。この診断により，親が生まれてくる子どもの性別を選び，一部の遺伝性疾患の罹患を免れた子どもをもつことが可能になります。

これまでの章で見てきたように、不妊にはいくつかの原因が考えられます。成熟卵子の放出に不具合が生じる、正常に機能する精子がきわめて少ない、男性輸精管または女性卵管の物理的閉塞、精子と卵環境あるいは精子と女性生殖管の不適合などです。女性には、卵細胞の成熟や排卵を促すような治療が数多くありますが、十分な数の精子を作れない男性の治療法は比較的少ないのです。女性では、外因性ゴナドトロピンのようにエストロゲン量を増加させる薬剤や、クロミフェン、タモキシフェンといった抗エストロゲン薬が卵巣刺激のために使用されることがあります。男性では、濃縮した精子を卵巣近傍の卵管に注入することがあります。

不妊回避を目的とするARTには多くのタイプがあります。最も単純なものは**人工授精（artificial insemination：AI）**です。これは精子を機械的に子宮内腔へ注入し、妊娠の成立を目指すものです。人工授精は、男性が不妊の場合（男性の産生する精子数や運動精子数が極端に少ない、あるいは勃起不全がある場合）や、女性に卵管閉塞があるために、閉塞していない卵管側に精子を注入する必要がある場合などに広く使用されています。人工授精は原因不明の不妊に対しても有用であると同時に、レズビアンカップルや独り身の女性が子どもを産むことも可能にします。基本的には、女性が排卵時期にあることを確認（体温やホルモン量、超音波などから）した後で、ドナーから提供された精子を女性生殖管に注入（カテーテルと呼ばれるチューブ状の器具を用いて）します。

使われる精子は、夫からの場合とドナーからの場合とがあり、後者では無償提供を受けることもあれば、購入することもあります。多くの宗教は、性行為と生殖の過程の結びつきを弱めるものとして

訳注1　『牧歌・農耕詩　新装版』（ウェルギリウス著、河津千代訳）、未來社、1994年より引用
訳注2　米CBSで月～金放送の女性向けトークショー

ＡＩを禁じています。また、生まれてきた子どもは、たとえ社会的両親に育てられるとしても、生物学的にはドナーの子であるという理由から、ドナー精子によるＡＩを禁じる宗教もあります。

体外受精（*in vitro* fertilization：ＩＶＦ）は、男女のパートナーから卵と精子を回収し、培養皿に移して受精させる不妊治療です。卵の分裂開始後、胚は女性パートナーの子宮に移植され、そこで通常の妊娠と同様に着床と胚の発生が起こります。

すでに説明したように、ＩＶＦは、ファロピウス管の閉塞や障害による不妊を治療する目的で、１９７０年代初頭に開発されました。初のＩＶＦベビー、ルイーズ・ブラウンは１９７８年にイギリスで生まれました。それ以来、ＩＶＦ治療の年間実施件数は増加し、成功率は著しく上昇しました（**BOX AP1・1**）。女性が40歳未満かつ精子側に問題がない場合、ＩＶＦの成功率は、月ごとに比較して自然妊娠と肩を並べています（Trounson and Gardner 2000, Bavister 2002）。

ＩＶＦは広く宣伝された最初の生殖補助医療だったため、多くの人が、これを不妊カップルに対する唯一の不妊治療だと誤解しました。実際には大半の不妊カップルが、ホルモン療法やＡＩのように、ＩＶＦほど複雑でない治療で良い結果を出しています。それでも、ＩＶＦは依然として最も一般的なＡＲＴ治療の１つです。

BOX AP1・1：体外受精の成功率と合併症

本書で繰り返し述べてきましたが、ＩＶＦとそれを応用した治療法の成功率は、変動しやすく不明な点もある上に、矛盾する結果になることがよくあります。さらに、その情報の出どころに左右されることも多いです。これは、20代の女性に比べてはるかに生殖能が衰えている高齢の女性を中心に、多くの人に苛立ちを招く結果となりました（Zoll 2013 参照）。そこで、この件に関してさらに追加のデータをここに示すことにします。回収した卵子数に対する生児の出産率は女性パートナーの年齢に左右されます。２０１４年に実施された17万３２００件のＡＲＴ治療サイクルのうち、５万７３２３件で生児が得られました。約33％の成功率ということになります。この割合は、無防備性交を行う正常な健康カップルにおいて、周期ごとの妊娠成立の可能性が４回につき1回（25％）であることと比較しても遜色ありません。このようにＩＶＦにより、一部の不妊カップルはより高い妊娠の可能性を得ています。ところが、治療サイクルあたりの生児の出産成功率は、35～37歳の女性では25・５％、38～40歳の女性では17・１％にまで落ち込みます。40歳を過ぎると成功率は５％未満になってしまいます（Lipshultz and Adamson 1999, Speroff and Fritz 2005, CDC 2016）。この落ち込みは、女性の年齢が高くなるにつれて、高頻度で認められる卵細胞の染色体異常と生化学物質の異常が原因と考えてほぼ間違いありません。アメリカでは、赤ん坊のおよそ１・６％がＡＲＴを介して生まれています。

ＩＶＦ治療は、妊娠の成立という意味でかなりの成功を収めてはいますが、多児出産のリスクがあります。２０１２年には、新鮮な卵子と精子を使ったＡＲＴ実施件数の36％で妊娠が成立しました。このうちのおよそ30％が多胎児妊娠でした（CDC 2012）。多胎児出産率は、女性の年齢に加えて、受精胚をいくつ移植したかに関係します。20～29歳の女性に３個の受精胚を移植した場合の多胎児出産率は46％でした。40～44歳の女性に７個以上の受精胚を移植した場合では、多胎児出産率は39％止まりでした。多胎児出産は深刻な問題です。多胎出産で生まれた子どもは、早産、先天奇形、乳児死亡、出生時低体重といった多くの健康問題を抱える傾向があるからです（Lipshultz and Adamson 1999, Schieve et al. 1999, Bhattacharya and Templeton 2000）。未熟児や低出生体重児として生まれた赤ん坊には、脳性まひや慢性の呼吸器疾患のリスクがあります。その上、多胎児妊娠は、母親にもさまざまな健康問題や合併症（高血圧、糖尿病など）をもたらす危険があります。さらに、多胎児妊娠に伴う費用は驚くほど高額です。多胎出産で生まれた赤ん坊については、出産および生後5年間で入院にかかる費用が著しく高額になります（van Heesch et al. 2015）。

体外受精法

体外受精法には4つの基本的段階が含まれます（NLM 2016）（図AP1・1）：

1 卵巣刺激およびモニタリング：複数の成熟卵を用いてIVFを実施することで、少なくともそのうちの1個が妊娠に至る可能性が高くなります。通常は、ゴナドトロピンまたは抗エストロゲン薬を用いて卵巣に「過刺激」を与え、複数の成熟卵細胞を得ます。前述したように、これは単純な治療ではありません。多数の卵細胞の生成促進に使用されるホルモン剤により、この治療を受ける女性の約3分の1は吐き気や嘔吐におそわれます。中には、持続的な嘔吐、腹痛、急速な体重の増加、さらには命にかかわる呼吸困難を起こす女性もいます。ホルモン療法を複数回経験した女性の中でも、年齢が若いほどこうした問題のリスクが高くなります（ASRM 2008）。

2 採卵：卵胞の成熟後（卵巣から放出される前）、医師はできるだけ多くの卵を採取するよう努めます。排卵直前の女性配偶子は、実質的にはホルモン療法の刺激によって分裂を再開した卵細胞です。医師は、卵巣内にある1つ1つの成熟卵胞に吸引ピペットを誘導し、卵細胞を吸い上げて

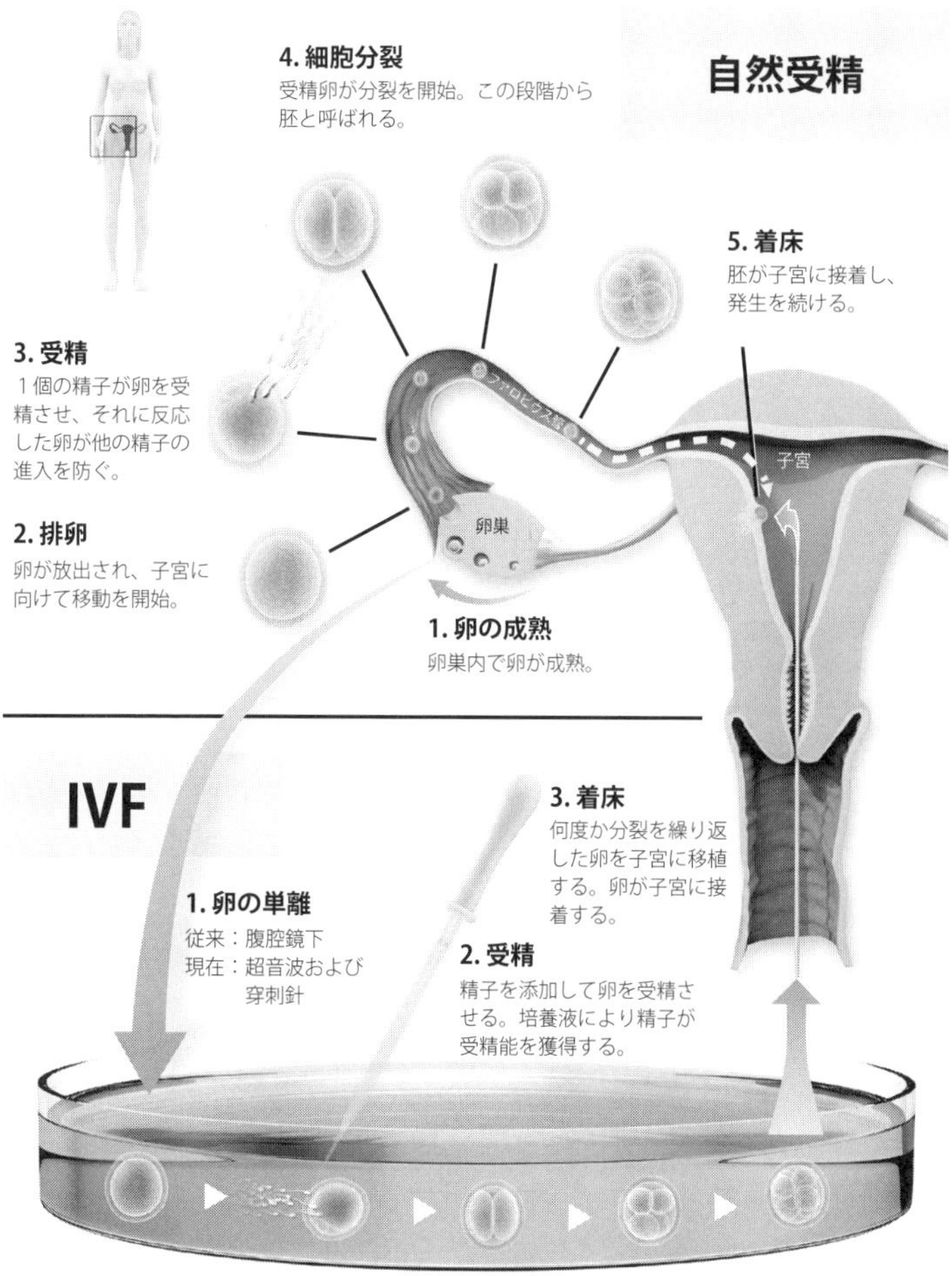
自然受精
4. 細胞分裂
受精卵が分裂を開始。この段階から
胚と呼ばれる。
5. 着床
胚が子宮に接着し、
発生を続ける。
3. 受精
１個の精子が卵を受
精させ、それに反応
した卵が他の精子の
進入を防ぐ。
ファロピウス管
子宮
卵巣
2. 排卵
卵が放出され、子宮に
向けて移動を開始。
1. 卵の成熟
卵巣内で卵が成熟。
IVF
3. 着床
何度か分裂を繰り返
した卵を子宮に移植
する。卵が子宮に接
着する。
1. 卵の単離
従来：腹腔鏡下
現在：超音波および
穿刺針
2. 受精
精子を添加して卵を受精さ
せる。培養液により精子が
受精能を獲得する。

図 AP1.1　自然受精と体外受精の比較
ノーベル生理学・医学賞委員会（Nobel Committee for Physiology or Medicine）プレスリリース（2010）より引用（Illustrated by Mattias Karlén）

採卵します。8個の卵を「収穫する」とは、卵巣内に8個の小さな穴を開けて採卵するということです。回収後の卵細胞から成熟した健康なものを選んで滅菌済み容器に移し、ラボでの授精処理を待ちます。当初の採卵は、患者を全身麻酔下に置き、経腹穿刺法を用いて行いましたが、現在ではほとんどの場合、膣上部から穿刺針を挿入して行います。

3 受精：女性パートナーから卵細胞を採取するおよそ2時間前に、男性パートナーから精液検体を回収します。次にこれらの精子を処理します（精子洗浄と呼ばれるもの）。精子洗浄は、人工的に精子に受精能を獲得させる培地内で行います。検体中のいちばん健康そうで活発な精子を卵母細胞の入ったペトリ皿に移し、これらの配偶子を体温と同じくらいの温度で培養します。一般的に、卵細胞はそれぞれ5～10万の運動精子と一緒に12～18時間培養されます。受精の成功率は50～70％です。受精が成功すると受精卵は分裂を開始し、その結果発生した胚はほどなくして、いつでも子宮に移植できる状態になります。

4 胚移植：胚移植は難しい作業ではありません。実施には麻酔も必要ありません。通常、採卵と受精の3日後に行います。医師が健康な受精胚（正常に分裂した6～8細胞期の胚）を探し、カテーテルに吸い上げます。そのカテーテルを女性パートナーの膣から子宮頸部を経て子宮に挿入し、胚を直接子宮に移植します。妊娠の成立には、少なくとも1個の胚が正常に着床し成熟することが必要です。

体外受精は成立するものの、治療サイクルを何度繰り返しても子宮への着床が上手くいかない場合、医師は「孵化補助法（assisted hatching）」を提案することがあります。この手法では、胚を子宮に挿入する前に、透明帯を溶解して小さな穴を開けます。透明帯は初期の卵と胚を取り囲むタンパク質の被膜で、透明帯を開孔することにより、胚が確実に透明帯を破って孵化し、やがては子宮に接着することが可能になります。

体外受精のバリエーション

培養皿で精子と卵子の出会いをお膳立てするＩＶＦ以外の方法も利用できるようになっています。**卵細胞質内精子注入法（intracytoplasmic sperm injection：ＩＣＳＩ）**は、男性パートナーに正常な生存精子の数が極端に少ないために、受精成功率の低いカップルを治療する目的で開発された手法です。男性不妊は、低い造精機能をもたらす遺伝性の要因や、輸精管の閉塞または異常によって引き起こされる場合があります。生殖器官に重度の損傷を負った経験のある男性や、精管切除術、または精巣腫瘍で化学療法や放射線療法を受けたことのある男性では、射出された精液に精子が少ないことも考えられます。ＩＣＳＩでは、１個の精子を卵子の細胞質に注入します。精子細胞膜がむき出しになり、半数体の精子核は半数体の卵核と接触できるようになります。すると、精子の薄い細胞質が卵を活性化して発生が開始します。ＩＣＳＩとＩＶＦを組み合わせることで、低精子数の問題を抱えるカップルには、妊娠成立の可能性が高まります。

しかし予備データによると、内因性の低精子数（損傷や治療によるものではなく）が原因でＩＣＳＩを実施した症例では、この手法が問題を次の世代にまで持ち越すことが示唆されています。ベルヴァら（Belva et al. 2016）は、ＩＣＳＩを介して生まれた54名の若年成人群の精子数が、自然妊娠で生まれた同年齢の男性の約半分だったと指摘しています。ＩＣＳＩを介して生まれた男性では、精子数が１５００万個／mL（この濃度より低い数値を示す男性は低精子とみなされます）未満の割合は、他の男性と比較して3倍以上でした。

配偶子卵管内移植法（gamete intrafallopian transfer：GIFT）は、ＩＶＦのもう１つのバリエーションとして１９８４年に開発されました。これは、卵細胞が放出されるタイミングで精子を卵管に注入するものです。この技術は多くの場合、不妊原因が不明で、なおかつ女性パートナーのファロピウス管の少なくとも一方が開口している場合に実施されます。また、配偶子卵管内移植は、頸管因子あるいは免疫因子により、卵管内の卵細胞への精子の到達が妨げられていることによる不妊のカップルにも推奨されます。ＩＶＦとＧＩＦＴの違いは、なんといってもラボで受精させるＩＶＦとは異なり、ＧＩＦＴでは、受精が女性パートナーの体内で自然に起こることにあります。

受精卵卵管内移植法（zygote intrafallopian transfer：ZIFT）も、また別のＩＶＦバリエーションです。この手法は卵管内胚移植法とも呼ばれます。ＩＶＦ同様、受精は培養皿、すなわち体外で行われます。次いで、得られた受精卵を女性パートナーのファロピウス管の一方に移植します。ＧＩＦＴがＺＩＦＴと主に異なる点は、受精場所の違いに加えて、受精の有無を見極める能力が医師に求められることです。ＧＩＦＴでは卵子と精子の結合が女性パートナーのファロピウス管の中で行われるため、受精を実際に観察することができないからです。

ミトコンドリア置換療法（mitochondrial replacement therapy：MRT）は、さらにもう１つのＩＶＦバリエーションです。遺伝性疾患には、細胞内ミトコンドリアの変異に関連するものがあります。ミトコンドリアは細胞にエネルギーを供給する「器官」であり、精子は自らのミトコンドリアを使って卵子に到達します。精子が卵子の中に進入したときには、精子のミトコンドリアは通常では消耗していますが、そうでない場合は破壊されてしまいます。生き残るのは卵子のミトコンドリアだけです。したがって、私たちがもっているミトコンドリアはすべてママ由来です。ミトコンドリアには独自のＤＮＡがあり、ヒトミトコンドリアには37個の遺伝子がありますが、1万人に約1人の割合でこれらの遺伝子の1個に変異があるのです。ミトコンドリアの遺伝子に変異があると、眼や腎臓、筋肉組織に重度の進行性疾患を引き起こす可能性があります。ミトコンドリアを提供するのは卵子のみであるため、こうした疾患は母親から受け継ぐことになります。

そこで、この気の利いたＩＶＦバリエーションが、そうしたミトコンドリアの伝達を阻止するのです（Falk et al. 2016）。この手法は「3人の親」を利用します。まず、子どもを望んでいるカップルにＩＶＦを行い、母親の卵子（ミトコンドリアに変異あり）を父親の精子で受精させます。次いで、また父親の精子を使い「ミトコンドリアドナー」の卵子を受精させます。ミトコンドリアドナーの卵子の内部で精子前核と卵前核が互いに近づいたところで、両方の核を細いピペットで吸い上げて受精卵から取り除き、子どもを望むカップルの受精卵から取り出した核で置き換えます。こうしてカップルの核は、活性化されて発生準備の整った卵の中に納まります。

また他に、受精の前にミトコンドリアドナーの卵から卵前核（通常の染色体数の半数をもつ）を除去し、ミトコンドリア病をもつ女性の卵前核で置換する方法もあります。そのあとでこの卵を受精させます。いずれの場合も、受精卵には父親の精子前核と母親の卵前核、そしてドナーの卵由来の健康なミトコンドリアをもった細胞質が含まれることになります。

ところがこの手法は、いくつかの理由で現在にいたるまで物議を醸しています。第一の理由は、ほとんどのＩＶＦと異なり、ＭＲＴに使われる2つの方法が、受精卵を根本的に再構成すること、そして一種の遺伝子導入から成り立っていることです。ＭＲＴを、ミトコンドリアの置き換えと見る人もいれば、ゲノムの半分を置き換えることだと考える人もいるでしょう。発生学者で生物倫理学者でもあるスチュアート・ニューマン（Newman 2013）は、この手法は、クローニングと生殖細胞遺伝子工学を、一般社会により浸透しやすくする危険な坂道であると述べています。第二の理由は、特にこの技術に関わる安全性の問題です。残存した変異ミトコンドリアが、ドナーのミトコンドリアを破壊する可能性があるのです。この手法で生まれた最初の健常児の例では、アメリカの法律を回避するためにメキシコで処置が施されました。こうした問題に関して国際的な法律が存在しないことから、生殖ツーリズムが助長されかねないという深い懸念も起こっています。この手法は、すでに生まれてきている人を救うものではないこと、また、変異ミトコンドリアを子どもに引き継がせたくない女性には、卵子ドナーや着床前遺伝子診断、養子縁組など、多岐にわたる選択肢があることなどを主張して、この療法に反対する科学者たちもいます（CGS 2016b）。

出生前診断と着床前遺伝子診断

最後に、着床前遺伝子診断と「正しい」胚の選択に関する疑問についてです。ＩＶＦという手段とともに発生初期に遺伝子変異の検出が可能になったことは、さまざまな結果をもたらしました。その1つが着床前遺伝子診断と呼ばれる新たな医学分野の登場です。着床前遺伝子診断は、胚が子宮に進入する前に遺伝性疾患の有無を確認しようというものです。胚が子宮に進入した後でも、赤ん坊が生まれる前に多くの遺伝性疾患を診断することは可能です。

ＩＶＦを使えば、奇形児や成育不能な子どもに育つ可能性の高い胎児の中絶を回避するために、最も健康そうな胚だけの移植を検討できるようになります。胚を子宮内に移植する前に受精胚細胞のスクリーニングを実施することによって、これが可能になります（なるほどこれは「移植前遺伝子診断」と呼ぶべきかもしれません。もっと不自然な感じがしますけど）。胚がまだ培養皿にいる間（6

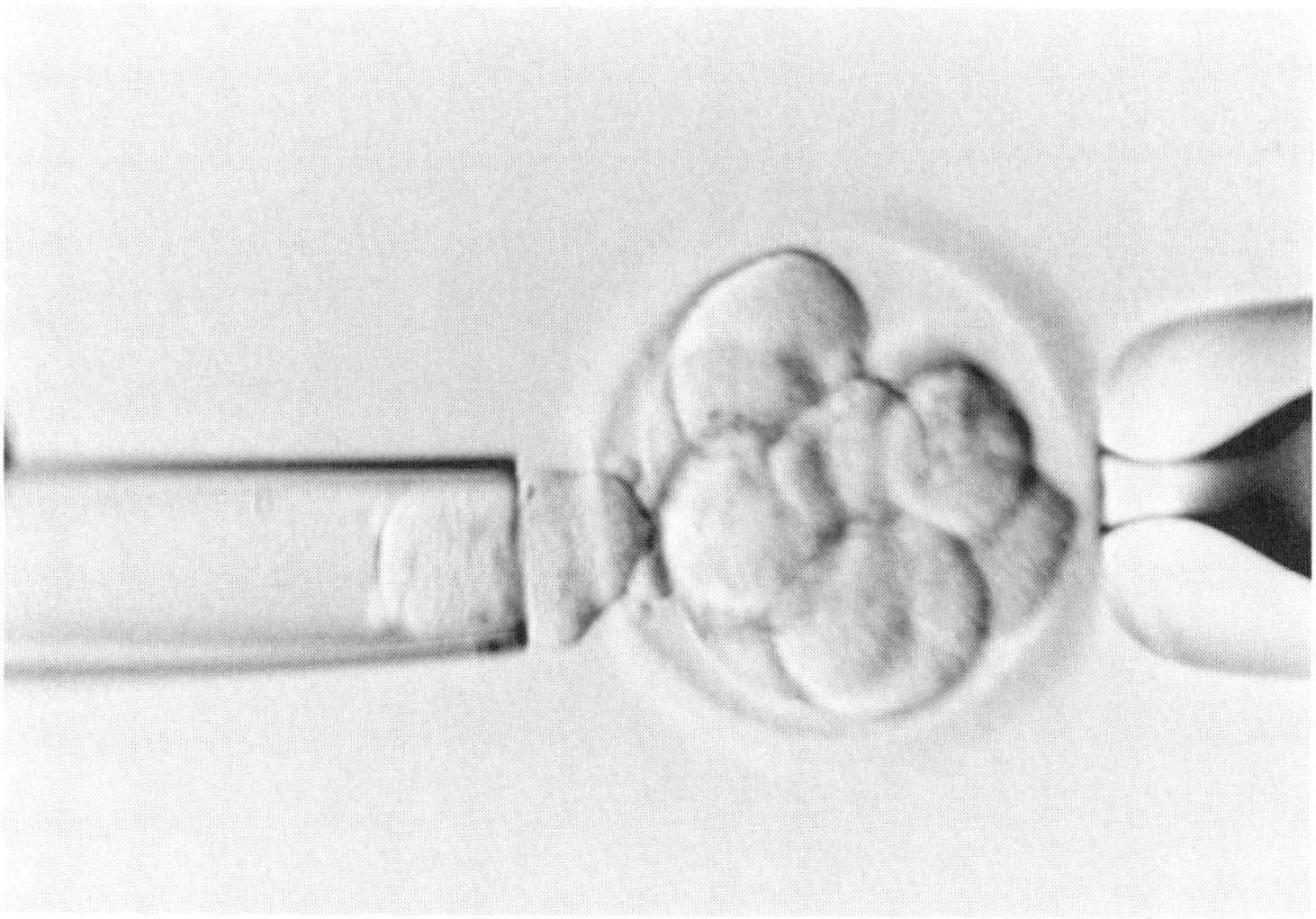

図 AP1.2　着床前遺伝子診断
着床前遺伝子診断ではまず、体外受精を行います。次いで、図に示すように胚から細胞を1個もしくは2個取り出し、取り出した細胞の遺伝子を解析します。胚は調節機能を用いて、失った細胞を復元します。

〜8細胞期）に、透明帯に小さな穴を開けて、1個もしくは2個の細胞を胚から取り出します（**図AP1・2**）。

哺乳類の卵は調節的発生を行うため、このように細胞を取り出しても、胚を損なうことはなく、また分離した細胞の遺伝子はすぐに検査が可能です。分子生物学的な技術を数多く用いて、細胞内の特定の遺伝子の有無と、正常な数と型の染色体が存在しているかどうかを調べることができます。結果は2日以内に出る場合が多く、「正常」と推定された胚は子宮内に移植され、有害変異が認められた胚は廃棄されます。

性の選択と精子の選択

ところが、着床前遺伝子診断を可能にしたまさにその手法により、医師が胚の性別を知ることも可能になりました。IVFで受精させた胚の性別が6~8細胞期にわかるということは、親たちが、自分の望む性別の胚だけを子宮に移植させる可能性が高くなるということです。着床前遺伝子診断を使った性の選択は、血友病などのX連鎖性疾患を予防できる有益な方法だと考える人も多いですが、実際には、単に子どもの性別を選択するための手段として用いられる場合がよくあります(BOX AP1・2)。性の選択に反対する人は、この検査が、男尊女卑の文化圏で女児の出生を阻止するために使われる可能性を指摘しています(Zhu et al. 2009)。性別判定だけを目的とした着床前遺伝子診断を許可するかどうかの基準は、国ごと、さらには病院ごとに異なります。けれどもアメリカでは、希望してお金さえ払えば、たいていは着床前に子どもの性別を調べられます。

BOX AP1・2:テクノロジー、そして性選択のプレッシャー

テクノロジーが文化的変革の重要な要因となることもあります。超音波の役割にそれをはっきりと見て取ることができます。親が、男女どちらか一方の性別の子どもを求める要因はたくさんあり、それはまた地域が変われば内容も変わってきます。世界の大半の地域――特に東アジア――では、文化的、個人的、経済的な問題が混ざり合い、男児を好む傾向があります(Robertson 2001)。こうした姿勢は大概、文化に深く根付いたものです。また、多くの地域に男性びいきの長い歴史があります。一方で、性の選択を支持する多くの西洋人は、それをファミリー・バランシングと呼ばれるものを果たす方法として見ています。というのも、西洋の国々ではたいていの家庭が、男女両方の子どもをもつことを理想としているからのようです(Kalb 2004)。

おそらく、財政的な根拠や家庭の経済的状況が何よりもあからさまな圧力となって、世界を性の選択へと向かわせているのでしょう。たとえばインドでは、娘は伝統的に金食い虫とみなされ

る一方、息子は財産と考えられています（Ramachandran 1999）。インドの一部の地域、とりわけ地方の貧困地帯では、助産師（dai）が女の新生児の腰をつかみ、上下逆さまにしてグイっとひねりあげ脊椎を折って死産を告げることも珍しくありません（Carmichael 2004）。中国人の間では、父系の血筋に重きを置く家族制度があります。夫婦が父親の家に同居するのは当たり前のことで、中国人の親にとって、老後の生活は息子が頼りです。息子が必要だという強い思い込みから、また、２人以上の子どもがいる家庭には中国政府が重い財政負担を課すことから（２０１５年に終了した政策）、女児殺しは比較的ありふれたことだと考えられています。女の乳児が道端や児童養護施設の入り口に置き去りにされることもしばしばです（Vines 1993, Winkvist and Akhtar 2000）。

インド人と中国人の親の圧倒的な男児優先の傾向は、気の滅入るような状況をもたらしています。胎児の性器を超音波で確認できることから、今では妊娠第一期で性別の特定が可能になっています――これは大半の国で合法とされる中絶期間に十分間に合います。女性が中絶を求める場合、その理由が子どもを望まないからなのか、あるいは特定の性別の子どもを望まないからなのか、区別できない場合がほとんどです。

インドの富裕層が住む地域は超音波の設備が整っていますが、そこでは女の胎児の中絶率が極端に高くなっています。１９８５年のアンケートから、ボンベイでは、中絶された女の胎児のうち96%が羊水検査による性別判定後の中絶だったことが明らかになりました（Ramachandran 1999）。ある調査では、報告された８０００件の中絶のうち、７９９９件が女の胎児だったことも示されました（Roberts 2002）。インド政府は１９９４年、出生前診断技術法（Pre-Natal Diagnostic Techniques Act）を可決して、超音波検査などの出生前検査の規制と、こうした手段を使った性の選択の違法化を図りましたが、超音波検査後の性選択的な中絶は依然として後を絶たないようです（Shete 2005）。

東洋文化における圧倒的な男児優先の傾向は、安価な性別判定技術と相まって、男女数の格差――多くの国で男女性比が理論上の標準である１００対１００から逸脱するほどの――を生み出す結果となりました（Macklin 1995, Satpathy and Mishra 2000）。現在、アジアの人口から１億６０００万人の女性（アメリカの女性の全人口に匹敵する数）が「行方不明になっている」とも考えられます（Hvistendahl 2011）。

一部の地域（とりわけ田舎）では、男女数の格差が原因で、結婚できる見込みがほぼゼロに等しい若い独身男性の世代が生まれたほどです。また、中国では、28～49歳のすべての未婚人口のうち94％が男性で、このうちの97％が高校課程を修了していないという報告(den Boer and Hudson 2002）もあります。このような人口層が形成されて久しい国々では、その集団に独自の名称がつけられるまでになりました。中国ではこのような若い男性は、光棍児（「葉の落ちた枝」）という呼び名で知られています。彼らは「結婚相手が見つかりそうもないため、決して実をつけることのない家系図の枝」も同然だからです（Hudson and den Boer 2004）。調査によると、葉の落ちた枝たちがそれぞれの地元で犯罪に走る比率はけた外れに高いことが明らかになっています。性の選択は深刻な状況を引き起こしかねないようです。

生殖補助医療から生じる基本的な疑問

生殖補助医療は、不妊カップルの妊娠を可能にするための手段として始まりました。こうした技術は、不妊カップルの出産率が今では自然受精によるものとほぼ互角であると認められている点では、成功を収めていると言えます。しかし、倫理上の懸念や法的な問題を浮かび上がらせることにもなりました（Purdy 2001, Gilbert et al. 2005）。ここに、その中でも最も頻繁に提起される問題、したがって本書でも最も頻繁に取り上げた問題を示し、将来のガイドライン策定に向けて、今私たちが直面している主要な問題点を要約しておきます。

- この一連の技術は誰のためのものでしょう？　アメリカでは１回のＩＶＦ治療サイクルに対し、カップルが支払う金額は１万２０００〜１万５０００ドル（１３２〜１６５万円）です。多くの場合、彼らは１回の妊娠を達成するために5〜20万ドル（５５０〜２２００万円）を支払います（Andrews 1999, Caplan 2005, Uffalussy 2014）。ＡＲＴは裕福な人だけが対象ですか？　もし自分にお金があれば遺伝的につながりのある子どもをもてたはずだ、と思う不妊の女性がいるとしたら、ＡＲＴは、女性を救うというよりは落胆させるものになるのでしょうか？　貧しく支援も乏しい国では、不妊に対して何ができるでしょう？　不妊治療を最終目標とするならば、ハイテク医療に焦点を当てるべきですか、それとも、公衆衛生の活動を重視して性感染症（不妊の主な原因の１つ）を撲滅するべきですか？
- 遺伝的につながりのある子どもをもつ「権利」というものはありますか？　50歳の女性の出産を可能にするような処置が、果たして限りある医療資源の使い道として最善と言えますか？　代理出産キャリアにそのサービスの対価を支払うことさえできれば、理由はどうあれそのサービスを利用することは「正しい」ですか？

● なぜ遺伝的につながりのある子どもをもつ「必要性」があるのですか？　この願望は「生物学的」なものですか、それとも、現在の市場で同業者どうしのしのぎを削る不妊治療クリニックが作りあげた宣伝広告に踊らされているだけですか？

● 凍結胚の立場はどういったものになりますか？　治療目的で作製したものの治療に用いられなくなった凍結胚を廃棄するのは中絶と同じことですか？　カップルが離婚した場合、胚を保管する権利は誰にありますか？（そして、もし胚が移植されて出産に至った場合は、生物学上の父親には養育費を払う義務が発生しますか？）現在、凍結保存されている胚は数十万個に上ると推測されています。

● 母子にとって現在のＡＲＴ治療は安全ですか？　ホルモン剤と生殖器の癌との関連は長年知られていますが、ＡＲＴの治療サイクルを何度も受けた女性に癌のリスクがあるかどうかは知られていません。さらに、ＩＶＦの手順では受精胚を人工培地で増殖させますが、着床前の期間（妊娠前）の栄養が、特定の遺伝子の正常なメチル化、正常な発生、そして出生後の健康に重要であることが動物実験で示されています。成人になってからの健康と振る舞いに人工栄養が与える影響については、調査が始まったばかりです。

● 不妊治療クリニックはどのように規制すべきでしょうか？　イギリスでは、厳格な法律により、不妊治療クリニックの診療内容が規制され、加療後の結果報告の方法が規定されていますが、対照的に、アメリカの不妊治療クリニックは国や州の管理下に置かれていません。クリニック間で成功率や医療記録を比較することも往々にして困難です。実際、ある病院で「実験的」とされている治療が、他の病院では「標準」治療とみなされていることさえあります。

ある著者（Erb 1999）が述べたように、刺青店を規制する法律のほうが、不妊治療クリニックのそれよりも多いのです。生殖補助医療は、強力なテクノロジーであるがゆえに、多くのカップルにとっては天の恵みとなります。自然な方法では決して叶わぬ夢だった、子どもの出産を経験させてくれるのですから。そしてまた、それが強力なテクノロジーであるがゆえに、この卓越した科学が約束するものを手に入れられなかったカップルにとっては、深い絶望と経済的な破綻へと続く道でもあるのです。

用語

AI　人工授精の項を参照。

ART　生殖補助医療の項を参照。

BPA　ビスフェノールAの項を参照。

CRISPR　(clustered regularly interspaced short palindromic repeats《クラスター化した規則的な配置の短い回文配列リピート》)　微生物の免疫系の一部として進化した一続きのDNA。特定のDNA配列を認識し排除することができる。自然に生じるCRISPRが改変され、DNA配列を望みどおりの配列に変えるための手段として利用されている。

DNA　デオキシリボ核酸の項を参照。

EEG　脳波（脳波図）の項を参照。

FSH　卵胞刺激ホルモンの項を参照。

GIFT　配偶子卵管内移植法の項を参照。

hCG　ヒト絨毛性ゴナドトロピンの項を参照。

ICSI　卵細胞質内精子注入法の項を参照。

iPSC　人工多能性幹細胞の項を参照。

IVF　体外受精の項を参照。

LGBT（レズビアン、ゲイ、バイセクシュアル、トランスジェンダー）　性的行動と性的指向がその身体的構造から予想されるものと異なる個人を包括する略称。社会的標準である男性女性という二元性に合致しない自己認識。

LH　黄体形成ホルモンの項を参照。

RNA　リボ核酸の項を参照。

RU486　ミフェプリストンの項を参照。

SNP　一塩基多型の項を参照。

アナロジー（類推）　関連する2つの事物または2つの要素に類似する特性の比較。

一塩基多型（SNP）　DNA配列の1塩基対における多様性。大半は無害で、人の集団で認められる最も多い遺伝的差異である。犯罪加害者を特定するための法医学的分析に用いられる。

遺伝子　遺伝形質の物理的および機能的単位。遺伝子はDNAから成り、DNAのヌクレオチド配列（4つの小さな特定分子）がタンパク質のアミノ酸配列を決定する。タンパク質のアミノ酸配列はタンパク質の機能を決定する。それぞれの遺伝子は染色体の特定の場所に位置する。

遺伝子工学　ゲノムを操作して生命体の特性を計画的に改変すること（ゲノム編集および生殖細胞系列遺伝子治療の項も参照）。

遺伝性の遺伝子改変（IGM）　生殖細胞系列遺伝子治療の項を参照。

ウイルスベクター　導入遺伝子を細胞に挿入するメカニズム。遺伝子治療では、変異により機能障害のある遺伝子を含む細胞に、ウイルスベクターを使って機能遺伝子を挿入する。

栄養膜細胞　胚盤胞（胚盤胞の項を参照）の外側の層。胎盤（胎盤の項を参照）の胚由来の部分である絨毛を形成する。

エストロゲン　女性の体の構築と女性らしい外観を整えるために必要な一連のステロイドホルモン。子宮に妊娠の準備をさせるためにも必要とされる。男性と女性の両方で、骨成長の調整に使われる。

エピジェネティクス　細胞が、DNA配列を変えることなく特殊化した個性（ニューロン、消化管細胞など）を獲得する仕組みを研究する分野。通常、こうしたメカニズムは、特定の細胞内でどの遺伝子を活性化するかを決定する遺伝子発現の調節と関連する。

エピジェネティック・リプログラミング　哺乳類の発生期間中に起こるメチル基（メチル基の項を参照）および他の調節分子の消去と付加。受精胚の未分化細胞が特殊化する際に、メチル基が付加されたり消去されたりすることで自然に起こる。またクローニングの操作において、核が、より多能性の高い細胞に由来するかのように振る舞うよう、核DNAのメチル化の大部分を消去することによって行うことも可能である。

黄体形成ホルモン（LH）　哺乳類脳下垂体から分泌されるホルモンで、卵巣内のエストロゲン産生と精巣内のテストステロン産生を促す。成人女性でLHサージが生じると排卵（排卵の項を参照）に向けて卵母細胞の準備が整う。

外胚葉　胚を形成する三胚葉の最も外側の層。皮膚、脳、神経系を形成する。

過排卵　卵巣過刺激により引き起こされる。各月経周期において、複数個の卵母細胞が成熟すること。

業《カルマ》　今生と前世における人の行いが胚の社会的運命を決定するという、ヒンドゥー教と仏教の教義の中にある考え。業《カルマ》によると、人生における人の行いは直接その子どもに影響を与えるとされている。

幹細胞 比較的未分化の細胞で、分裂の際に（1）幹細胞を1個と（2）周囲の細胞によって分化（分化の項を参照）誘導されうる細胞を1個産生する。このようにして常に幹細胞集団が存在する。

器官形成 器官形成のための組織間の相互作用。

兄弟性双生児 二卵性双生児。一度の月経周期で2個の卵が成熟した結果生まれた双子。2個の卵が放出され、それぞれに別の精子と出会うことから、一度の周期に2個の胚が生じることになる。

極体 女性減数分裂において、卵母細胞の非対称な分裂により生成される、きわめて少ない細胞質を有する小さいほうの細胞。これらの細胞は発生には使われない。

筋腫 子宮に発生する非癌性腫瘍。悪性化することは稀だが、子宮を通過する精子の進路を塞ぐ、あるいは受精胚の着床（着床の項を参照）を妨げることにより、不妊の原因となり得る。

クラスター化した規則的な配置の短い回文配列リピート CRISPRの項を参照。

クローン動物 1個の細胞の核を、別の個体の除核卵子（卵子の項を参照）に移植して活性化させ、その移植核が正常な発生を導くようにした結果、作製される動物。

形態形成 胚が機能的な組織および器官へと発生する間の細胞の組織化。細胞増殖、細胞移動、細胞死を通じて行われる。

月経周期 ホルモンに誘導される周期で、これにより女性の体の生殖領域が生殖のために調整される。卵細胞が卵巣で成熟し、子宮は胚を受け入れる準備を整え、子宮頸部の粘液は精子の輸送を可能にする。受精が起こらない場合、子宮内膜は剥がれ落ちる。月経周期は卵の成熟が止まる閉経まで繰り返される。

ゲノム　細胞内に存在する遺伝物質の完全なセット。通常、核染色体のDNA（約2万個の遺伝子）と細胞質のミトコンドリアDNA（約37個の遺伝子）を含む。

ゲノム編集　「遺伝子編集」と呼ばれることもある。この操作は遺伝子工学の一種であり、人のゲノム（ゲノムの項を参照）のDNAを改変、追加、あるいは除去することができる。

減数分裂　生殖細胞（**生殖細胞**の項を参照）が核内の染色体数を半減させる細胞分裂のプロセス。DNAの複製（各遺伝子の4つのコピーを作る）に続き、2回の分裂で4つの細胞が作られ、それぞれの細胞が1コピーの遺伝子をもつことになる。体のほとんどの細胞はそれぞれの遺伝子を2コピーずつもっている。受精時に精子と卵子が融合して互いの核が一体となり、その結果それぞれの遺伝子を2コピーずつもつことになる。

原腸形成　初期胚における一連の運動。これにより細胞は新たな隣人を獲得する。新たな細胞間相互作用がそれぞれの細胞集団の運命を限定するにしたがい、多能性は失われる。この時点で一卵性双生児が形成される可能性が消えるため、「個体化」と呼ばれることもある。

サイクル　月経周期。ART（**生殖補助医療**の項を参照）では、卵巣を「過刺激」して複数の卵子を得るために、女性は「刺激周期」の間に薬剤を投与される。

臍帯　血管を含む弾力に富んだ組織。受胎産物（**受胎産物**の項を参照）と胎盤をつなぐ。

採卵　体外受精の手順の一部。女性に薬剤を投与して卵巣内の多数の卵母細胞の成熟を促したあとで、女性は麻酔下に置かれる。超音波（**超音波**の項を参照）で誘導しながら、針を女性の卵巣に向けて挿入し、排卵前の成熟卵を吸い上げる。

子宮　エストロゲンやプロゲステロンなどのホルモンに反応・応答し、胚および胎児を支え保護する。最下部にあたる子宮頸部は膣につながり、子宮上部は卵管（**卵管**の項を参照）につながる。

子宮頸部　子宮と膣をつなぐ、子宮の最下部のこと。子宮頸部粘液は、子宮に流入する精子の調節を手伝う。

子宮内膜　子宮の上皮内層。月経周期の初期に、胚盤胞（胚盤胞の項を参照）に接着可能な新たな細胞を生成し、同時に新たな血管を形成する。胚の接着が起こらず、月経周期の終わりに剥がれ落ちるのはこの組織である。

試験管ベビー　体外受精で生まれた人を表す俗称。

絨毛膜　胎盤（胎盤の項を参照）の胎児由来の部分。胚盤胞の外側の細胞に由来し、子宮内膜細胞（子宮内膜細胞の項を参照）に接着する。

受精　精子と卵子の融合を指し、これにより発生の開始が可能となる。つづいて互いの核が融合し、受精卵（受精卵の項を参照））を形成する。

受精能獲得　精子が卵子を見つけ出して融合する能力を獲得できるように、精子膜を変化させる一連の生理的な出来事。

受精卵　受精の産物。

受胎産物　発生のすべての段階において、受精によって生じる産物。受精卵、胚、胎児、新生児、成人。

除核　染色体ゲノムの大部分を収納する核が取り除かれた状態。クローニングの手順において、除核卵細胞は、別の細胞の核の受容が可能であり、活性化（精子の代わりに電気ショックを与えられることで）されると、発生を開始する。

叙述　出来事と結びついた語り。物語。

人工授精（AI）　性交によらずに精子を子宮腔内へ注入すること。

人工多能性幹細胞（iPSC）　ES細胞と同様の発生能を有する細胞に変換された成熟細胞。その結果、成熟細胞は多能性になる。通常は内部細胞塊で活性を示すことが確認されている遺伝子があり、その遺伝子の発現を活性化するウイルスベクターを導入して成熟細胞を多能性にすることができる。

精子　精巣で産生される男性配偶子。

精子バンク　後日の利用に備えて精子を保存する施設（通常は凍結状態で保管）。農業では、精子バンクは品評会で入賞した種牛や種馬の精子を回収し保存する。ヒトでは、人工授精を求める女性が後日利用するために、精子を保存する。

生殖細胞　配偶子（精子または卵子）を生成する細胞系。哺乳類および昆虫では、これらの細胞は次の世代を生み出すために蓄えられる細胞集団を作りあげる〔生殖細胞（germ cells）の「germ《芽生え》」は「germinal《初期の》」に由来する〕。

生殖細胞系列遺伝子治療　遺伝性疾患をもつ人の配偶子前駆細胞に「正常な」DNAを導入して疾患を治療する手法。疾患の原因となる遺伝子変異を修復できる可能性がある。体細胞遺伝子治療では、すでに存在する人の欠陥遺伝子を新たな遺伝子と置き換える（しかし、これらの遺伝子は精子や卵細胞に存在するわけではないため、次の世代には引き継がれないとされる[監訳者注1]）。

生殖腺　卵巣または精巣

生殖ツーリズム　「不妊治療ツーリズム」や「生殖《リプロ》トラベル」、「越境生殖治療」とも呼ばれる。自国では許可されていない一定のART治療（代理出産など）を受けるために、それが法律で許可されている国へ渡航すること。

生殖補助医療（ART）　妊娠の成立を目的とする不妊治療。特に、人工授精、体外受精・胚移植、胚凍結・融解移植などがある。

生殖旅行　生殖ツーリズムの項を参照。

生態進化発生学　発生中の生命体と環境の関係性を研究する科学。

染色体　DNA（デオキシリボ核酸の項を参照）とタンパク質が組織的に配置されたもの。ヒトでは通常、1個の細胞に46本の染色体がある。遺伝子の物理的担体。

先天異常　出生異常。正常な発生からの逸脱であり、赤ん坊の出生時に認められる。

先天性　出生時あるいは出生前に存在している状態を表す。

全能性細胞　1個の完全な胚と胎盤の胚由来の部分を形成できる細胞。細胞分裂の最も初期の産物であり、8細胞期胚も含まれる（多能性幹細胞、多分化能性幹細胞と比較のこと）。

相互誘導　器官形成（器官形成の項を参照）に共通するメカニズム。1つめの組織の化学物質が2つめの組織に変化を引き起こす。2つめの組織は変化して化学物質を作り、それが1つめの組織に変化を起こす。

体外受精（IVF）　精子と卵子を試験管内で交ぜ合わせ、これらが簡単に融合し胚発生を開始できるように計画された一連の手法。比較的多数の卵細胞を成熟させる（ホルモン投与により）必要がある。それを卵巣から取り出し（吸引により）、精子と交ぜ合わせる。

体細胞遺伝子治療　体細胞は生殖細胞を除く体の細胞である。つまり体細胞遺伝子治療は体細胞の遺伝子変異の修復である。

監訳者注1　病気が明確でない状態への遺伝子操作なので「遺伝子治療」はそぐわず、病気の発症を防ぐ意味合いが強い。本書では、生殖細胞系列の遺伝子改変としている。

胎児　哺乳類の発生段階。胚子期（ヒトでは発生初期の8週間）と出生の間の期間。胚子期が体の形成期であるのに対し、胎児期は成長の時期である。

胎盤　胚と母体の両方で形成される器官。構造的に胎児を支え、血管の並列を可能にして、栄養と酸素が胎児に取り込まれる一方で、尿素と二酸化炭素が排出されるようにする。また母体の免疫系を下方制御して、胎児が拒絶されないようにする。

代理母　妊娠キャリア。別のカップルの受胎産物（受胎産物の項を参照）を宿す女性。妊娠（完全）代理出産では、代理母の妊娠は体外受精で発生した胚の移植の結果である。従来型（「部分的」）代理出産では、代理母の卵が使われ、子どもを望むカップルの男性パートナーの精子でその卵子を受精させる。ここでは、生まれてきた子どもは遺伝的に代理母とつながることになる。

多能性幹細胞　胚子のあらゆるタイプの細胞を生成できる細胞。細胞分裂の際、1個の細胞は幹細胞として残り、もう1個の細胞はその組織環境にしたがって分化できる。主な多能性幹細胞には、内部細胞塊由来のES細胞がある。近年、どの体細胞にも見いだされる特定の遺伝子を活性化することにより、多能性細胞が誘導された（人工多能性幹細胞の項を参照）。

多嚢胞性卵巣症候群　卵巣腫大を特徴とする、比較的一般的なホルモン性疾患。通常、卵巣による過剰なテストステロン産生に起因する。これにより排卵が阻害され、不妊の原因となる可能性がある。

多分化能性幹細胞　心筋幹細胞や造血幹細胞のように、細胞タイプの一部を生成できる幹細胞（多能性幹細胞、全能性細胞と比較のこと）。

多面発現性　ある遺伝子（あるいはタンパク質）が、異なるタイプの細胞の中で異なる役割を果たす現象。

タルムード　聖書の節を解説したユダヤ教文書の集成（紀元500年頃に完成）。さまざまな社会の中でユダヤ法に従っていかに正しい生活を送るかという議論の基盤として使われる。

単胎児　単独出生児（つまり、双子や三つ子のように多胎妊娠から生まれた乳児ではない）。

タンパク質製剤　通常はほとんどの人に見いだされるが、特定の疾患を有する人においては交換を要するタンパク質。たとえばインスリンは糖尿病の人に必要なタンパク質であり、血液凝固因子は血友病の人に必要なタンパク質である。

着床　受精胚が子宮組織に結合してもぐり込むこと。ヒト胚は受精からおよそ5日目[監訳者注2]に透明帯から孵化し、子宮内膜に接着する。次いで胚の外側部分（栄養芽細胞）が拡大し、分解酵素を分泌して子宮内部にもぐり込む。

着床前遺伝子診断　遺伝性疾患あるいは性別を確認するための検査。体外受精（体外受精の項を参照）により発生した受精胚から細胞を1個取り出し、受精胚を子宮に移植する前に、その細胞の遺伝子を確認する。

中絶　胎児が子宮外で生存可能となる前の妊娠停止。自然流産（spontaneous abortion）は流産（miscarriage）と呼ばれる（流産の項を参照）。故意に起こした流産は人工妊娠中絶（induced abortion）と呼ばれる。

中胚葉　胚を形成する三胚葉の中央の層。心臓、血液、腎臓、生殖腺、骨、筋肉を形成する。

超音波　音波（人間の耳には聞こえない高い振動数）を使い、軟組織を可視化する技術。胎児を可視

監訳者注2　受精胚の着床時期は、マウスとヒトで異なる。マウス胚は5日目であり、ヒト胚は7～10日目に着床が起こる。

化し、男女の別を確認できるだけの解像度があるため、性の選択のために超音波が利用されるという問題が起こった。いくつかの州では、中絶を求める女性は、事前に超音波写真を見ることが義務付けられている。

直喩　2つの異なる事物に共通の特性を見いだす明確な比較の表現（like《ように》やas《ように》を使う）。（メタファー、アナロジーと比較のこと）。

デオキシリボ核酸（DNA）　私たちの遺伝子の化学成分、すなわち遺伝の物質的な主成分である。DNA内の化学物質の配列が、タンパク質の構成と、そのタンパク質がどの細胞のどの場所で作られるかを指示する。

「デザイナーベビー」　望ましい結果が得られるように遺伝子が改変された赤ん坊の俗称。性別や特定の遺伝子の有無で赤ん坊を選択すること、あるいは別の人の健康なミトコンドリア（ミトコンドリアの項を参照）を赤ん坊にもたせたることが可能になったが、遺伝子が改変され選択されたトランスジェニック（トランスジェニックの項を参照）ベビーはいまだに生まれていない。[監訳者注3]

同一性双生児　一卵性双生児。単一受精から発生した初期胚が、異なる2つの細胞集団に分離して形成される。したがって、双子は遺伝的に同一である。

同系交配　近親個体どうしの交配により子孫を作ること。同系交配では、稀な遺伝子を両方の親から受け継ぐため、その発現率が高くなる。他集団から孤立した地域の人や動物、植物では珍しいことではない。

導入遺伝子　別の生命体から得たDNAで、ある細胞の核に挿入するとその染色体に組み込まれる。たとえばウイルスベクターは、ある遺伝子を導入遺伝子として1つの細胞から別の細胞へ運ぶことができる。

透明帯　哺乳類の卵細胞を取り囲む、タンパク質でできた細胞外の被膜。卵母細胞から分泌される。透明帯は、精子と卵子が互いに認識するために不可欠であり、また受精胚が子宮に到達する前に卵管に接着するのを防ぐ点でも重要である。

ドリー　１９９６年に生まれた羊のドリーは、核移植に成熟細胞の核が用いられて作製された初の哺乳動物クローンである。

内胚葉　胚を形成する三胚葉の最も内側の層。胃、腸、膵臓、肝臓、肺を形成する。

内部細胞塊　哺乳類の胚の内部にある細胞集団で、胚の本体を形成することになる。胚の外側の細胞は栄養膜細胞（**栄養膜細胞**の項を参照）を作り、胎盤形成を手伝う。

入魂　宗教関連の文献の中で、超自然的魂が体内に形成あるいは宿るとされるプロセスのこと。

妊娠　日常的には、受胎産物（**受胎産物**の項を参照）が女性の体内で発生している時期を指すが、医学的な定義では、胚が子宮に着床したとき（受精から約1週間後）が妊娠の始まりとされる。

脳性まひ　運動および姿勢の障害や筋緊張亢進などを示す、神経障害の先天性（**先天性**の項を参照）症候群。知的発達は影響を受けない。症状は人によって異なる。原因は不明だが早産が大きなリスク因子となっている。

脳波（脳波図）（ＥＥＧ）　脳の電気活動の記録。脳波パターンを計測することで、ＥＥＧは脳の全領域の電気活動を統合する。脳波の消失は、口語的には「flatlining（水平になる）」と表現される、死の特徴である。

監訳者注3　２０１８年11月、香港で開かれた第2回ヒトゲノム編集国際会議で、中国南方科技大学のHe Jiankui教授がＨＩＶ感染抑制のためゲノム編集によって受精卵のCCR5遺伝子へ変異を与え双子が出産に至ったことを報告した。

胚（胚子） 出生あるいは孵化前の発生中の生命体。ヒトでは、器官系の形成が始まる発生初期の8週間を指す（胎児と比較のこと）[監訳者注4]。

胚移植 ＡＲＴ治療の一部。体外受精で発生した受精卵を、2～3回分裂するのを待ってから女性の子宮に移し、その受精胚が着床し、子どもの出産に至ることを目指す。

配偶子 成熟性細胞、すなわち精子または卵子。

配偶子卵管内移植法（GIFT） 不妊回避を目的とするＡＲＴ（生殖補助医療の項を参照）の一手法。女性の卵巣から卵子を取り出して卵管（ファロピウス管）のどちらか一方に移し、男性の精子と交ぜ合わせる手法。

胚性幹細胞 胚盤胞（胚盤胞の項を参照）の内部細胞塊に由来し、成体のあらゆる細胞のタイプに変化する能力をもつ細胞。この特性を多能性（多能性幹細胞の項を参照）と呼ぶ。幹細胞としてこの細胞は、胚性幹細胞とより分化した細胞の両方を生成するように分裂する。

胚盤胞 哺乳類の初期段階の胚。液体で満たされている。胎盤（胎盤の項を参照）の漿膜部分を形成することになる外側の細胞、およびその外輪に結合し、胚を形成することになる内部細胞塊（内部細胞塊の項を参照）から成る。

排卵 卵巣からの卵子の放出。卵子は透明帯（透明帯の項を参照）と卵丘に包まれている。

ハカダンス ニュージーランドのマオリ族に伝わる戦いの舞踏。現在は、ニュージーランドのいくつかの運動競技チームが国際試合で披露している。

ハンチントン病 脳の神経に進行性の変性を引き起こす、生命にかかわる遺伝性疾患。判断力、運動機能に障害が生じ、最終的には死に至る。常染色体優性遺伝子の変異が原因となるが、30歳以降に発症することが多いため、自分に子どもができたあとになって初めて、自身の罹患に気づく場合もある。

ビスフェノールA（BPA）　卵母細胞の減数分裂を阻害することが確認されている有機化合物で、ヒトの不妊と関連がある。プラスチックに含まれていることが多い。

ヒト絨毛性ゴナドトロピン（hCG）　子宮に着床後の胚によって産生されるホルモン。その後は胎盤の胚由来の部分で作られ、妊娠を維持させるホルモンのプロゲステロン産生を卵巣に指示する。女性の妊娠を確認する検査に利用されることが多い。

避妊薬　多くはホルモン剤のような化学物質を含む錠剤で、精子と卵子の会合を妨害する。流産を引き起こすことはない。

ファロピウス管　卵管の項を参照。

不妊　1年以上にわたり定期的に性交を行っているにもかかわらず、妊娠の成立をみない場合のこと。

不妊ベルト地帯　中央アフリカの東から西に広がる地理的地域。地域内の一部の国では、全体の3分の1の女性は、何度試みても挙児が叶わない。医学的な原因は男女に等しく存在しうるが、不妊を責められるのは常に女性である。

プランB　モーニングアフターピルの項を参照。

プロゲステロン　卵巣で作られるステロイドホルモンであり、哺乳類の妊娠維持に必須である。放射冠（放射冠の項を参照）でも産生され、精子に対する科学誘引物質として働くと考えられている。

分化　受精卵や内部細胞塊（内部細胞塊の項を参照）の細胞のような特殊化していない細胞が、より

監訳者注4　定義的には、8週までが「胚子」であるが、臨床の現場で「胚子」とは言わない。一方、「胚」を使用する際に、着床前の状態も「胚」としてしまうので、本書ではあえて、着床前は「受精胚」を使用した。

特殊化した細胞に変化するプロセス。

分娩　子宮の収縮、子宮頸部の菲薄化、産道からの赤ん坊の押し出し、胎盤の娩出を伴う出産のこと。

閉経後妊娠　すでに排卵が停止した女性の妊娠。通常は提供卵子を用いた体外受精により成立する。

ベビーＭ　ある代理母が出産した乳児につけられた偽名。代理母は、訴訟を起こして首尾よく乳児を手元に置く権利を得た。

放射冠　排卵（排卵の項を参照）時に卵子を覆っている細胞。卵巣に由来する。

ミスマッチ仮説　胎児が子宮内で経験した栄養状態が、代謝関連のタンパク質をコードする遺伝子の発現量を設定するという考え。出生後の乳児の生活環境が胎児の環境と合致しない場合、健康問題が生じることもある。

ミトコンドリア　各細胞の細胞質内（核内ではなく）に見られる膜結合型「オルガネラ」（小器官）。酸素と栄養を使いエネルギーを生成する構造体。ヒトミトコンドリアにも遺伝子があり、その数は37である（核染色体には2万個以上の遺伝子がある）。

ミトコンドリア置換療法（ＭＲＴ）　ミトコンドリア遺伝子に障害がある場合、特定の疾患を発症する可能性がある。私たちのミトコンドリアは精子由来ではなく卵子由来であるため、母親の卵細胞核を、正常なミトコンドリアを含む除核（除核の項を参照）卵に移し、この卵細胞を使って体外受精を行うことが可能である。あるいは、新しく形成された受精卵の核を別の女性の受精卵に移すこともできる。

ミフェプリストン　ＲＵ４８６とも呼ばれる。妊娠初期（直近の月経周期開始から７週未満）に最も有効な流産誘発剤。プロゲステロンの活性を阻害し、子宮の収縮を引き起こす。

メタファー　直接的な方法（like《ように》やａｓ《ように》を使わない）を用いて類似性を表す比喩的表現。

メチル基　最も小さい有機化合物残基（炭素原子1個と水素原子3個）。DNAまたはDNAを取り巻くタンパク質に付加されると、その遺伝子の活性を調節できるようになる。通常は、メチル基をDNAまたはタンパク質に付加すると、遺伝子は活性を示すことができなくなり、逆にDNAからメチル基を除去すると、遺伝子は活性を示すことができるようになる。

モーニングアフターピル　「緊急避妊薬」またはブランド名から「プランB」とも呼ばれる。無防備性交後72時間内に服用すれば、約90％の確率で妊娠を回避できる避妊薬。排卵を阻害し、したがって受精を阻害する。流産を引き起こすことはない。

優生学　望ましい特質をもつ人間を選択的に交配し、望ましくない特質をもつ人間の交配を減らす（避妊手術や経済的報償などで）ことで、人類の改良を促そうとする社会計画。

豊かさが招く不幸（tyranny of choice）　多すぎる選択肢は意思決定を困難にし、「最高の選択」をしなければいけないと感じる人間に不満足が生じるという考え。

羊膜　胚を保護する「水袋」。胚に由来し、衝撃や乾燥から胚を守る役割を担う液体を含む。

卵割　急速な細胞分裂を特徴とする受精（受精の項を参照）後の初期発生段階。

卵管　ファロピウス管。子宮からそれぞれの卵巣につながる管状組織。精子の受精能獲得（受精能獲得の項を参照）および受精は卵管で起こる。

卵細胞質内精子注入法（ICSI）　体外受精の手法の1つで、1個の精子を成熟卵（卵子）に注入する。この手法は、男性パートナーの精子産生が少なすぎる場合、あるいは女性パートナーの生殖管の免疫系が精子を破壊する場合に用いられる。

卵子（egg）　成熟した女性配偶子。そのラテン名から「ovum《卵子》」（複数形は「ova」）と呼ばれることもある。卵子が精子と結合して受精が起こる。

卵子提供　ひとりの女性が、別の女性のARTのために、または医学的な研究のために卵子を提供するプロセス。多くの場合、卵子を提供する女性はホルモン剤を投与され、２個以上の卵細胞の成熟、採取を目指す。

卵子凍結　卵子凍結保存。通常は卵子提供（**卵子提供**の項を参照）と同様のプロセスだが、卵子凍結が自身に対する卵子の提供であること、またその卵子を体外受精（**体外受精**の項を参照）に利用するときまで凍結しておくことが卵子提供と異なる。

卵巣　女性生殖腺。卵巣の生殖細胞が卵子を形成する。

卵巣過剰刺激症候群　同時に複数個の卵母細胞を成熟させる目的で、卵巣に過剰刺激を与えるために使用されるホルモン剤投与に起因する一連の疾患。卵巣の肥大や疼痛をもたらすことがあり、重度の病態になると呼吸喪失や嘔吐により入院を要する。

卵胞刺激ホルモン（FSH）　脳下垂体から分泌されるタンパク質ホルモン。各月経周期の初期に、卵巣内の卵母細胞の発生を促す。精巣内の精子の発生にも必要とされる。

卵母細胞　成熟途上の卵。ヒトでは卵母細胞は卵巣内にある。

リボ核酸（RNA）　DNAの直接産物であり、RNAの配列はDNA内の化学物質の配列を反映する。RNAは核から細胞質へと移動する。そこでRNA内の化学物質の配列は特定のタンパク質産生を指示する。

流産　「妊娠喪失」または「自然流産」と呼ばれることもある。胎児が母体外で生育可能になる前に妊娠が自然に終了すること。臨床的に認識される妊娠のうち10～25％が流産になると推定されている。

流産物　死亡または生存不能胎児。流産により排出される産物（**流産**の項を参照）

レッシュ・ナイハン症候群 自傷症候群、知的障害、および早期死亡からなる稀な遺伝性疾患。X染色体上の遺伝子と関連があり、したがって男性にのみ発現する。

ロングフル・バース（Wrongful birth） 一部の国で認められている法的手段で、先天異常をもって生まれてきた子どもの親が医師を相手取り、重篤な疾患をもった子どもが生まれてくるリスクについて、医師が親に適切な助言を与えなかったとして起こす訴訟。

原注

第2章　不妊とその克服の物語：ブラッディ・メアリーとの姉妹性

1 ＩＣＳＩは卵細胞質内精子注入法の略称。精子が未受精卵の細胞質に直接注入される。その手法と関連事項については後ほど本書で紹介し、検討する。現時点では、これが男性不妊の問題を回避するための手法だということを知っておいてほしい。

2 ２０１４年（公表されている統計の最新年度）、アメリカでは約17万３２００件のＡＲＴ治療サイクルが実施され、そのうち５万７３２３件が満期妊娠に至った（CDC 2016）。これは全体の33％に当たり、３度に1度の割合より多少下回る成功率である。

3 複数のクリニックで長期にわたり失敗を経験した患者の中には、子作りの努力を続けるうちに、あらゆる「科学的な」ものから距離を置こうとする者もいる。

4 政治的に正しい言い方をするなら、「不妊（infertile）」という言葉はやめて、「心ならずも子どもをもてない」と言うべきであろう。他にも現在では「非母（nonmother）」や「子どもがいない（childfree）」という言い方がある。注目すべきは、これらの用語にもやはり、何かが欠けているという意味が含まれることである。こうした否定的な含みを解消しようと、最近になっていくつかの用語が取り入れられた。否定的な含みは主として女性に向けられるが、それは、「子どもを産まないことに決める」のは男性でなく、一般的には女性だからである。一方で、独身で子どものいない男性は、チャーミングな響きを込めて「bon vivant《ボン・ヴィヴァン》（人生を楽しむ人）」と呼ばれ、好意的な目を向けられる。

5「ＩＶＦの単調な繰り返し（treadmills）」という表現（複数形であることに注目。治療サイクルが複数回に及ぶことを示唆している）は、不妊治療関連の文献において、１９９０年代後半から、かなりの数に上る出版物のタイトルとして使われるようになり、今では決まり文句になっている。ジョゼフ・ニーダム（Needham 1934）著『A History of Embryology（発生学史）』の序章に、ヨーロッパをはじめ世界中の民間伝承に基づいた不妊治療の詳細に関する興味深い言及がある。

6この最後のパターンの例として最も有名なものの1つが、イギリス女王、メアリー・テューダーの悲劇的かつ血にまみれた物語だ。これを題材にした膨大な数の文学作品が存在する。平易だが信憑性のある話としては、デイビッド・ローズのもの（Loades 2006）を参照。

7あるいはそれほど無意識ではないかもしれない。『Not Trying（ノー・トライ）』（Wilson 2014）の中で、クリスティン・ウィルソンは、自ら子どもをもたない道を選んだ女性を探し始めたとき、すぐに彼女は、自分が追っているものが「隠れた集団」であることに気づいたと述べている。普通、人は理由がなければ身を隠さないものである。

8こうしたセリフは、ジェローム・バーコウ、リダ・コズミディーズ、ジョン・トビーといった進化心理学者の著作にうかがえる。中でも、あらゆる生態は遺伝子の付帯現象である、と考える人々にとって共通の規範となった『社会生物学』（Wilson 1975）を著した、エドワード・Ｏ・ウィルソン、および『ブラインド・ウォッチメイカー』（Dawkins 1986）の中で、人生において何にもまして重要な役割は私たちの遺伝子を繁殖させることだ、としたリチャード・ドーキンスの2人が突出している。

9　男性は話をしないことが多い。私が女性としか話さなかったのもそのせいだ。彼女たちと一緒に来ていた夫はただうなずくだけだった。ところが、私たちの不妊相談ヘルプラインが、「悩めるダンナのハッピー・アワー」を開設し、スパイシー・ミックスドリンクと手作りペストリー付き、パートナーの同伴なし、という設定にしたところ、男性陣がやってきて互いに心の内を明かし合った。そして公式セッションが終わるとバーに繰り出していったのだ。

10　ほんの少し試すだけでいいから。お願い。

11　後ほど本書で検討する。しかし危機は切迫している。北アフリカの女性たちは、夫をつなぎ留めておくため、あるいは村八分にされないために妊娠しようと努め、生き地獄を黙って耐え忍んでいる。この生き地獄の実態を把握するには、インホーン（Inhorn 1994a）『Quest for Conception（受胎を求めて）』を参照。不妊女性の苦悩の世界的な実態を知るには、ジミー・カーター（Carter 2014）『アクションを起こそう――女性、宗教、暴力、権力』参照。

第3章　受精：死の淵にある2個の細胞、数十年を生き延びる新たな生命体の形成に共同作業で臨む

1　本章で扱う題材の詳細についてはGilbert and Barresi（2016）を参照のこと。

2　ここで「通常」という言葉が使われるのは、染色体の組み合わせがXYの場合に限ってプロセスを開始するからだ。多くの異なる染色体上のさまざまな遺伝子も生殖腺形成にかかわることになる。こうした遺伝子に欠損や機能障害があると、染色体の性別表現が阻害されることがある。ひとたび生殖腺が形成されると、精巣や卵巣はホルモンを分泌し、体の他の部分が男性あるいは女

性の特徴をもつように指示する。あとで見ていくように、ホルモン産生にかかわる遺伝子の変異が赤ん坊の性別を変えることもある。

3　ＩＶＦのプロセスについてのビデオは、アンドレア・ヴィダリの「In Vitro Fertilization : A Short Animated Review（体外受精：短編動画レビュー）」(https://vimeo.com/22048103) を参照のこと。

4　28日間が平均的な周期である。しかし、これよりも短い、あるいは長い周期の女性もいる。ほとんどの女性では周期によって日数に何日かの差がある。動物の中で月経があるのはヒトを含めた霊長類だけのようである。月経が起こる理由については明らかになってはいない部分もあるが、毎月子宮を洗浄し、細菌の除去を行うのも役割の1つと考えられている。

5　ヒト絨毛性ゴナドトロピン（ｈＣＧ）は、ほとんどの家庭用妊娠検査キットで測定される化学物質である。検査結果が陽性であれば尿中にｈＣＧが存在する、すなわち体内で一部の細胞がｈＣＧを産生していることを示す。ｈＣＧを産生するのは胚のみ（あとになると胎盤が産生する）であるため、ｈＣＧの存在は妊娠を意味する。しかし、胚の発生初期の数日間は、まだこのタンパク質は作られず（産生を始めるのは胚が子宮に着床するとき）、また尿中のｈＣＧ濃度が検出可能になるのは受精から約12日後である（妊娠が始まるのは着床時であることを思い出してほしい。「妊娠検査」が機能するのは受精時ではなく着床時である）。

6　モーニングアフターピルの箱の中には、ピルは流産を引き起こす可能性があると書かれた折込み[訳注1]がある。これは科学的には根拠がなく、避妊と中絶を同一視する複数の組織（ホビー・ロビー

訳注1　「ホビー・ロビー」はアメリカの美術・工芸用品販売店で、これを所有するグリーン家は敬虔なキリスト教徒

［Hobby Lobby］、米プロライフ産婦人科医協会［American Association of ProLife Obstetricians and Gynecologists］など）による政治的なロビー活動の結果である（Dreweke 2014, Sneed et al. 2014）。米国政府医療関連ウェブサイトの緊急避妊薬に関するウェブページ、「MedlinePlus」（https://medlineplus.gov/ency/article/007014.htm）においても過去に同様の記載があったが、現在は存在しない。

第４章　受精の儀式：人工授精と体外受精——希望と恐れ

１　ラテン語を読むのは愉快だ：Fecerunt medici cannam auream, quam Regina in vulvam recepit, an per ipsam semen inicere posset; nequivit tamen. Mulgere item fecerunt feretrum eius, et exivit sperma, sed aquosum et sterile. このテーマには伝説がふんだんに盛り込まれており、その多くは確かめることが困難である。ロンドンに拠点を置き、「科学的外科医学の父」と呼ばれたジョン・ハンターは、すでに１７７０年代にヒト人工授精を試した可能性がある、という話がたまに浮上する。重度のけいれんのため性交の最中に精液が漏れ出てしまうという織物商を救う目的で、温めた注射器に彼の精液を回収し、妻の膣内に注入するというものである。米南部の奴隷女性に数多くの実験的な外科手術を行ったシムズの行為は今もなお物議を醸している。インフォームドコンセントの概念は第二次世界大戦後まで存在しなかった。

２　ＩＶＦの歴史年表と医学倫理上の重要な出来事については、「Stem Cells Across the Curriculum」（www.stemcellcurriculum.org/timelines.html）を参照のこと。

３　デューク大学は、数世代にわたる遺伝子伝達に関する分子遺伝学データをテーマとした、興味深いブログを開設している。その中には、現在までに遺伝子についてわかっていること——さらには、遺伝子がいかに混乱し得るか――について明確な見解を得られるセクションもあるので一読をお勧めする。このテーマに関してさらに興味深い記事を2つ挙げておく。「Autosomal DNA, Ancient Ancestors, Ethnicity and the Dandelion（常染色体DNA、太古の祖先、民族性、そしてタンポポ）」（http://dna-explained.com/2013/08/05/autosomal-dna-ancient-ancestors-ethnicity-and-the-dandelion/）および「How Much Of Your Genome Do You Inherit from a Particular Ancestor?（あなたのゲノムには、特定の祖先から引き継いだものがどれだけあるのだろう?）」（http://gcbias.org/2013/11/04/how-much-of-your-genome-do-you-inherit-from-a-particular-ancestor/）

4 これが、第11回ローマ法及び教会法に関する国際会議（International Colloquium on Roman and Canon Law）において、教皇ヨハネ・パウロ2世が講演した内容の些末な部分と受け取られないように、教皇のスピーチには「世界中の科学界の権威に訴えます：ヒト胚の作製を半分に減らしなさい！」というタイトルがはっきりと付けられていたことを記しておく。このテーマは、1995年3月25日に出された教皇の回勅[訳注2]『いのちの福音』において、すでに言及されている。

第5章　ヒトの正常な発生と生命のはじまり：なぜ科学者は神学的疑問を問われ、なぜ神学者は科学的疑問を問われるのか

1 本章で扱う題材のほとんどは、Gilbert and Barresi（2016）および Carlson（2014）から得たものであ

訳注2　カトリック教会の公文書の1つ。ローマ教皇から全世界のカトリック教会の司教へ宛てられる形で書かれる文書

る。

2 本章で扱う題材のほとんどは、Gilbert et al.（2005）、および Gilbert（2008）から集めたものである。

3 現代の発生学と興味深く共鳴している。胚は、原腸形成まで「植物的」であると言えるかもしれない。増殖が可能であり、細胞が分離されると独立した胚を形成するところは植物の細胞のようだ。しかし、原腸形成は動物としての必須条件である。これは運動である。したがってここで「動物」の基本的性質が後を引き継ぐことになる。最後にEEGパターンが発達して私たちは「理性的な」人間になる潜在的な可能性を得る。よって、科学が主張するところの、一個の人間としての命が始まる地点は、アリストテレス派の範疇と合致することになる。

4 この点に関しては世界中のカトリックの間で意見が異なることを、クララは南欧カトリック教徒の女性として、はっきりさせておくことを望んでいる。ポルトガルでは、数十年にわたりファシストによる過酷な独裁政治が続いた間、中絶は厳しく禁じられていた。その後、国内で中絶の合法化を求めた運動にクララも参加し、困難で危険な闘いに挑んだ。反中絶政策の影響で、当時も彼女の高校の友人は、陰気な通りの奥まった場所で違法行為を引き受ける助産師の処置に頼らざるを得なかったのである。

第6章　テクノロジカル・マザー

1 おびただしい数の売春婦が代理母の役割を果たしていること、また、陰でこっそりとフィリピン人の少女が、明らかに代理母の目的のために勧誘されていることから、複数の国（主にヨーロッパ）は「仮親子宮」を違法と判断している。

2 私がこのことを知ったのはまったくの偶然だったのだが、それは個人的な経験からだった：私が最初のＩＶＦの処置に失敗した後、卵子提供プログラムを実行しているスペイン人医師が、なんとか私を説得して治療を受けさせようと、彼のクリニックを紹介したカラフルな冊子をくれたのだ。そこにはクリニックのスタッフや、治療法、卵子ドナーに関する情報の他に料金表と支払い方法のさまざまな選択肢が載っていた。ドナー本人はもちろんのこと、その家族についても確認されることになっている。

第7章　動物、細胞、遺伝子のクローニング：クローニングはどこから来て、この先どこへ行くつもりだろう？

1 本章で扱う題材のほとんどは、Gilbert（2014）で確認できる。

2 このテーマについては、造血幹細胞の「保管」について検討する第8章で議論する（Sibov et al. 2012も参照のこと）。現在、こうした細胞を得る技術は、まだ実験的であり費用もかかるうえに、移植された細胞のうち、実際に受容者の体内に定着するのはわずかである（Roura et al. 2016）。米国産婦人科学会（American College of Obstetricians and Gynecologists 2015）は、臍帯血を将来の疾患に対する「生物学的な保険」として保管することに警告を発している。

第8章　黄金時代：私のクローニング秘話

1 ポスドクの立ち位置は宙ぶらりんである。ＰｈＤはもっていても、「独自の研究」を実施できることを示さなければならない。そこで、定評のある科学者の研究所で働き、その科学者から給料が支払われることになる。教える立場の責任から解放され、助成金申請のための論文執筆も必要なければ、委員を務めることもなく、研究に全身全霊を傾けられる。それはもう恍惚の時である。

2　あるいはもっと皮肉な言い方をすれば、「人類を救う一方で、あとで誰かが富と名声を手中にするのを可能にしてくれる何かに役立つ」

3　現在では、DNAのメチル化、すなわち遺伝子の活性を調節するプロセスが、クローンでは支離滅裂になる場合が多いということがわかっている。クローン動物の作製に失敗するのも、生き延びたクローン動物の健康状態に問題があるのも、おそらくはこれが原因と思われる。詳細は後ほど検討する。

4　そのとおり。スコットは彼の教科書を発行する出版社に連絡、原稿の印刷差し止め依頼を余儀なくされた。次いで、成熟細胞からクローニングされた哺乳類はいないという説明文を削除し、偉業が成し遂げられた内容に差し替えたが、削除した文字数にきっちり合わせて差し替えなければならなかった。

5　ヘンリエッタ・ラックスの子宮頸部から取り出された癌細胞に由来する、この細胞にまつわる驚くべき物語については、Skloot（2010）を参照。現在までに科学者の手によって増殖されたラックスの細胞は20トンに及び、その細胞関連の特許は、ほぼ1万1000件に上ると推定されている。しかしラックス一家は、最低所得水準を下回る生活を送り、医療保険料さえ払えないこともしばしばである。

6　実際のストーリーはこうだ。その晩帰宅したモリーナに妻がその日の首尾を尋ねたところ、モリーナは「まずまずの一日だったよ」と答えたそうだ。「ただ、世界は終焉に向かっているがね」。

7　この一連の研究は、哺乳類クローニングの領域では大した成果を得られなかったが、その研究を進めた当初の根本的な目的は、ヒト生成物を他の種の卵の中で生成することにあった。

8　ひとまずジョーンズ氏に本書を進呈しよう。

9 今でも私は、当時、聴衆の中からあえて立ち上がり、絶妙な質問をしてくれた数多くの勇敢な人たちに感謝している。講演者席にいた数人のゲストもしかり。司会者に向かって、どのみち自分たちに言いたいことはない。本当は幹細胞をよく知る第一人者として自分で講演できたらよかったのにと思っているだけだ、と言ってくれたのはそういったゲストたちだ。こうなると、大概は司会者が会場を後にする羽目になり、幹細胞談義はそのまま続いた。しばらくして現れた地元警察の武装警官たちにも感謝だ。危険なことが起きていると誰かに告げられて駆けつけたに違いないが、私たちに立ち退きを強制することもなく、閉会時間までただそばにいて、話を聞いていてくれた。こういった、ハイ状態の幹細胞の「乱」に参加していた人たちは、講演終了後も気持ちの高ぶりが収まらないことも多く、夜更けのディナーや地元の素敵なバー、あるいは誰かの家のパーティーに私を連れ出そうとしてくれた。ホテルに戻りベッドにもぐり込みたいがために、お誘いを断ってばかりだった私をお許しいただきたい。当時は本当にきつかった。

10 たとえば、幹細胞がどの程度の期間、液体窒素中で生存可能かはわかっていない。そうした実験は行われていないからだ。さらに言うと、臍帯の細胞す・べ・てが多分化能性幹細胞というわけではない。また、他の幹細胞に比べて可変性の高いものもあれば、すでに特定の運命に委ねられたものもある。いくつかの症例（自己免疫疾患など）では、一定の細胞が生存できない有害な環境もある。古い細胞が死ぬなかで、新しい細胞が生きつづけると考えられる理由はない。もっと悪いことには、幹細胞は腫瘍を形成する可能性がある。マウスで行う実験をヒトには実施できないため、ある生命体で得た結果をヒトに当てはめて推定するしかないのだ。これには常にリスクが伴う。

11 法律の専門家とは、ロースクールは修了したが司法試験は受けていない状態をいう。

第9章　不妊戦争：すべての望みがついえたあとの人生とは？　さて，どう立て直していきましょうか？

1 どうにか予定どおり講演の要点にたどり着くために，こうした敵意に立ち向かわなければならなかった経験が2度ある。闘いにはまったく興味がないというのに。いつもしまいにはへとへとだった。しばらくして，こうした学会への参加は取りやめにして，招待も辞退するようになった。あの時から状況は変わったと信じたい。

2 かなり長いリストだが，悲しげなタイトルがほとんどである。このテーマに関して徹底した情報を得られる選りすぐりのエッセイについては，『Men, Women, and Infertility（男と女と不妊）』（Zolbrod 1993）を参照。「不妊は誰にでも等しく起こり得る危機である。都会，郊外，田舎の別なく，性的指向，民族，人種，階級，宗教を問わず，あらゆる人にかかわることである」という冷静な考察で始まる著述は，生殖年齢にあるアメリカ人カップルの12％――望んでも妊娠できない人たち――の人生とはどのようなものかを見事な洞察力で記している。程よく個人の物語が織り込まれた著作は，レナーテ・D・クライン（Klein 1989）の『不妊：今何が行われているのか』を参照。過激なタイトルの『My Body—My Decision!（私の体――私の選択！）』（Curtis et al. 1986）は，さまざまなタイプの避妊やART に関する情報を求めている人にお勧め。さて男性の立場からは，まず典型的な症例研究の医学報告書から。お堅いタイトルの『Impotence（勃起不全）』（Wagner 1981），あるいは趣向を変えて，私的な葛藤を心理学的な記述で生き生きと描いた『Male Infertility: Men Talking（男性不妊：男の視点）』（Mason 1993）。筋金入りの社会科学研究については，たとえばリンダ・ハマー・バーンズの『Psychological Changes in Infertility Patients（不妊患者における心理的変化）』（Burns 2005），あるいはマルシア・インホーンとフランク・ヴァン・バレンの『Infertility Around the Globe（世界の不妊）』（Inhorn and Balen 2002）を参照。
3　男性諸君、あなたたちに非はないかもしれないけれど、まったくもう――女性にとってこういう生活が最低最悪の状況だってわかってるの？
4　今では不妊関連のカウンセリング分野が、独自の学会と歴史をもつ完全な準専門分野を構成するようになったことは重要である（Boivin and Gameiro 2015）。
5　今なら笑いとばすこともできるが、20年前は本当に打ちのめされた気がした。
6　当時同僚だった心理学者の患者に、ＩＶＦサイクル6回目にしてようやく生まれた三つ子の育児に追われる患者がいたが、その三つ子には不治の障害があった。
7　子宮の内層である子宮内膜は、受精胚と結合しない場合は月経周期ごとに剥落するが、その子宮内膜が子宮外で増生する疾患が子宮内膜症である。中等度から重度の疼痛を生じ、また不妊の原因となることもある。私の不妊もおそらくこの疾患によると思われる。
8　ハーバード大学で入手可能な情報を確認していたときに見つけたものだ：アマーストのマサチューセッツ大学、アマーストカレッジ、スミスカレッジ、マウント・ホリヨーク大学――このテーマに興味のある人がごまんといるはずの地域だ！
9　想像もつかないことだろう。キム・カーダシアンがＩＶＦに失敗した。そんなことさえ今は知られてしまうのだ。
10　マイクロソフトからの資金提供で実施された調査の結果が２０１４年の夏に発表された。それによると、一瞬でサイトがダウンロードされないと、サイト閲覧者は他のページに移動する一般的傾向が示された。

11 そのとおり、苦悩なのだ！ そら見ろ、家族療法士、我が家のディナーパーティーに来たあなたのことだ。あなたの患者には同情を禁じ得ない。

12 これは、現代的な不妊治療クリニック数施設から直接得た情報に基づく概略である。専門誌や学会で紹介される結果は、より楽観的傾向にある。腑に落ちないだろうが。

13 これらの見積もりはウェブサイトから得た平均的な料金である。さらに、国によってクリニックに対する規制も異なるため、データの比較が困難である。もちろん合法的に提供されるサービスについても状況は同じである。

14 国際展開するＩＶＦクリニックに来ている女性がよく口にするのが、「これは旅行なんてものじゃないわ。死に物狂いなのよ」。そして多くの場合、女性たちは夫を伴うことなくひとりでやってくる。

15 当初、この流行はヨーロッパの国々——主としてベルギー、チェコ共和国、デンマーク、スロヴェニア、スペイン、スイス——に限られていた。このテーマに関する最初の調査では、すでにヨーロッパで毎年3万件に上る越境ＩＶＦサイクルが実施されており、1万4000人に及ぶ患者が関わっていることが明らかになった。

16 治療の検討をしていたイスラム教徒の女性の2015年の発言：「『不妊』の2文字をタイプするだけで『インド』が検索候補に出てくるわよ」

第10章 人は恐れ、人は驚異する：人体に乾杯

1 ダライ・ラマ十四世は中絶に反対の立場を取る。それは、あらゆる動物の命は「計り知れないほど尊く」、いかなる動物にも暴力を加えてはならない、という信条に基づく。しかし、子どもの

出産が「家族の誰かに深刻な苦悩」をもたらす場合、中絶もやむを得ないとしている（Dalai Lama 1996）。

監訳者解説

阿久津英憲

本書「BIRTH　いのちの始まりを考える講義」は、発生学・生殖医学・バイオテクノロジーをキーワードに遠近法的に読者の視点を揺さぶる、ありそうでなかった1冊である。著名な発生生物学者であるスコット・ギルバートと体細胞クローンの研究者、生物史家、著述家など多彩に活躍し何より不妊治療の当事者でもあったクララ・ピント-コレイアによる前述の語りつむぎだしていく展開には、強く引き込まれたのではないだろうか。「科学を読み解く力」、「科学を伝える力」について科学の領域を超えて大事な考え方をスコットは「呪文」として与え、一方で不妊治療を受け続けた者としてのクララによる訴えかけは切実に胸に届き現実界に引き戻される。

さて、本書「Fear, Wonder, and Science in the New Age of Reproductive Biotechnlogy」（原題）が出版されたのは２０１７年であるが、その後大きな事件があったのでここで追記していきたい。

生命科学の基礎研究の成果が社会的な関心も強く引くようになってきたのは、体細胞クローンの成功（1997年、クローン羊Dolly）が報告された頃だと思われる。1998年にはヒトES細胞の樹立が報告され、2007年にはヒトiPS細胞の発表、そして2010年には体外受精―胚移植（IVF-ET）がノーベル賞の受賞対象となり、同年にはヒトES細胞による初めての再生医療が実施された。本書の第8章では、自身も米国でクローン研究者であったクララが他国の研究者によるドリー誕生の報告に際し、メディア対応や研究に対する社会の誤解などクローン狂騒曲の中に突然巻き込まれた実体験をもとに「クローニング秘話」として語っている。私自身も1999年からハワイ大学の柳町隆造先生の下でクローンマウスの研究を行っていた。一般的に想像するクローンは対象の人物があたかもそっくりそのままコピーされ同時に存在するイメージである。しかし、現実的にはクローン技術に内在する様々なリスクなどからヒトクローンの誕生はあり得ない。そもそも日本では、ヒトクローン個体を作製することを禁ずる法令が整備されている。

一方でゲノム編集技術は日進月歩で開発が進められてきた。クララは、「現代の優生学」の項のなかで、生殖医療の不適切な利用として優生学に触れ、ゲノムを操作し生殖医療技術（ART）を利用したデザイナーベビーの誕生の懸念に触れている。その背景としては、ゲノム編集技術としてのCRISPR/Cas9が2012-13年に報告されその精度の高さや簡便性などから世界中へ瞬く間へ広がったことがあげられる。2015年4月には、中国の研究グループがヒト受精卵に対するゲノム編集を応用した基礎研究の成果を初めて報告した。この時点でゲノム編集技術の生殖利用、つまりデザイナーベビーへの懸念が一気に高まった。しかしこの頃まだクローン狂騒曲に似た現実に起こりえることでは無いように個人的には感じていた。2015年12月には、ワシントンDCで第1回ヒトゲノム編集国際会議が開かれ、受精卵に対してゲノムを操作することの科学的・医学的知見がそもそも圧倒的に不足していることや生殖利用に対する社会的議論も不十分であることなどから「現時点では生殖利用は容認されない」との声明が採択された。その後もゲノム編集技術の開発は日進月歩で進みつつ、一方でヒトの受精卵を取り扱ったゲノム編集技術の研究報告も増えていった。ちなみに、第一例の研究報告以後、２０１６年から２０１８年の2年間でヒト受精卵によるゲノム編集研究の論文報告は10報あり、そのうち8報は中国からの報告であった。そのような背景のなか、優生学的利用の懸念に関して、クララは、「今こそ、国際的、組織的にこの問題に注目すべきです。『デザイナーベビー』の誕生が紙面を飾らないうちに。」と憂慮していた。

しかし、その願いは呆気にとられるほど容易に破られた。２０１８年11月に香港大学で開催された第2回ヒトゲノム編集国際会議で、中国南方科技大学のHe Jiankui教授が、ＨＩＶ感染者（夫）と妻（非感染者）の受精卵に対して、ＨＩＶ耐性と関係があるとする*CCR5*遺伝子へゲノム編集(CRISPR/Cas9) を施し胚移植により双子の出産に至ったという報告をした。憂慮していたデザイナーベビーの誕生であり、そのニュースは世界中を駆け巡った。私はその会議に出席しており発表を直に聞いた。多数のメディアが集まり騒々しいなか、予定の時間より10分程度遅れてHe教授は壇上に現れた。激しいカメラのシャッター音のため発表開始がさらに遅れたが、一連の成果を淡々と発表していった。He教授の発表から、この夫婦の受精卵に対しゲノム編集を施す医学的な理由はないことを確信し、この計画が審査承認され臨床上実施されてしまうことがにわかには信じられなかった。そもそもは会議のプログラムにHe教授の発表はなかったのだが急に組み込まれたのだった。その当時の生々しい状況はこの発表の座長を務めたLovell-Badge博士の報告に詳しく記載されている(Lovell-Badge R：CRISPR babies: a view from the centre of the storm. Development, 146：dev175778, 2019)。ゲノム編集技術の受精卵に対する臨床利用、つまり生殖目的でゲノム編集児を得ることはクローン技術の騒動とレベルが違う。なぜなら、デザイナーベビーが実際に生まれている。リアルなのだ。結局、このゲノム編集児の計画に携わったHe教授ら3名は、中国で実刑判決を受けたと報道されている。

受精卵ゲノム編集の臨床利用について国際的な枠組みでの動きとして、アカデミアが主体となる委員会とWHOの諮問委員会がそれぞれ提言をとりまとめている。米国科学・医学アカデミーと英国王立協会が主導する国際委員会（International Commission on the Clinical Use of Human Germline Genome Editing）は、1年以上かけた議論の末に最近最終提言書を提出した（https://www.nap.edu/catalog/25665/heritable-human-genome-editing）。現在のゲノム編集技術は安全性や効果で許容できる水準にはなく、実施するべきでないとし、将来的に利用可能となる場合でも、夫婦にとって重篤な遺伝病を防ぐ唯一の選択肢となる状況とした。この提言書では、より広範な社会的意思決定に際し必要な科学的考察を提供するために、これまでになく科学的・医学的観点から受精卵ゲノム編集を詳細に分析している。現実的には、技術的、科学・医学的や規制上の要件だけでなく、倫理的、法律的、文化的、宗教的な観点を含む社会的価値観からの検討もグローバル以前に各国・地域レベルで必要となるだろう。

学問としての生殖・発生学がバイオテクノロジーという魔法の杖らしきものを通じて私たち個人の生活・人生（ライフ）に密接に関わり得ることから、「ライフテクノロジー」とした方が、特に、生殖医療の領域では感覚的には腑に落ちる。本質的に学問としての発生学はより身近なものであり純粋に個体誕生の驚異と不思議を誰しもが「呪文」なしに感じ入ることができる。

私自身、発生学教科書の先生として知るスコットが語りかけるスタイルがとても新鮮で、第1章からメタファーや直喩の不適切な使用の指摘にもドキッとした。私は研究を理解してもらいたいがために、もしや魔法をかける側にいたのではないか。受精から初期発生の研究では見えないものをあたかも見えるようにイメージすることはある程度必要なことと思われるが、「魔法」をかけてはいけないことを改めて、蒙が啓かれた思いである。生命の始まりの科学的、宗教的な見解についても一章を割いている。生命の始まりについて科学的にも統一した見解はなく、宗教間、さらに同じ宗派内でも複数の意見があり、キリスト教では時代によりその解釈も変わる。クララの不妊治療実体験からくる苦悩とメッセージは強く心に響いてくる。生殖医療は、子を授かれるかどうかという観点からの二面性だけで捉えることはできない医療である。第9章は、クララの「不妊治療を通して私が経験したことを明かさないままでは死ねない」という強い思いが溢れ、不妊治療に関わる関係者だけでなく社会全体への大事なメッセージである。

通常の発生学の本でもなく、生殖医療のガイド本でもなく、バイオテクノロジーの紹介でもない、しかしながらなかなか感じ入れなかったこれら全てに通じる鋭い気づきで繋がり、そこに著者自身の考え方、経験、感情や希望が随所に盛り込まれている。このある意味、独創的なスタイルで進む本書を翻訳者の王子玲子さんは、非常に注意深い裏付けを訳注として付記し学術書としての質を持ちつつ、原著のわくわくする文章をとてもわかりやすく訳出して頂いた。スコットとクララ二人の深遠な学識と実体験にも基づいたナラティブに交互に語りつむぎ結実した「21世紀のいのちの物語」を堪能して頂きたい。

索　引

参考文献

Adams, D. 2002. The Salmon of Doubt: Hitchhiking the Galaxy One Last Time. New York: Harmony.

Águeda Maujo, H., and C. Pinto-Correia. 2004. A Dor Secreta da Infertilidade: História de Uma Mulher que não Pode ter Filhos. Lisbon: Presença.

Albertus Magnus, n.d., ca. 1249. Quoted in Demaitre, L., and A. A. Travill. 1980. "Human Embryology and Development in the Works of Albertus Magnus." In Albertus Magnus and the Sciences: Commemorative Essays, edited by J. A. Weisheipl. Toronto: Pontifical Institute of Mediaeval Studies.

Alden, P. B. 1996. Crossing the Moon: A Journey Trough Infertility. Saint Paul, MN: Hungry Mind.

American College of Obstetricians and Gynecologists (ACOG). 2015. "ACOG Committee Opinion No. 648: Umbilical Cord Blood Banking." Obstet Gynecol 126 (6): e127–e129.

American Society for Reproductive Medicine (ASRM). 2008. "Ovarian Hyperstimulation Syndrome." Fertility and Sterility 90: S188–193.

——. 2014. "Can I Freeze My Eggs to Use Later if I'm Not Sick?" http://reproductivefacts.org/FACTSHEET_Can_I_freeze_my_eggs_to_use_later_if_Im_not_sick/.

Anderson, R. E. 2004. "Ethics of Embryonic Stem Cells." New England Journal of Medicine 351 (16): 1687–1690.

Andrews, L. B. 1999. The Clone Age: Adventures in the New World of Reproductive Technology. New York: Henry Holt.

Angier, N. 1992. "A First Step in Putting Genes into Action: Bend the DNA." New York Times, August 4. www.nytimes.com/1992/08/04/science/a-first-step-in-putting-genes-into-action-bend-the-dna.html?pagewanted=all.

——. 1999a. Woman: An Intimate Geography. New York: Houghton Mifflin.

——. 1999b. "Baby in a Box." New York Times Magazine. https://partners.nytimes.com / library/magazine/millennium/m2/angier.html.

Aquinas, T., n.d., ca. 1260. Commentary on the Sentences III, dist. 3, question 5; Summa Contra Gentiles II, chapter 89. Translated by J. Kenny. New York: Hanover. http://dhspriory.org/thomas/ContraGentiles.htm.

Aristotle. 350 BCE. Metaphysics 12, 982b12.

Augustine of Hippo, n.d., ca. 410. City of God, 21.8.

Austin, C. R. 1952. "The 'Capacitation' of Mammalian Sperm." Nature 170 (4321): 326.

Australian Cerebral Palsy Register Group (ACPRG). 2013. Australian Cerebral Palsy Register Report 2013. Allambie Heights, New South Wales, Australia: Cerebral Palsy Alliance.

Bacon, F. 1605. The Advancement of Learning. Book I, Chapter 3.

Balayla, J., O. Sheehy, W. D. Fraser, et al. 2017. "Neurodevelopmental Outcomes After Assisted Reproductive Technologies." Obstetrics and Gynecology. doi:10.1097/AOG.0000000000001837.

Balter, M. 2014. "Human Altruism Traces Back to the Origins of Humanity." Science, August 27. www.sciencemag.org/news/2014/08/human-altruism-traces -back-origins-humanity.

Baltimore, D., P. Berg, M. Botchan, D. Carroll, R. A. Charo, G. Church, J. E. Corn, G. Q. Daley, J. A. Doudna, M. Fenner, H. T. Greely, M. Jinek, G. S. Martin, E. Penhoet, J. Puck, S. H. Sternberg, J. S. Weissman, and K. R. Yamamoto. 2015. "A Prudent Path Forward for Genomic Engineering and Germline Modification." Science 348 (6230): 36–38.

Barbour, I. 1971. Issues in Science and Religion. New York: Harper.

Barker, D. J. P. 1989. "Rise and Fall of Western Diseases." Nature 338 (6214): 371–372.

——. 1994. Mothers, Babies and Disease in Later Life. London: Churchill Livingstone.

——. 1995. "Fetal Origins of Coronary Heart Disease." British Medical Journal 311 (6998): 171–174.

Bavister, B. D. 2002. "Early History of In Vitro Fertilization." Reproduction 124: 181–196.

Belva, F., M. Bonduelle, M. Roelants, et al. 2016. "Semen Quality of Young Adult ICSI Offspring: the First Results." Human Reproduction 31 (12):2811–2820.

Berend, Z. 2010. "Surrogate Losses: Understanding of Pregnancy Loss and Assisted Reproduction Among Surrogate Mothers." Medical Anthropology Quarterly 24 (2): 240–262.

Bhattacharya, S., and A. Templeton. 2000. "In Treating Infertility, Are Multiple Pregnancies Unavoidable?" New England Journal of Medicine 343 (1): 58–60.

Bialosky, J., and H. Schulman, eds. 1999. Wanting a Child. New York: Farrar, Straus and Giroux.

Biology and Gender Study Group (BGSG), A. Beldecos, S. Bailey, S. Gilbert, K. Hicks, L. Kenschaft, N. Niemczyk, R. Rosenberg, S. Schaertel, and A. Wedel. 1988. "The Importance of Feminist Critique for Contemporary Cell Biology." Hypatia 3 (1): 61–76.

Boerma, J. T., and Z. Mgalla, eds. 2001. Women and Infertility in Sub-Saharan Africa: A Multi-Disciplinary Perspective. Amsterdam: Royal Tropical Institute.

Boggs, B. 2016. The Art of Waiting: On Fertility, Medicine, and Motherhood. Minneapolis: Graywolf.

Boiani, M., S. Eckardt, H. R. Schöler, and K. J. McLaughlin. 2002. "Oct4 Distribution and Level in Mouse Clones: Consequences for Pluripotency." Genes and Development. 16 (10): 1209–1219.

Boivin, J., and S. Gameiro. "Evolution of Psychology and Counseling in Infertility." Fer-

tility and Sterility 104 (2): 251–259.
Bonner, G. 1985. "Abortion and Early Christian Tought." In Abortion and the Sanctity of Human Life, edited by J. H. Channer, 93–122. Exeter: Paternoster.
Briggs, R., and T. J. King. 1952. "Transplantation of Living Nuclei from Blastula Cells into Enucleated Frogs' Eggs." Proceedings of the National Academy of Sciences of the United States of America 38 (5): 455–463.
Brüstle O., K. N. Jones, R. D. Learish, K. Karram, K. Choudhary, O. D. Wiestler, I. D. Duncan, and R. D. McKay.1999. "Embryonic Stem Cell-Derived Glial Precursors: A Source of Myelinating Transplants." Science 285 (5428): 754–756.
Buklijas, T., and N. Hopwood. 2010. "The Lonesome Space Traveller." Making Visible Embryos. www.hps.cam.ac.uk/visibleembryos/s7_4.html.
Burdge, G. C., J. Slater-Jefferies, C. Torrens, E. S. Phillips, M. A. Hanson, and K. A. Lillycrop. 2006. "Dietary Protein Restriction of Pregnant Rats in the F0 Generation Induces Altered Methylation of Hepatic Gene Promoters in the Adult Male Ofspring in the F1 and F2 Generations." British Journal of Nutrition 97 (3): 435–439.
Burgstaller, J. P. and G. Brem. 2016. "Aging of Cloned Animals." Gerontology. doi: 10.1159/000452444.
Burkart, J. M., O. Allon, F. Amici, C. Fichtel, C. Finkenwirth, A. Heschl, J. Huber, K. Isler, Z. K. Kosonen, E. Martins, E. J. Meulman, R. Richiger, K. Rueth, B. Spillmann, S. Wiesendanger, and C. P. van Schaik. 2014. "The Evolutionary Origin of Human Hyper-Cooperation." Nature Communications 5: 4747. doi:10.1038/ncomms5747.
Burns, L. H. 2005. "Psychological Changes in Infertility Patients." In Frozen Dreams: Psychodynamic Dimensions of Infertility and Assisted Reproduction, edited by A. Rosen and J. Rosen, 3–29. Hillsdale, NJ: Analytic.
Buss, M. 1967. "The Beginning of Human Life as an Ethical Problem." Journal of Religion 47 (3): 244–255.
Cangiamila, F. E. 1758. Embryologia Sacra. Palermo: Francesco Valenza.
Caplan, A. 2005. "Fertility Clinics Vary Widely on Who Gets Treatment." CNN Health. www.cnn.com/2005/HEALTH/01/19/fertility.ethics.ap/; http://www.ncpa.org/sub / dpd/index.php?Article_ID=1175
Carlson, B. M. 2014. Human Embryology and Developmental Biology. 5th ed. Philadelphia: Elsevier.
Carlson, E. A. 2001. The Unfit: A History of a Bad Idea. Cold Spring Harbor, MA: Cold Spring Harbor Laboratory Press.
Carmichael, M. 2004. "No Girls, Please." Newsweek, January 143 (4): 50. At http://www .newsweek.com/no-girls-please-125881.
Carter, J. 2014. A Call to Action: Women, Religion, Violence, and Power. New York: Simon & Schuster.
Caserta D., G. Bordi, F. Ciardo, et al. 2013. "The Influence of Endocrine Disruptors in a Selected Population of Infertile Women." Gynecology and Endocrinology 29: 444–447.
Center for Genetics and Society (CGS). 2016a. "About Inheritable Genetic Modification." www.geneticsandsociety.org/section.php?id=108.

——. 2016b. "3-Person IVF: A Resource Page." http://www.geneticsandsociety.org / article.php?id=6527.

Centers for Disease Control and Prevention (CDC). 2012. "2012 Assisted Reproductive Technology National Summary Report ART Success Rates." http://www.cdc.gov/ art /reports/2012/national-summary.html.

——. 2014. "Infertility." Last updated July 15, 2016. www.cdc.gov/nchs/fastats/infertility. htm.

——. 2016. "ART Success Rates." www.cdc.gov/art/artdata/index.html.

Chabbert-Buffet, N., G. Meduri, P. Bouchard, and I. M. Spitz. 2005. "Selective Progesterone Receptor Modulators and Progesterone Antagonists: Mechanisms of Action and Clinical Applications." Human Reproduction Update 11 (3): 293–307.

Champagne, F. A., I. C. Weaver, J. Diorio, S. Dymov, M. Szyf, and M. J. Meaney. 2006. "Maternal Care Associated with Methylation of the Estrogen Receptor-alpha1b Promoter and Estrogen Receptor-alpha Expression in the Medial Preoptic Area of Female Offspring." Endocrinology 147 (6): 2909–2915.

Chang, M. C. 1951. "Fertilizing Capacity of Spermatozoa Deposited into the Fallopian Tubes." Nature 168 (4277): 697–698.

Chapman, A. R., and M. S. Frankel. 2003. "Framing the Issues." In Designing Our Descendents: The Promises and Perils of Genetic Modifications, edited by A. R. Chapman and M. S. Frankel, 3–19. Baltimore: Johns Hopkins University Press.

Chavez, S. L., K. E. Loewke, J. Han, F. Moussavi, P. Colls, S. Munne, B. Behr, and R. A. Reijo Pera. 2012. "Dynamic Blastomere Behaviour Reflects Human Embryo Ploidy by the Four-Cell Stage." Nature Communications 3: 1251.

Chen, X., M. Chen, B. Xu, R. Tang, X. Han, Y. Qin, B. Xu, B. Hang, Z. Mao, W. Huo, Y. Xia, Z. Xu, and X. Wang. 2013. "Parental Phenols Exposure and Spontaneous Abortion in Chinese Population Residing in the Middle and Lower Reaches of the Yangtze River." Chemosphere 93 (2): 217–222.

Childs, B. 2003. Genetic Medicine: A Logic of Disease. Baltimore: Johns Hopkins University Press, 108. Cohen, I. G., G. Q. Daley, and B. Y. Adashi. 2017. "Disruptive Reproductive Technologies." Science Translational Medicine 9 (372) doi:10.1126/scitranslmed.aag2959.

Cohen-Dayag, A., I. Tur-Kaspa, J. Dor, S. Mashiach, and M. Eisenbach. 1995. "Sperm Capacitation in Humans Is Transient and Correlates with Chemotactic Responsiveness to Follicular Factors." Proceedings of the National Academy of Sciences of the United States of America 92 (24): 11039–11043.

Congregation for the Doctrine of the Faith (CDF). 1987. Donum Vitae [Respect for Human Life]. Vatican City: Congregation for the Doctrine of the Faith.

Couzin-Frankel, J. 2015. "Eggs Unlimited." Science 350 (6261): 620–624.

Cox, D. B., R. J. Platt, and F. Zhang. 2015. "Terapeutic Genome Editing: Prospects and Challenges." Nature Medicine 21 (2): 121–131.

Crichton, M. 1990. Jurassic Park. New York: Alfred A. Knopf.

Curtis, L. R., G. B. Curtis, and M. K. Beard. 1986. My Body—My Decision! What You

Should Know About the Most Common Female Surgeries. Tucson: Body.

Cusk, R. 2016. "What She Bears," New York Times Book Review, September 4. Dali Lama. 1993. "New York Times Interview with the Dalai Lama." By C. Dreifus. New York Times, November 28. www.sacred-texts.com/bud/tib/nytimes.htm.

Dalai Lama. 1995. The World of Tibetan Buddhism. Boston: Wisdom Publications.

——. 1996. Beyond Dogma: Dialogues and Discourses. Berkeley, CA: North Atlantic.

Das, K. (1929) 1993. Obstetric Forceps: Its History and Evolution. Leeds: Medical Museum Publishing.

DasGupta, S., and S. DasGupta, eds. 2014. Globalization and Transnational Surrogacy in India: Outsourcing Life. New York: Lexington.

Dawkins, R. 1976. The Selfish Gene. Oxford: Oxford University Press.

——. 1986. The Blind Watchmaker. New York: Norton.

DeMarco, D. 1984. "The Roman Catholic Church and Abortion: A Historical Perspective." Homiletic Press and Pastoral Review, July 1984, 59–66. www.catholicculture.org / culture/library/view.cfm?id=3361.

Den Boer, A., and V. M. Hudson. 2002. "A Surplus of Men, a Deficit of Peace: Security and Sex Ratios in Asia's Largest States." International Security 26 (4): 5–38.

Desmond, A. 1997. Huxley: From Devil's Disciple to Evolution's High Priest. Reading, MA: Addison-Wesley.

Diamond, G. 1994. Full Circle. New York: Feldheim.

Dobzhansky, T. 1976. "Living with the Biological Revolution." In Man and the Biological Revolution, edited by T. Dobzhansky and R. H. Haynes. 21–45. Toronto: York University Press.

Domar, A. D., K. L. Rooney, M. Milstein, and L. Conboy. 2015. "Lifestyle Habits of 12,800 IVF Patients: Prevalence of Negative Lifestyle Behaviors, and Impact of Religion and Insurance Coverage." Human Fertility 18 (4): 253–257.

Dreweke, J. 2014. "Contraception Is Not Abortion: The Strategic Campaign of Anti-abortion Groups to Persuade the Public Otherwise." Guttmacher Policy Review 17 (4). https://www.guttmacher.org/gpr/2014/12/contraception-not-abortion-strategic-campaign-antiabortion-groups-persuade-public.

Ducibella, T., and R. Fissore. 2008. "The Roles of Ca^{2+}, Downstream Protein Kinases, and Oscillatory Signaling in Regulating Fertilization and the Activation of Development." Developmental Biology 315 (2): 257–279.

Dworkin, A. 1983. Right-Wing Women: The Politics of Domesticated Females. London: Women's Press.

Edward, D. A., P. Stockley, and D. J. Hosken. 2014. "Sexual Conflict and Sperm Competition." Cold Spring Harbor Perspectives in Biology 7 (4): a017707.

Erb, B. J. 1999. "Deconstructing the Human Egg: The FDA's Regulation of Scientifically Created Babies." Roger Williams University Law Review 5 (1): 273–313.

Eugenics Archive. 2016. www.eugenicsarchive.org/eugenics/.

Evangelical Lutheran Church in America (ELCA). 1991. "Social Statement on Abortion" https://www.elca.org/Faith/Faith-and-Society/Social-Statements/Abortion.

Evans, M. J., and M. H. Kaufman. 1981. "Establishment in Culture of Pluripotent Cells from Mouse Embryos." Nature 292 (5819): 154–156.

Falk, M. J., A. Decherney, and J. P. Kahn. 2016. "Mitochondrial Replacement Technique: Implications for the Clinical Community." New England Journal of Medicine 374 (12): 1103–1106.

Feil, R., and M. F. Fraga. 2012. "Epigenetics and the Environment: Emerging Patterns and Implications." Nature Reviews Genetics 13: 97–109.

Fiorina, C. 2015. Quoted in N. Nazworth, "Interview: Potential GOP Presidential Candidate Carly Fiorina Talks Abortion, Common Core, Gay Marriage and Her Christian Faith." Christian Post, February 6. www.christianpost.com/news/interview-potential-gop-presidential-candidate-carly-fiorina-talks-abortion-common-core-gay-marriage-and-her-christian-faith-133652/#jRPJLB81tV6hewWT.99www.christianpost.com/news/interview-potential-gop-presidential-candidate-carly-fiorina-talks-abortion-common-core-gay-marriage-and-her-christian-faith-133652/.

Fleming, T. P. 1987. "A Quantitative Analysis of Cell Allocation to Trophectoderm and Inner Cell Mass in the Mouse Blastocyst." Developmental Biology 119 (2): 520–531.

Flower, M. J. 1985. "Neuromaturation of the Human Fetus." Journal of Medical Philosophy 10 (3): 237–251.

Ford, N. M. 1988. When Did I Begin? Conception of the Human Individual in History. New York: Cambridge University Press.

Fraga, M. F., E. Ballestar, M. F. Paz, S. Ropero, F. Setien, M. L. Ballestar, D. Heine-Suñer, J. C. Cigudosa, M. Urioste, J. Benitez, M. Boix-Chornet, A. Sanchez-Aguilera, C. Ling, E. Carlsson, P. Poulsen, A. Vaag, Z. Stephan, T. D. Spector, Y. Z. Wu, C. Plass, and M. Esteller. 2005. "Epigenetic Differences Arise During the Lifetime of Monozygotic Twins." Proceedings of the National Academy of Sciences of the United States of America 102 (30): 10604–10609.

Freedman, N. 1973. Joshua, Son of None. New York: Delacorte.

Frenkel, D. A. 2001. "Legal Regulation of Surrogate Motherhood in Israel." Medicine and Law 20 (4): 605–612.

Friedmann, T., E. C. Jonlin, N. M. P. King, B. E. Torbett, N. A. Wivel, Y. Kaneda, and M. Sadelain. 2015. "ASGCT and JSGT Joint Position Statement on Human Genomic Editing." Molecular Terapy 23: 1282.

Fritz, M. A., and L. Sperof. 2010. Clinical Gynecological Endocrinology. Philadelphia: Williams and Wilkins.

Fritz, R., C. Jain, and D. R. Armant. 2014. "Cell Signaling in Trophoblast–Uterine Communication." International Journal of Developmental Biology 58 (2–4): 261–271.

Gilbert, S. F. 1979. "The Metaphorical Structuring of Social Perceptions." Soundings 62:166–186.

——. 2002. "Genetic Determinism: The Battle Between Scientific Data and Social Image in Contemporary Developmental Biology." In On Human Nature: Anthropological, Biological, and Philosophical Foundations, edited by A. Grunwald, M. Gutmann, and E. M. Neumann-Held, 121–140. New York: Springer.

——. 2008. "When 'Personhood' Begins in the Embryo: Avoiding a Syllabus of Errors." Birth Defects Research Part C: Embryo Today: Reviews 84 (2): 164–173.
——. 2013. "Wonder and the Necessary Alliances of Science and Religion." Euresis Journal 4: 7–30.
——. 2014. Developmental Biology. 10th ed. Sunderland, MA: Sinauer.
——. 2015a. "DNA as Our Soul: Don't Believe the Advertising." Huffington Post, November 18. www.huffingtonpost.com/scott-f-gilbert/dna-as-our-soul-believing_b_8590902.html.
——. 2015b. "Republicans Need to Be Countered on False Claims About Embryos." Huffington Post, September 23. www.huffingtonpost.com/scott-f-gilbert/countering-republican-claims-embryos_b_8152028.html.
Gilbert, S. F., and M. Barresi. 2016. Developmental Biology. 11th ed. Sunderland, MA: Sinauer.
Gilbert, S. F., and S. Braukmann. 2011. "Fertilization Narratives in the Art of Gustav Klimt, Diego Rivera, and Frida Kahlo: Repression, Domination, and Eros among Cells." Leonardo 44: 221–227.
Gilbert, S. F., and D. Epel D. 2015. Ecological Developmental Biology : The Developmental Integration of Evolution, Development, and Medicine. 2nd ed. Sunderland, MA: Sinauer.
Gilbert, S. F., and A. Fausto-Sterling. 2003. "Educating for Social Responsibility: Changing the Syllabus of Developmental Biology." International Journal of Developmental Biology 47 (2–3): 327–244.
Gilbert, S. F., and R. Howes-Mischel. 2004. " 'Show Me Your Original Face Before You Were Born': The Convergence of Public Fetuses and Sacred DNA." History and Philosophy of the Life Sciences 26 (3–4): 377–394.
Gilbert, S. F., A. L. Tyler, and E. J. Zackin. 2005. Bioethics and the New Embryology: Springboards for Debate. Sunderland, MA: Sinauer.
Gleicher, N., D. M. Oleske, I. Tur-Kaspa, A. Vidali, and V. Karande. 2000. "Reducing the Risk of High-Order Multiple Pregnancy after Ovarian Stimulation with Gonadotropins." New England Journal of Medicine 343 (1): 2–7.
Gluckman P., and M. Hanson. 2004. The Fetal Matrix: Evolution, Development and Disease. Cambridge: Cambridge University Press.
——. 2007. Mismatch: Why Our World No Longer Fits Our Bodies. Oxford: Oxford University Press.
Goldberg, A. E. 2010. Lesbian and Gay Parents and Teir Children: Research on the Family Life Cycle. Washington, DC: American Psychological Association.
Goldenberg, S. 2006. "Woman, 62, Gives Birth to Twelfth Child." Guardian, February 23. www.theguardian.com/world/2006/feb/23/usa.suzannegoldenberg.
Gould, S. J. 1977. Ever Since Darwin. New York: Norton.
——. 1999. Rocks of Ages: Science and Religion in the Fullness of Life. New York: Ballantine.
Grady, D. 2017. "Patients Lose Sight After Stem Cells Are Injected into Teir Eyes." New

York Times, March 17. https://www.nytimes.com/2017/03/15/health/eyes-stem-cells -injections.html?_r=0.
Greene, N. D., and A. J. Copp. 2014. "Neural Tube Defects." Annual Review of Neuroscience 37: 221–242.
Greenhouse, L., and R. B. Siegel, eds. 2012. Before Roe v. Wade: Voices that Shaped the Abortion Debate Before the Supreme Court's Ruling. 2nd ed. New Haven, CT: Yale Law School, Lillian Goldman Law Library. http://documents.law.yale.edu/before-roe.
Griffith, A. J., W. Ji, M. E. Prince, R. A. Altschuler, and M. H. Meisler. 1999. "Optic, Olfactory, and Vestibular Dysmorphogenesis in the Homozygous Mouse Insertional Mutant Tg9257." Journal of Craniofacial Genetics and Developmental Biology 19 (3): 157–163.
Grobstein, C. 1988. Science and the Unborn: Choosing Human Futures. New York: Basic Books.
Gurdon, J. B. 1962. "The Developmental Capacity of Nuclei Taken from Intestinal Epithelium Cells of Feeding Tadpoles." Journal of Embryology and Experimental Morphology 10: 622–640.
Guttmacher, A. F. 1943. "The Role of Artificial Insemination in the Treatment of Human Sterility." Bulletin of the New York Academy of Medicine 19: 573–591.
Hanna, E., and B. Gough. 2015. "Experiencing Male Infertility: A Review of the Quantitative Research Literature." Sage Open 5 (4): 1–9. doi:10.1177/2158244015610319.
Hanna, J., M. Wernig, S. Markoulaki, C. W. Sun, A. Meissner, J. P. Cassady, C. Beard, T. Brambrink, L. C. Wu, T. M. Townes, and R. Jaenisch. 2007. "Treatment of Sickle Cell Anemia Mouse Model with iPS Cells Generated from Autologous Skin." Science 318 (5858): 1920–1923.
Haraway, D. 2015. "Anthropocene, Capitalocene, Plantationocene, Chthulucene: Making Kin." Environmental Humanities 6 (1): 159–165.
Haraway, D. J. 2016. Staying with the Trouble. Durham, NC: Duke University Press.
Harris, J. 2010. Enhancing Evolution: The Ethical Case for Making Better People. Princeton: Princeton University Press.
Harris, J. and Darnovsky, M. 2016. "Pro and Con: Should Gene Editing Be Performed on Human Embryos?" Center for Genetics and Society. http://www.geneticsandsociety.org/article.php?id=9553.
Harris, L. H. 2012. "Recognizing Conscience in Abortion Provision." New England Journal of Medicine 367 (11): 981–983.
Heschel, A. J. 1954. God in Search of Man. New York: Harper and Row.
——. 1965. Who Is Man? Berkeley, CA: University of California Press.
Hesketh, T., L. Lu, and Z. W. Xing. 2011. "The Consequences of Son Preference and Sex-Selective Abortion in China and Other Asian Countries." Canadian Medical Association Journal 183 (12): 1374–1377.
Holub, M. 1990. "The Intimate Life of Nude Mice." In M. Holub, The Dimension of the Present Moment: Essays, translated by D. Hábová and D. Young. London: Faber and Faber.

Huckabee, M. 2012. "Interview with Jon Stewart." By Jon Stewart. The Daily Show with Jon Stewart, November 12. www.cc.com/video-clips/zqfoba/the-daily-show-with-jon-stewart-mike-huckabee-pt—2.

——. 2015. Quoted in B. Guarino, "Mike Huckabee Says Life Begins with a 'DNA Schedule,' a Made-Up Phrase." Inverse, August 7. www.inverse.com/article/5174-mike-huckabee-says-life-begins-with-a-dna-schedule-a-made-up-phrase.

Hudson, V. M., and A. M. den Boer. 2004. Bare Branches: The Security Implications of Asia's Surplus Male Population. Cambridge, MA: MIT Press.

Hunt, P. A., C. Lawson, M. Gieske, B. Murdoch, H. Smith, A. Marre, T. Hassold, and C. A. VandeVoort. 2012. "Bisphenol A Alters Early Oogenesis and Follicle Formation in the Fetal Ovary of the Rhesus Monkey." Proceedings of the National Academy of Sciences of the United States of America 109 (43): 17525–17530.

Huxley, A. 1937. Means and Ends. London: Chatto and Windus.

Huxley, T. H. 1870. "On Descartes' 'Discourse Touching the Method of Using One's Reason Rightly and of Seeking Scientific Truth.' " Macmillan's Magazine, March 24.

——. 1894. Evolution and Ethics: Prolegomena. London: Macmillan. Available at http://mathcs.clarku.edu/huxley/CE9/E-EProl.html. Hvistendahl, M. 2011. Unnatural Selection: Choosing Boys Over Girls, and the Consequences of a World Full of Men. New York: Public Affairs.

Hyun, I., A. Wilkerson, and J. Johnston. 2016. "Embryology Policy: Revisit the 14-day Rule." Nature 533 (7602): 169–171.

Inhorn, M. C. 1994a. Quest for Conception: Gender, Infertility and Egyptian Medical Traditions. Philadelphia: University of Pennsylvania Press.

——. 1994b. Infertility and Egyptian Medical Traditions. Philadelphia: University of Pennsylvania Press.

——. 1995. Infertility and Patriarchy: The Cultural Politics of Gender and Family Life in Egypt. Philadelphia: University of Pennsylvania Press.

——. 2003. Local Babies, Global Science: Gender, Religion, and In-Vitro Fertilization in Egypt. New York: Routledge.

——. 2015. Cosmopolitan Conceptions: IVF Sojourns in Global Dubai. Durham, NC: Duke University Press.

Inhorn, M. C., and F. van Balen. 2002. "Interpreting Infertility: A View from the Social Sciences." In Infertility Around the Globe: New Tinking on Childlessness, Gender, and Reproductive Technologies, edited by M. C. Inhorn and F. van Balen, 3–32. Berkeley: University of California Press.

Jadva, V., and S. Imrie. 2014. "Children of Surrogate Mothers: Psychological Well-Being, Family Relationships and Experiences of Surrogacy." Human Reproduction 29 (1): 90–96.

Jaenisch, R., and I. Wilmut. 2001. "Developmental Biology: Don't Clone Humans!" Science 291 (5513): 2552.

Jakobovits, I. 1973. "Jewish Views on Abortion." In Abortion, Society, and Law, edited by D. Walbert and J. Butler. Cleveland: Press of Case Western Reserve University.

Joffe, C. E. 1995. Doctors of Conscience: The Struggle to Provide Abortion Before and After Roe v. Wade. Boston: Beacon.

Johnston, J., and M. Zoll. 2014. "Is Freezing Your Eggs Dangerous? A Primer." New Republic, November 1. https://newrepublic.com/article/120077/dangers-and-realities-egg-freezing.

Josephs, L. 2005. "Terapist Anxiety About Motivation for Parenthood." In Frozen Dreams: Psychodynamic Dimensions of Infertility and Assisted Reproduction, edited by A. Rosen and J. Rosen, 33–50. Hillsdale, NJ: Analytic.

Kaiser, J., and D. Normile 2015. "Bioethics: Embryo Engineering Study Splits Scientific Community." Science 348 (6234): 486–487.

Kalb, C. 2004. "Brave New Babies." Newsweek, January 26. At http://www.newsweek.com/brave-new-babies-125951.

Kane, E. 1998. Birth Mother: The Story of America's First Legal Surrogate Mother. San Diego: Harcourt Brace Jovanovich.

Kevles, B. 1998. Naked to the Bone: Medical Imaging in the Twentieth Century. New York: Basic Books.

Kevles, D. J. 1998. In the Name of Eugenics: Genetics and the Uses of Human Heredity. Cambridge, MA: Harvard University Press.

Klein, R. D. 1989. Infertility: Women Speak Out About Teir Experiences of Reproductive Medicine. London: Pandora.

Knoepfler, P. 2017. "NEJM Paper Links 3 Blinded Patients to Publicly-Traded Stem Cell Clinic." The Niche (blog), Knoepfler Lab, March 15. https://ipscell.com/2017/03/nejm-paper-links-3-patients-blinded-to-publicly-traded-stem-cell-clinic/.

Kohlberg, K. 1953a. "The Practice of Artificial Insemination in Humans." Deutsche medizinische Wochenschrift 78: 835–839.

——. 1953b. "Artifcial Insemination and the Physician." Deutsche medizinische Wochenschrift. 78: 855–856.

Kolbert, E. 2014. The Sixth Extinction: An Unnatural History. New York: Henry Holt.

Kühl, S. 1994, The Nazi Connection: Eugenics, American Racism, and German National Socialism. New York: Oxford University Press.

Kuriyan, A. E., T. A. Albini, J. H. Townsend, et al. 2017. "Vision Loss After Intravitreal Injection of Autologous 'Stem Cells' for AMD." New England Journal of Medicine 376: 1047–1053.

Lakoff, G., and M. Johnson. 1980. Metaphors We Live By. Chicago: University of Chicago Press.

Lampert, N. 2015. "A Modern Woman's Burden." New Republic, March 20. https://newrepublic.com/article/121334/modern-womans-burden.

Lathi, R. B., C. A. Liebert, K. F. Brookfield, J. A. Taylor, F. S. vom Saal, V. Y. Fujimoto, and V. L. Baker. 2014. "Conjugated Bisphenol A in Maternal Serum in Relation to Miscarriage Risk." Fertility and Sterility 102 (1): 123–128.

Leder A., P. K. Pattengale, A. Kuo, T. A. Stewart, and P. Leder. 1986. "Consequences of Widespread Deregulation of the c-myc Gene in Transgenic Mice: Multiple Neo-

plasms and Normal Development." Cell 45 (4): 485–495.
Ledford, H. 2020. "CRISPR editing wreaks chromosomal mayhem in human embryos." Nature 583: 17-18.
Leigh, J. 2016. Avalanche: A Love Story. New York: Norton.
Lemos, E. V., D. Zhang, B. J. Van Voorhis, and X. H. Hu. 2013. "Healthcare Expenses Associated with Multiple vs Singleton Pregnancies in the United States." American Journal of Obstetrics and Gynecology 209 (6): 586.e1–586.e11.
Levin, I. 1976. The Boys from Brazil. New York: Random House.
Li, H., L. Saucedo-Cuevas, J. A. Regla-Nava, G. Chai, N. Sheets, W. Tang, A. V. Terskikh, S. Shresta, and J. G. Gleeson. 2016. "Zika Virus Infects Neural Progenitors in the Adult Mouse Brain and Alters Proliferation." Cell Stem Cell 19 (5): 593–598.
Liang, P., Y. Xu, X. Zhang, C. Ding, R. Huang, Z. Zhang, J. Lv, X. Xie, Y. Chen, Y. Li, Y. Sun, Y. Bai, Z. Songyang, W. Ma, C. Zhou, and J. Huang. 2015. "CRISPR/Cas9 -Mediated Gene Editing in Human Tripronuclear Zygotes." Protein Cell 6 (5): 363–372.
Lipshultz, L., and D. Adamson. 1999. "Multiple-Birth Risk Associated with In Vitro Fertilization: Revised Guidelines." Journal of the American Medical Association 282 (19): 1813–1814.
Loades, D. M. 2006. Mary Tudor: The Tragical History of the First Queen of England. Kew, UK: National Archives.
Lorenceau, E., L. Mazzucca, S. Tisseron, and T. D. Pizitz. 2015. "A Cross-Cultural Study on Surrogate Mother's Empathy and Maternal-foetal Attachment. "Women and Birth 28 (2): 154–159.
Ludmerer, K. M. 1972. Genetics and American Society: A Historical Appraisal. Baltimore: Johns Hopkins University Press.
Lunneborg, P. 2002. The Chosen Lives of Childfree Men. London: Bergin and Garvey.
Macklin, R. 1995. "The Ethics of Sex Selection." Indian Journal of Medical Ethics 3: 61–64.
Maimonides (Moshe ben Maimon). (1190) 1956. The Guide for the Perplexed, translated by M. Friedlander. New York: Dover.
Mantzouratou, A., and J. D. Delhanty. 2011. "Aneuploidy in the Human Cleavage Stage Embryo." Cytogenetic and Genome Research 133 (2–4): 141–148.
Marsh, M., and W. Ronner. 1996. The Empty Cradle: Infertility in America from Colonial Times to the Present. Baltimore: Johns Hopkins University Press.
Martin, E. 1991. "The Egg and the Sperm: How Science Has Constructed a Romance Based on Stereotypical Male–Female Roles." Signs 16 (3): 485–501.
Martin, G. R. 1981. "Isolation of a Pluripotent Cell Line from Early Mouse Embryos Cultured in Medium Conditioned by Teratocarcinoma Stem Cells." Proceedings of the National Academy of Sciences of the United States of America 78 (12): 7634–7638.
Mason, M.-C. 1993. Male Infertility: Men Talking. New York: Routledge.
Mayo Clinic. 2014. "Ovarian Hyperstimulation Syndrome." www.mayoclinic.org/diseases-conditions/ovarian-hyperstimulation-syndrome-ohss/basics/definition/con-20033777.
McConnell, D. 2010. "Cristiano Ronaldo Paid a Surrogate Mother to Have His Baby."

Daily Mail. http://www.dailymail.co.uk/tvshowbiz/article-1292094/Cristiano-Ronaldo-father-paying-surrogate-baby.html.

McCormick, R. 1991. "Who or What Is the Pre-Embryo?" Kennedy Institute of Ethics Journal 1 (1): 1–15.

McDonald, J. W., X. Z. Liu, Y. Qu, S. Liu, S. K. Mickey, D. Turetsky, D. I. Gottlieb, and D. W. Choi. 1999. "Transplanted Embryonic Stem Cells Survive, Differentiate and Promote Recovery in Injured Rat Spinal Cord." Nature Medicine 5 (12): 1410–1412.

McLaren, A. 2007. Impotence: A Cultural History. Chicago: University of Chicago Press.

McPherron, A. C., A. M. Lawler, and S. J. Lee. 1997. "Regulation of Skeletal Muscle Mass in Mice by a New TGF-Beta Superfamily Member." Nature 387 (6628): 83–90.

Meade, H. M. 1997. "Dairy Gene." The Sciences 37 (5): 20–25.

Meaney, M. J. 2001. "Maternal Care, Gene Expression, and the Transmission of Individual Differences in Stress Reactivity Across Generations." Annual Review of Neuroscience 24: 1161–1192.

Mei, G. 2016. "Italy Tells Women to Hurry Up and Have Babies." Redbook, September 2. www.redbookmag.com/body/pregnancy-fertility/a45777/italy-fertility -day-offensive-ads/.

Melo, E. O., A. M. Canavessi, M. M. Franco, and R. Rumpf. 2007. "Animal Transgenesis: State of the Art and Applications." Journal of Applied Genetics 48 (1): 47–61.

Mitchell, C., L. M. Schneper, and D. A. Notterman. 2016. "DNA Methylation, Early Life Environment, and Health Outcomes." Pediatric Research 79 (1–2): 212–219.

Montagu, M. F. A. 1962. "Time, Morphology, and Neoteny in the Evolution of Man." In Culture and Evolution of Man, edited by M. F. A. Montagu, 324–342. New York: Oxford University Press.

Morowitz, H. J., and J. S. Trefil. 1992. The Facts of Life: Science and the Abortion Controversy. New York: Oxford University Press.

Mullin, E. 2017. "Eggs from Skin Cells? Here's Why the Next Fertility Technology Will Open Pandora's Box." MIT Technology Review. https://www.technologyreview.com/s/603343/eggs-from-skin-cells-heres-why-the-next-fertility-technology-will-open-pandoras-box/.

Münzer, J. 1924. "Viaje por España y Portugal en los años 1494 y 1495." In Boletín de la Real Academia de la Historia (ed. Julio Puyol), 84, pp. 32-119.

National Academies of Science (NAS) 2017. Human Genome Editing: Science, Ethics, and Governance. The National Academies Press.

National Library of Medicine (NLM). 2016. "In Vitro Fertilization." MedlinePlus. www.nlm.nih.gov/medlineplus/ency/article/007279.htm.

Needham, J. 1931. Chemical Embryology. New York: MacMillan.

Needham, J. (1934) 1959. A History of Embryology. Cambridge: Cambridge University Press.

Nelkin, D., and M. S. Lindee. (1995) 2004. The DNA Mystique: The Gene as a Cultural Icon. Ann Arbor: University of Michigan Press.

Nelson, C. 2014. "What a Wrongful Birth Lawsuit Can Teach Us About Race." Huffington

Post, October 7. www.huffngtonpost.ca/charmaine-nelson/wrongful-birth-ohio_b_5946982.html.

New Family. 2016. http://awiderbridge.org/new-family/

New York Blood Center (NYBC). "NY Blood Center: National Cord Blood Program." http://parentsguidecordblood.org/en/banks/ny-blood-center-national-cord-blood -program.

New York State Department of Health (NYSDH). 2013. "Cord Blood Frequently Asked Questions." www.health.ny.gov/professionals/patients/donation/umbilical_cord_blood /frequently_asked_questions.htm.

New York Times. 1992. "Doctor Is Found Guilty in Fertility Case." March 5. www.nytimes .com/1992/03/05/us/doctor-is-found-guilty-in-fertility-case.html.

Newman, S. A. 2003. "Averting the Clone Age: Prospects and Perils of Human Developmental Manipulation. Journal of Contemporary Health Law and Policy. 19 (2): 431–463.

——. 2013. "The British Embryo Authority and the Chamber of Eugenics." Huffngton Post. http://www.huffngtonpost.com/stuart-a-newman/mitochondrial-replacement -ethics_b_2837818.html.

Nilsson, L. 1965. "Drama of Life Before Birth." Life, April 30, 54–72A.

——. 1966. A Child Is Born: The Drama of Life Before Birth. New York: Dell.

Noé, G., H. B. Croxatto, A. M. Salvatierra, V. Reyes, C. Villarroel, C. Muñoz, G. Morales, and A. Retamales. 2011. "Contraceptive Efficacy of Emergency Contraception with Levonorgestrel Given Before or After Ovulation." Contraception 84 (5): 486–492.

Nosarka, S., and T. F. Kruger. 2005. "Surrogate Motherhood." South African Medical Journal 95 (12): 942, 944, 946.

Ombelet, W., and J. Van Robays. 2015. "Artificial Insemination: Hurdles and Milestones." Facts, Views & Vision in ObGyn 7 (2): 137–143.

Pagliuca, F. W., J. R. Millman, M. Gürtler, M. Segel, A. Van Dervort, J. H. Ryu, Q. P. Peterson, D. Greiner, and D. A. Melton. 2014. "Generation of Functional Human Pancreatic β Cells in Vitro." Cell 159 (2): 428–439.

Pande, A. 2014. Wombs in Labor: Transnational Commercial Surrogacy in India. New York: Columbia University Press.

Papaligoura, Z., D. Papadatou, and T. Bellali. 2015. "Surrogacy: The Experience of Greek Commissioning Women." Women and Birth 28 (4): e110–e118.

Petersen, K. B., H. W. Hvidman, R. Sylvest, A. Pinborg, E. C. Larsen, K. T. Macklon, A. N. Andersen, and L. Schmidt. 2015. "Family Intentions and Personal Considerations on Postponing Childbearing in Childless Cohabiting and Single Women Age 35–43 Seeking Fertility Assessment and Counseling." Human Reproduction 30 (11): 2563–2574.

Peterson, R. 2003. Scenes from a Surrogacy. Hillsdale, NJ: Analytic.

Pinto-Correia, C. 1986. O Essencial Sobre os Bebes-Proveta. Lisbon: Imprensa Nacional—Casa da Moeda.

——. 1997. The Ovary of Eve: Sperm & Egg & Preformation. Chicago: University of

Chicago Press.
——. 2003. Return of the Crazy Bird: The Strange Tale of the Dodo. New York: Copernicus.
Pius IX. 1869. Apostolicae Sedis.
Pollack, A. 2009. "FDA Approves Drug from Gene-Altered Goats." New York Times, February 6. www.nytimes.com/2009/02/07/business/07goatdrug.html
Practice Committees of the American Society for Reproductive Medicine and the Society for Assisted Reproductive Technology. 2013. "Mature Oocyte Cryopreservation: A Guideline." Fertility and Sterility 99 (1): 37–43.
Presbyterian Mission Agency (PMA). 1992. http://www.presbyterianmission.org/what-we-believe/social-issues/abortion-issues/
Pro-Life Action League. 2003. http://www.prolifeaction.org/actionnewshotline/2003/0604-0608.htm.
Purdy, L. 2001/2015. "Bioethics of New Assisted Reproduction." Encyclopedia of Life Sciences. http://onlinelibrary.wiley.com/doi/10.1002/9780470015902.a0003479.pub3/full
Purves, D., and J. W. Lichtman. 1985. Principles of Neural Development. Sunderland, MA: Sinauer.
Rabinowitz, A. 2015. "Why Egg Freezing Is an Impossible Choice." Nautilus 22, March 19. http://nautil.us/issue/22/slow/why-egg-freezing-is-an-impossible-choice.
Raff, R. A. 2012. Once We All Had Gills: Growing Up Evolutionist in an Evolving World. Bloomington: Indiana University Press.
Ramachandran, R. 1999. "In India, Sex Selection Gets Easier." UNESCO Courier. https://unesdoc.unesco.org/ark:/48223/pf0000117055
Ramsey, P. 1970. "Reference Points in Deciding About Abortion." In The Morality of Abortion: Legal and Historical Perspectives, edited by J. T. Noonan, 40–100. Cambridge, MA: Harvard University Press.
Renfree, M. B. 1982. "Implantation and Placentation." In Reproduction in Mammals. Book 2. Embryonic and Fetal Development, edited by C. R. Austin and R. V. Short. 2nd ed. Cambridge: Cambridge University Press.
Resolve. 2016. "What Are My Chances of Success with IVF?" www.resolve.org/family-building-options/ivf-art/what-are-my-chances-of-success-with-ivf.html.
Rezania, A., J. E. Bruin, P. Arora, A., Rubin, I. Batushansky, A. Asadi, S. O'Dwyer, N. Quiskamp, M. Mojibian, T. Albrecht, Y. H. Yang, J. D. Johnson, and T. J. Kieffer. 2014. "Reversal of Diabetes with Insulin-Producing Cells Derived in Vitro from Human Pluripotent Stem Cells." Nature Biotechnology 32 (11): 1121–1133.
Rifkin, J. 1998. The Biotech Century. New York: Putnam.
Roberts, J. C. 2002. "Customizing Conception: A Survey of Preimplantation Genetic Diagnosis and the Resulting Social, Ethical, and Legal Dilemmas." Duke Law and Technology Review, https://dltr.law.duke.edu/2002/07/23/customizing-conception-a-survey-of-preimplantation-genetic-diagnosis-and-the-resulting-social-ethical-and-legal-dilemmas/
Robertson, J. A. 2001. "Preconception Gender Selection." The American Journal of Bio-

ethics 1 (1): 2–5.
Robinton, D. A., and G. Q. Daley. 2012. "The Promise of Induced Pluripotent Stem Cells in Research and Terapy." Nature 481 (7381): 295–305.
Rorvik, D. 1978. In His Image: The Cloning of a Man. Philadelphia: Lippincott.
Roura, S., J. M. Pjual, C. Gálvez-Montón, and A. Bayes-Genis. 2016. "Quality and Exploitation of Umbilical Cord Blood for Cell Terapy: Are We Beyond Our Capabilities?"Developmental Dynamics 245 (7): 710–717.
Rose, S. 1998. Lifelines: Biology Beyond Determinism. Oxford: Oxford University Press.
Rosen, A., and J. Rosen, eds. 2005. Frozen Dreams: Psychodynamic Dimensions of Infertility and Assisted Reproduction. Hillsdale, NJ: Analytic.
Rostand, J. 1962. The Substance of Man, translated by I. Brandeis. New York: Doubleday.
Roy, R. N., W. R. Schumm, and S. L. Britt. 2014. Transition to Parenthood. New York: Springer.
Sandel, M. J. 2004. "Ethics of Embryonic Stem Cells." New England Journal of Medicine 351 (16): 1687–1690.
——. 2005. Public Philosophy: Essays on the Morality in Politics. Cambridge, MA: Harvard University Press.
Sander, J. D., and J. K. Joung. 2014. "CRISPR-Cas Systems for Editing, Regulating and Targeting Genomes." Nature Biotechnology 32 (4): 347–355.
Satpathy, R. and S. K. Mishra. 2000. "The Alarming 'Gender Gap.' " Bulletin of the World Health Organization 78 (11): 1373.
Satouh Y., N. Inoue, M. Ikawa, and M. Okabe. 2012. "Visualization of the Moment of Mouse Sperm–Egg Fusion and Dynamic Localization of IZUMO1." Journal of Cell Science 125 (Part 21): 4985–4990.
Schatten, G., and H. Schatten. 1983. "The Energetic Egg." The Sciences 23 (5): 28–34.
Schieve, L. A., H. B. Peterson, S. F. Meikle, G. Jeng, I. Danel, N. M. Burnett, and L. S. Wilcox. 1999. "Live-Birth Rates and Multiple-Birth Risk Using In Vitro Fertilization." Journal of the American Medical Association 282 (19): 1832–1838.
Schnieke, A. E., A. J. Kind, W. A. Ritchie, K. Mycock, A. R. Scott, M. Ritchie, I. Wilmut, A. Colman, and K. H. Campbell. 1997. "Human Factor IX Transgenic Sheep Produced by Transfer of Nuclei from Transfected Fetal Fibroblasts." Science 278 (5346): 2130–2134.
Schuelke, M., K. R. Wagner, L. E. Stolz, C. Huber, T. Riebel, W. Komen, T. Braun, J. F. Tobin, S.-J. Lee. 2004. "Myostatin Mutation Associated with Gross Muscle Hypertrophy in a Child." New England Journal of Medicine 350: 2682–2688.
Schwartz, B. 2004. The Paradox of Choice. New York: Harper Perennial.
Sclaff, W. D., and A. M. Braverman. 2015. "Mental Health Counseling in Tird-Party Reproduction in the United States: Evaluation, Psychoeducation, or Ethical Gatekeeping?" Fertility and Sterility 104 (3): 501–506.
Settle, J. E., C. T. Dawes, N. A. Christakis, and J. H. Fowler. 2010. "Friendships Moderate an Association Between a Dopamine Gene Variant and Political Ideology." Journal of

Politics 72 (4): 1189–1198.

Shane, M., and L. Wilson. 2013. After Tiller. DVD. Directed by M. Shane and L. Wilson. New York: Oscilloscope Laboratories.

Shannon, T. A., and A. B. Wolter. 1990. "Reflections on the Moral Status of the Pre-Embryo." Teological Studies 51 (4): 603–626.

Shapiro, G. K. 2014. "Abortion Law in Muslim-Majority Countries: An Overview of the Islamic Discourse with Policy Implications." Health Policy and Planning 29 (4): 483–494.

Shete, M. 2005. "Doc in the Dock." Times of India, April 15.

Sibov, T. T., P. Severino, L. C. Marti, L. F. Pavon, D. M. Oliveira, P. R. Tobo, A. H. Campos, A. T. Paes, E. Amaro Jr., L. F. Gamarra, and C. A. Moreira-Filho. 2012. "Mesenchymal Stem Cells from Umbilical Cord: Parameters for Isolation, Characterization, and Adipogenic Diferentiation." Cytotechnology 64 (5): 511–521.

Silver, L. 1998. Remaking Eden: How Genetic Engineering and Cloning Will Transform the American Family. New York: Avon.

Skloot, R. 2010. The Immortal Life of Henrietta Lacks. New York: Crown.

Small, M. 1991. "Sperm Wars." Discover, July, 48–53.

Smith, R. 2012. "British Man 'Fathered 600 Children' at Own Fertility Clinic." Telegraph, April 8. www.telegraph.co.uk/news/9193014/British-man-fathered-600-children-at-own-fertility-clinic.html.

Sneed, A. 2014. "Fact or Fiction? Emergency Contraceptives Cause Abortions." Scientific American. https://www.scientificamerican.com/article/fact-or-fiction-emergency-contraceptives-cause-abortions/

Southern Baptist Convention. 1999. "Southern Baptist Convention Resolutions on Abortion." www.johnstonsarchive.net/baptist/sbcabres.html.

Spangmose, A. L., S. S. Malchau, L. Schmidt L, et al. 2017. "Academic Performance in Adolescents Born After ART—a Nationwide Registry-Based Cohort Study." Human Reproduction. doi: 10.1093/humrep/dew334.

Spar, D. 2006. The Baby Business: How Money, Science, and Politics Drive the Commerce of Conception. Boston: Harvard Business Review Press.

Speroff, L., and M. A. Fritz. 2005. Clinical Gynecologic Endocrinology and Infertility. 7th ed. Philadelphia: Lippincott Williams and Wilkins.

Steiner, L. M. 2013. The Baby Chase: How Surrogacy Is Transforming the American Family. New York: St. Martin's.

Stock, G. 2002. Redesigning Humans: Our Inevitable Genetic Future. Boston: Houghton Mifflin.

Stoughton, R. H. 1948. "Artificial Human Insemination." Nature 13: 790.

Takahashi, K., K. Tanabe, M. Ohnuki, M. Narita, T. Ichisaka, K. Tomoda, and S. Yamanaka. 2007. "Induction of Pluripotent Stem Cells from Adult Human Fibroblasts by Defined Factors." Cell 131 (5): 861–872.

Takahashi, K., and S. Yamanaka. 2006. "Induction of Pluripotent Stem Cells from Mouse Embryonic and Adult Fibroblast Cultures by Defined Factors." Cell 126 (4): 663–676.

Tang, B.L. 2016. "Zika Virus as a Causative Agent for Primary Microencephaly: the Evidence so Far." Archives of Microbiology 198 (7): 595–601.

Tarkowski, A. K., A. Suwińska, R. Czołowska, and W. Ożdżeński. 2010. "Individual Blastomeres of 16- and 32-Cell Mouse Embryos Are Able to Develop into Foetuses and Mice." Developmental Biology 348 (2): 190–198.

Tertullian. A.D. 197. Apologia, chapter 9. Translated by Rev. S. Telwall. www.earlychristian writings.com/text/tertullian01.html.

TheNotMom.com. 2016. "Childless Women Stories." http://thenotmom.com/

Tomas, J. A., and V. Samson. 2013. The Baby Game. (Self-published).

Trosby, K. 2004. When IVF Fails: Feminism, Infertility, and the Negotiation of Normality. London: Palgrave Macmillan.

Trosby, K., and R. Gill. 2004. " 'It's Different for Men': Masculinity and IVF." Men and Masculinities 6 (4): 330–348.

Tillich, P. 1952. Dynamics of Faith. New York: Harper and Row.

Tribe, L. 1990. Abortion: The Clash of the Absolutes. New York: Norton.

Trotsky, L. 1935. "If America Should Go Communist." Liberty, March 23. www.marxists .org/archive/trotsky/1934/08/ame.htm.

Trounson, A. O., and D. K. Gardner, eds. 2000. Handbook of In Vitro Fertilization. 2nd ed. Boca Raton, FL: CRC.

Uffalussy, J. G. 2014. "The Cost of IVF: Four Tings I Learned While Battling Infertility." Forbes Magazine, February 6. www.forbes.com/sites/learnvest/2014/02/06/the-cost-of-ivf-4-things-i-learned-while-battling-infertility/.

Urban, M. C. 2015. "Climate Change: Accelerating Extinction Risk from Climate Change." Science 348 (6234): 571–573.

Van Heesch, M. M., J. L. H. Evers, M. A. H. B. M. van der Hoeven, J. C. M. Dumoulin, C. E. M. van Beijsterveldt, G. J. Bonsel, R. H. M. Dykgraaf, J. B. van Goudoever, C. Koopman-Esseboom, W. L. D. M. Nelen, K. Steiner, P. Tamminga, N. Tonch, H. L. Torrance, and C. D. Dirksen. 2015. "Hospital Costs During the First Five Years of Life for Multiples Compared with Singletons Born after IVF or ICSI." Human Reproduction 30 (6): 1481–1490.

Van Niekerk, A., and L. van Zyl, 1995. "The Ethics of Surrogacy: Women's Reproductive Labour." Journal of Medical Ethics 21 (6): 345–349.

Vargas, M. F., A. A. Tapia-Pizarro, S. P. Henríquez, M. Quezada, A. M. Salvatierra, G. Noe, D. J. Munroe, L. A. Velasquez, and H. B. Croxatto. 2012. "Effect of Single Post-ovulatory Administration of Levonorgestrel on Gene Expression Profile During the Receptive Period of the Human Endometrium." Journal of Molecular Endocrinology 48 (1): 25–36.

Vikström, J., G. Sydsjö, M. Hammar, M. Bladh, and A. Josefsson. 2015. "Risk of Postnatal Depression or Suicide After in Vitro Fertilisation Treatment: A Nationwide Case-Control Study." British Journal of Obstetrics and Gynaecology. doi:10.1111/1471-0528.13788.

Vines, G. 1993. "The Hidden Cost of Sex Selection." New Scientist, May 1, 12–13.

Vissing, Y. 2002. Women Without Children: Nurturing Lives. Rutgers: Rutgers University Press.

Volpe, E. P. 1987. Test-Tube Conception: A Blend of Love and Science. Macon, GA: Mercer University Press.

Wagner, G. 1981. Impotence: Physiological, Psychological, and Surgical Diagnosis and Treatment. New York: Springer.

Wang, H., and S. K. Dey. 2006. "Roadmap to Embryo Implantation: Clues from Mouse Models." Nature Reviews Genetics 7 (3): 185–199.

Washington, G. 2014. "Genius Sperm." Snap Judgment. National Public Radio. October 3. www.npr.org/2014/10/03/353491991/genius-sperm.

Watson, J. 2000. "The Road Ahead," In Engineering the Human Germline, edited by G. Stock and J. Campbell. Oxford: Oxford University Press.

——. 2016. "Eugenics and Bioethics: Interview with James Watson." By Cold Spring Harbor Laboratory. DNA Learning Center. www.dnalc.org/view/15472-Eugenics-andbioethics-James-Watson.html.

Watson, J. E., D. F. Shanahan, M. Di Marco, J. Allan, W. F. Laurance, E. W. Sanderson, B. Mackey, and O. Venter. 2016 "Catastrophic Declines in Wilderness Areas Undermine Global Conservation Targets." Current Biology 26 (21): 1–6.

Weiss, R. 1998. "Science on the Ethical Frontier: Engineering the Unborn." Washington Post, March 22. www.washingtonpost.com/wp-srv/national/science/ethical/unborn.htm.

White, A. D. (1896) 1960. A History of the Warfare of Science with Teology in Christendom. New York: Dover.

Whitehead, M. B., and L. Schwartz-Nobel. 1989. A Mother's Story: The Truth about the Baby M Case. New York: St. Martin's.

Wilmut, I. In Wilmut, I., K. Campbell, and C. Trudge. 2000. The Second Creation: Dolly and the Age of Biological Control. New York: Farrar, Straus and Giroux.

Wilmut, I., A. E. Schnieke, J. McWhir, A. J. Kind, and K. H. Campbell. 1997. "Viable Offspring Derived from Fetal and Adult Mammalian Cells." Nature 385 (6619): 810–814.

Wilson, E. O. 1975. Sociobiology. Cambridge, MA: Belknap.

Wilson, J. M. 2009. "Lessons Learned from the Gene Terapy Trial for Ornithine Transcarbamylase Deficiency." Molecular and Genetic Metabolism 96 (4): 151–157.

Wilson, K. J. 2014. Not Trying: Infertility, Childlessness, and Ambivalence. Nashville: Vanderbilt University Press.

Winkvist, A. and H. Z. Ahktar. 2000. "God Should Give Daughters to Rich Families Only: Attitudes Towards Childbearing Among Low-Income Women in Punjab, Pakistan." Social Science and Medicine 51 (1): 73–82.

Witkin, G., A. Tran, J. A. Lee et al. 2013. "What Makes a Woman Freeze: The Impetus Behind Patients' Desires to Undergo Elective Oocyte Cryopreservation." Fertility and Sterility 100 (3): S24.

Wolpert, L. 1983. Quoted in J. M. W. Slack, From Egg to Embryo: Determinative Events in Early Development. Cambridge: Cambridge University Press.

WWF (World Wildlife Fund). 2016. Living Planet Report 2016. "Risk and resilience in a new era." Gland, Switzerland: WWF International.

Yu, J., M. A. Vodyanik, K. Smuga-Otto, J. Antosiewicz-Bourget, J. L. Frane, S. Tian, J. Nie, G. A. Jonsdottir, V. Ruotti, R. Stewart, I. I. Slukvin, and J. A. Tomson. 2007. "Induced Pluripotent Stem Cell Lines Derived from Human Somatic Cells." Science 318 (5858): 1917–1920.

Yuko, E. 2016. "The First Artificial Insemination Was an Ethical Nightmare." Atlantic, January 8. www.theatlantic.com/health/archive/2016/01/frst-artificial-insemination/423198/.

Zhu, W. X., L. Lu, and T. Hesketh. 2009. "China's Excess Males, Sex-Selective Abortion, and One-Child Policy: Analysis of Data from 2005 National Intercensus Survey." British Medical Journal 338: b1211.

Zilman, C. 2016. "Why Italy's New 'Fertility Day' Campaign Is a Sexist Mess." Fortune, September 2. http://fortune.com/2016/09/02/italy-fertility-day-birthrate-sexism/.

Zolbrod, A. P. 1993. Men, Women, and Infertility: Intervention and Treatment Strategies. New York: Lexington.

Zoll, M. 2013. Cracked Open: Liberty, Fertility, and the Pursuit of High Tech Babies. Northampton, MA: Interlink.

Zoll, M. 2014. "What Apple and Facebook Don't Know about Egg Freezing." To the Contrary (blog). www.pbs.org/to-the-contrary/blog/3692/what-apple-and -facebook-don%E2%80%99t-know-about-egg-freezing.

Zornberg, A. G. 1995. The Beginning of Desire: Reflections on Genesis. New York: Doubleday.

Zou, Q, X. Wang, Y. Liu et al. 2015. "Generation of Gene-Target Dogs Using the CRISPR/ Cas9 System." Journal of Molecualar Cell Biology. 7 (6): 580–583.

Zouves, C., and J. Sullivan. 1999. Expecting Miracles: On the Path from Infertility to Parenthood. New York: Henry Holt.

著者プロフィール（原著執筆当時）

スコット・ギルバート（Scott Gilbert）

スワースモア大学のHoward A. Schneiderman教授職、ヘルシンキ大学のフィンランド特別教授。世界中で使用される教科書「ギルバート発生生物学」（原書11版2016年。10版の邦訳はメディカル・サイエンス・インターナショナル社より2015年）、「生態進化発生学―エコ-エボ-デボの夜明け」（原書2版2015年、初版の邦訳は東海大学出版会より2012年）、「生命倫理と新・発生学」（2005年）がある。

クララ・ピント-コレイア（Clara Pinto-Correia）

発生生物学者かつ小説家、科学史家、教授。哺乳類クローニングで先駆的な研究を行い、またポルトガルの公共ラジオでは長きに渡り生物学の番組に出演。主な著書に「イヴの卵―卵子と精子と前成説」（1997年。邦訳は白揚社より2003年）、「生命の驚異的な冒険」（2008年）がある。

監訳者プロフィール

阿久津英憲（あくつ・ひでのり）

国立成育医療研究センター研究所再生医療センター生殖医療研究部部長。1995年弘前大学医学部卒業後、福島県立医科大学産婦人科へ入局。99年から2年間半、ハワイ大学医学部柳町隆造研究室研究員。2002年福島県立医科大学で博士号を取得しその後、米国国立老化研究所遺伝学研究室およびハーバード大学分子細胞生物学部研究員。05年国立成育医療研究センター研究所室長、14年より現職。内閣府総合科学技術・イノベーション会議（CSTI）生命倫理専門調査会の専門委員や受精卵ゲノム編集に関する国際委員会、The International Commission on the Clinical Use of Human Germline Genome Editingの委員などを務めた。

PEAK books

BIRTH《ばーす》 いのちの始《はじ》まりを考《かんが》える講義《こうぎ》

発生生物学者《はっせいせいぶつがくしゃ》ギルバート博士《はかせ》が生殖補助《せいしょくほじょ》医療《いりょう》と人間《にんげん》を語《かた》る

2020年11月15日　第1刷発行

著　　者　スコット・ギルバート、クララ・ピント-コレイア
監　　訳　阿久津英憲《あくつひでのり》
翻　　訳　王子玲子《おうじれいこ》
発 行 人　一戸裕子
発 行 所　株式会社 羊土社
〒101-0052　東京都千代田区神田小川町2-5-1
www.yodosha.co.jp/
TEL 03（5282）1211 ／ FAX 03（5282）1212

印刷所　日経印刷株式会社
翻訳協力　株式会社 トランネット　www.trannet.co.jp/
装幀　羊土社編集部デザイン室
表紙画像　designleo ／ PIXTA

ISBN 978-4-7581-1215-4

PEAK books

Passion

Evidence

Arts

Knowledge

を届けたい

PEAK booksは科学と医療をこよなく愛する編集者が生み出したレーベルです。私たちは日々の本づくりのなかで、自然と生命の神秘さや不思議さに目を見はり、知的好奇心に胸を躍らせています。そして、巨人の肩に立つ科学者が無から有を発見するドラマに感動し、医療関係者が真摯な想いで献身する姿に心を奮わせています。そこには、永く語り継ぎたい喜びや情熱、知恵や根拠や教養が詰まっていました。

激動の現代だからこそ、頂を目指して一歩一歩挑み続ける多くの方に、人生の一助となる道標を届けたい。それがPEAK booksの源泉です。